*Martina Scharrer*

*Vom Halten und Aushalten*

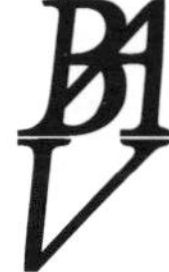

Dieses Buch bietet einen tiefgreifenden Einblick in die Thematik der frühen Traumatisierung von Kindern und Jugendlichen. Die Autorin beginnt mit einer Skizzierung der Entwicklung der Jugendhilfe und betont dabei die Verantwortung gegenüber betroffenen Kindern und Jugendlichen. Besonderes Augenmerk wird auf die Bedeutung und Notwendigkeit der Beziehungsgestaltung gelegt, die als Instrument der Erkenntnis dient und eine fundierte Diagnostik struktureller Störungen ermöglicht.

Die Analyse basiert auf den wissenschaftlichen Disziplinen der Psychoanalyse, Bindungstheorie und Psychotraumatologie, die ein vertieftes Verständnis der frühen Störung bei Kindern und Jugendlichen ermöglichen. Diese Erkenntnisse finden sich in den Konzepten psychotherapeutischer Praxis und der praktischen Umsetzung psychoanalytischer Konzeptionen in der Jugendhilfe wieder.

Das Buch präsentiert zahlreiche Fallbeispiele, die dazu dienen, ein Verständnis für die Beziehungsgestaltung zu fördern und das erwachsene Gegenüber als »Verwandlungsobjekt« zu betrachten. Beziehungsgestaltung bedeutet hier, sich auf die Dynamiken im Kontakt mit den betroffenen jungen Menschen einzulassen und ihnen Raum für heilsame transformierende Prozesse zu bieten.

Die Autorin betont die Bedeutung eines verstehenden Zugangs mittels Projektionen und Prozessen von Übertragung und Gegenübertragung, um betroffene Kinder und Jugendliche mit ihren eigenen Gefühlen und emotionalen Erlebensweisen in Kontakt zu bringen. Dabei wird die Chance auf ein Erleben positiver Abhängigkeit gegenüber haltenden Erwachsenen und der Welt eröffnet.

*Martina Scharrer*, Dr. phil., geb. 1967, Studium der Sonderpädagogik, Psychologie und Pädagogik in Würzburg und Minneapolis (USA). Promotion in Pädagogik, Sonderpädagogik und Psychologie. Tätigkeiten im Fachdienst in der Jugendhilfe. Gründung und Leitung einer therapeutischen Familienwohngruppe für Jugendliche mit frühen Störungen. Psychoanalytisches Arbeiten in Lebensgemeinschaften, ambulanten Betreuungen und internationaler Projektarbeit sowie Supervision. Tätigkeit als analytische Psychotherapeutin für Kinder und Jugendliche in eigener Praxis. Zusatzausbildungen in systemischer Beratung und Psychotraumatologie. Aktuell Vorstandsvorsitzende eines Ausbildungsinstituts für analytische und tiefenpsychologisch fundierte Kinder- und Jugendlichen-Psychotherapeut*innen.

Martina Scharrer

# Vom Halten und Aushalten

## Psychodynamisches Verstehen von Jugendlichen mit Frühstörungen in Psychotherapie, Jugendhilfe und Supervision

Brandes & Apsel

Auf Wunsch informieren wir Sie regelmäßig mit unseren Katalogen »Frische Bücher« und »Psychoanalyse-Katalog«. Wir verwenden Ihre Daten ausschließlich für die Zusendung unserer beiden Kataloge laut der EU-Datenschutzrichtlinie und dem BDS-Gesetz. Bitte senden Sie uns dafür eine E-Mail an info@brandes-apsel.de mit Ihrer Postadresse. Außerdem finden Sie unser Gesamtverzeichnis mit aktuellen Informationen im Internet unter: www.brandes-apsel.de sowie www.kjp-zeitschrift.de

1. Auflage 2024


DTP: Brandes & Apsel Verlag
Umschlag: Brandes & Apsel Verlag unter Verwendung von Wassily Kandinsky: *Schwarze Spannung* (1925)
Druck: Stückle Druck, Ettenheim, Germany
Gedruckt auf einem nach den Richtlinien des Forest Stewardship Council (FSC) zertifizierten, säurefreien, alterungsbeständigen und chlorfrei gebleichten Papier.

Bibliografische Information der Deutschen Nationalbibliothek:
Die Deutsche Nationalbibliothek verzeichnet diese Publikation in der Deutschen Nationalbibliografie; detaillierte bibliografische Daten sind im Internet über www.ddb.de abrufbar.

ISBN 978-3-95558-380-4

# Inhalt

*Ich widme dieses Buch meiner Mutter Ursula Leicht,*
*deren großes Herz und liebevolle Intuition*
*meine Arbeit beflügelt und begleitet haben.*

# Einleitung

»Systemsprenger« ist heute ein geläufiger Begriff, obwohl ihn noch vor wenigen Jahren kaum jemand kannte. Das große gesellschaftspolitische Thema hat im Kern sehr persönliche Ursachen und Zusammenhänge – und solange diese verkannt werden, wird sich »das System« weiterhin ineffektiv von Problem zu Problem hangeln, ohne dass dabei vielen wirklich geholfen wird. Ich möchte mit zwei Fallvignetten beginnen; die erste gibt uns einen Einblick in die Herausforderungen der Arbeit mit »systemsprengenden« Kindern und Jugendlichen, während die zweite an eine psychodynamische Betrachtungsweise heranführt.

*****

Filli kam mit fünf Jahren auf Initiative des Jugendamtes in eine Pflegefamilie, die sich aus Vater und Mutter sowie zwei leiblichen Kindern zusammensetzte[1] (Zum Zeitpunkt des Einzugs habe Filli sehr verwahrlost gewirkt und massive Entwicklungsrückstände gezeigt: sie habe Windeln getragen, mit den Händen gegessen, nicht altersadäquat sprechen können, und Grob- und Feinmotorik seien massiv beeinträchtigt gewesen. Emotional habe Filli bei den Pflegeeltern den Eindruck erweckt, sie sei ein Säugling oder Kleinkind, ein Eindruck, der sich in der eingeforderten Aufmerksamkeit den Pflegeeltern gegenüber widerspiegelte. Ein halbes Jahr nach dem Einzug habe Filli noch immer eingekotet und nachts eingenässt, das Zusammenleben in der Pflegefamilie wird als äußerst anstrengend beschrieben und habe keine »Entspannungsphasen« ermöglicht. Filli könne nicht gut mit Wut umgehen, sie lüge häufig – auch ohne für die Pflegeeltern nachvollziehbaren Grund – sei auf ihren Vorteil bedacht und wolle sämtliche Familienmitglieder kontrollieren und dominieren. Als Beispiel nennen die Pflegeeltern das Zähneputzen. Die Patientin sage sie habe schon Zähne geputzt, obwohl dies nicht der Fall sei.

1 Namen und biografische Details aller im Buch erwähnten Kinder und Jugendlichen wurden geändert, um Anonymität zu gewährleisten.

Ähnliches ereignet sich beim täglichen Waschritual: Filli gehe kurz ins Bad, mache den Waschlappen nass, wasche sich aber nicht. Allerdings behaupte sie danach mit Vehemenz – als ginge es um Leben und Tod, dass sie sich gewaschen habe. Deutlich leichter fielen ihr diese Selbstversorgungsaufgaben gemeinsam mit der Pflegemutter, dies sei allerdings nicht jeden Morgen möglich, da diese zur Arbeit müsse.

Im ersten gemeinsamen Urlaub habe sie der ganzen Familie anvertraut, dass ihr leiblicher Vater sie sexuell missbraucht habe, eine Aussage, die den Pflegevater ängstige. Filli habe große Angst vor dem Schlafen gehen, mache sich steif und sei immer sehr verkrampft. Die erste Zeit nach dem Einzug habe Filli nicht allein sein können, sie suchte beständig körperliche Nähe und Kontakt zur Pflegemutter. Fillis Verhalten bewirkte bei der Pflegemutter, dass sie sich von Filli verfolgt gefühlt habe. Die Pflegemutter habe versucht, den Bedürfnissen des Kindes gerecht zu werden, habe sich Zeit genommen für Filli. Allerdings habe die Pflegemutter die Annäherungsversuche als derart intensiv empfunden, dass der Eindruck entstand, dass Filli sie verfolgen und »verschlingen« wolle. Sie sieht sich nur schwer imstande, sich abzugrenzen, was wiederum zu Streitereien mit dem Pflegevater – auch auf der Beziehungsebene – führt. Mittlerweile könne sich Filli für kurze Zeitspannen mit anderen Dingen beschäftigen oder mit den beiden Brüdern etwas spielen. Allerdings käme es in diesen Situationen schnell zum Streit. Auffallend sei zudem, dass Filli absolut kein Zeitgefühl habe und sich nicht erinnern könne, was sich in Vergangenheit oder Zukunft ereignet. Aus Erfahrungen und Konsequenzen könne sie nicht lernen.

Einmal im Monat finden Umgangskontante mit der leiblichen Mutter statt. Die Termine dauern eine Stunde und seien laut Pflegevater eine »Katastrophe« für die Patientin. Sie sei danach völlig aufgelöst und aggressiv, brauche Zeit diese Kontakte zu »verdauen«. Die Tage nach den Terminen beklage sich die Patientin immer wieder über Schmerzen an verschiedenen Stellen ihres Körpers. Kurz vor den Terminen regrediere Filli auffallend, sie verhalte sich und spreche in diesen Zuständen wie ein Kleinkind. Ähnliches zeigt sich auch im Erstkontakt mit der Patientin in der psychotherapeutischen Praxis. Es kann davon ausgegangen werden, dass die Patientin in ihren frühen Entwicklungsjahren massive Vernachlässigung und missbräuchliche Erfahrungen erfahren habe.

Als Filli sechs Jahre alt war, habe sich folgende Szene ereignet: Die Pflegemutter sei vormittags während der Arbeit von den Kindergartenbetreuerinnen angerufen worden. Es handle sich um einen Notfall, denn Filli schreie, wälze sich auf dem Boden, habe fürchterliche Schmerzen und müsse sofort abgeholt werden. Die Pflegemutter berichtet, dass sie von schrecklichen Fantasien heimgesucht worden sei, sie habe Atemnot und einen schnellen Herzschlag verspürt. Sie habe den Pflegevater angerufen, da es ihr nicht möglich gewesen sei, Filli selbst abzuholen. Der Pflegevater habe seinen Arbeitsplatz verlassen und sei eine Stunde später am Kindergarten angekommen. Als er aus dem Auto stieg habe er Filli schon vom Parkplatz aus, schreien hören. Er stellt diesen Moment als überwältigend dar und beschreibt seinen Eindruck mit den Worten »Filli schrie, als würde sie jemand abschlachten« – eine »Katastrophe«. Als er ankam, habe Filli zwischen zwei Betreuerinnen gekauert. Sie habe immer noch geschrien, die Betreuerinnen hätten verzweifelt und hilflos auf den Pflegevater gewirkt. Diese wenden sich aufgeregt an den Pflegevater und meinen, dass die »Schreiattacke« bereits seit über eine Stunde anhalte. Filli sei einfach nicht zu beruhigen. Der Pflegevater habe Filli ohne Worte auf den Arm genommen und zum Auto getragen. Er habe sie dort umarmt und nachgefragt, was denn los sei, ob sie Schmerzen habe oder etwas im Kindergarten passiert sei? Der Pflegevater berichtet: »Filli beginnt zu lachen, sie meint, dass sie alle nur angelogen habe, ihr fehle nichts.« Völlig irritiert sei der Pflegevater mit Filli zum Kinderarzt gefahren, um sie dort untersuchen zu lassen. Obwohl sich Filli zu Beginn dagegen gewehrt habe, sei der Pflegevater von seinem Vorhaben nicht abgewichen mit den Worten: »Das musst Du jetzt durchstehen.«

Die Pflegemutter berichtete, dass sie anfangs starke Schuldgefühle bei sich bemerkt habe, aber auch Wut und Verzweiflung. Sie habe daran gedacht, was wohl die »armen Betreuerinnen« mit Filli mitmachen hätten müssen. Sie selbst kenne dieses Verhalten von zu Hause und habe Erleichterung verspürt, dass so ein Vorfall bis zu diesem Zeitpunkt noch nicht im Kindergarten aufgetreten sei. Der Pflegevater sei hingegen sehr sauer gewesen, habe starke Wut verspürt, aber auch ein wenig Wohlgefallen gegenüber den vermuteten Hilflosigkeitserleben der Betreuerinnen. Am nächsten Tag habe der Pflegevater Filli in den Kindergarten gebracht mit dem Eindruck, dass sich die emotionale Lage des vergangenen Tages beruhigt habe. Beim Abholen seien die Betreuerinnen jedoch auf die Pflegemutter zugekommen, um sie zu einem Gespräch zu bitten. Die Pflegemutter habe zuerst gedacht, dass sich die Unterredung auf das gestrige Verhalten von Filli beziehen würde. Allerdings sei das Verhalten des Pflegevaters bei der Abholung in einem vorwurfsvollen Ton angesprochen worden: aus Sicht der Betreuerinnen sei der Pflegevater äußerst ruppig mit Filli umgegangen, dieser Umgang sei verstörend – wenn nicht gar traumatisierend – für die dem Vorfall beiwohnenden Kinder gewesen. Zudem hätten sie zur Pflegemutter, die schon ihre leiblichen Kinder in dem Kindergarten untergebracht hatte, gemeint: »Du weißt ja selbst, wie er ist.« Die Pflegemutter beschreibt, dass sie in dieser Situation fassungslos und überwältigt von ihren Emotionen gewesen sei, sie habe an Fillis anzunehmenden sexuellen Missbrauch gedacht. Abwehr habe sich bei ihr eingestellt, sie habe eine Verteidigungshaltung eingenommen und das Bedürfnis verspürt, ihren Mann zu schützen. Sie habe gegenüber den Betreuerinnen bekräftigt, dass die einzige Möglichkeit um Filli zu beruhigen darin bestehe, sie umgehend aus der Situation zu nehmen.

Abends habe die Pflegemutter mit ihrem Mann über das Erlebte gesprochen. Bedingt durch eine stabile Pflegeelternbeziehung gelingt es dem Paar, über die Situation nachzudenken. Die Pflegemutter sei erleichtert gewesen, ihrem Mann bei diesem »Angriff« nicht in den Rücken gefallen zu sein, während der Pflegevater sich in seiner Wut nur schwer beruhigen habe können. Er sei am nächsten Tag in den Kindergarten gegangen und habe die Betreuerinnen mit deren »Anschuldigungen« konfrontiert. Diese hätten ihre Vorwürfe dem Pflegevater gegenüber wiederholt und bekräftigt, das »Packen« und »Wegtragen« von Filli sei derart verstörend für die anderen Kinder gewesen, dass es sich aus deren Sicht um eine »Traumatisierung der beiwohnenden Kinder« handelte. Der Pflegevater habe darauf erwidert, dass es sicherlich verstörender für die Kinder gewesen sei, dass die Betreuerinnen es in einer Stunde nicht geschafft hätten, Filli zu beruhigen. Der Pflegevater und das Kindergartenpersonal zeigten sich nicht in der Lage, das Gespräch konfliktfrei zu beenden. Vielmehr entsteht der Eindruck, dass zwei Lager entstehen, die sich affektiv intensiv gegenüberstehen. In der gleichen Woche sei die Anmeldung für die Schule gewesen, die zukünftige Lehrerin habe sich geradezu begeistert von Filli im Schulspiel geäußert. Die Pflegemutter habe den Betreuerinnen des Kindergartens über den positiven Verlauf des Schulspiels berichtet. Diese hätten darauf geäußert »Na, Filli ist aber kein Fall für diese Schule… Ihr Platz ist in der Förderschule«. Diese Aussage entbehrt sämtlicher Grundlage hinsichtlich der kognitiven Leistungsfähigkeit des Kindes.

*****

Nun zu einer Dynamik, die sich auf einer Ferienfreizeit ereignete. Die Ferienfreizeit findet als Maßnahme im Rahmen einer ambulanten Jugendhilfeeinrichtung statt, die ich vor vielen Jahren als Familienwohngruppe gründete, es handelt sich bei der Erzählung um meine Perspektive als Betreuerin. So reisen wir mit einer Gruppe von drei jugendlichen Jungen nach Schweden in unser Feriendomizil. Die drei Jugendlichen Ben, Kian und Alvin – betreut im Rahmen von ambulanten und stationären ISE-Maßnahmen[2] – verbringen ihre Osterferien in Schweden. Ben (16 Jahre) und Alvin (16 Jahre) kennen sich bereits seit mehreren Jahren von einer anderen Jugendhilfeeinrichtung, aus der sie beide rausflogen, Kian (17 Jahre) wird seit ca. einem Jahr ambulant betreut.

Die Fahrt in den hohen Norden zum Ferienhaus dauert aus unterschiedlichen Gründen drei Tage (ein Grund ist die Angst von Alvin vor einer Fahrt mit der Fähre, so dass wir auf den Landweg über Dänemark zurückgreifen müssen). Während sich zu Beginn der Fahrt insbesondere Ben und Kian sehr distanziert, gar gleichgültig präsentieren, entwickeln sich sehr bald diverse Dynamiken in der Kleingruppe. Zum einen beobachte ich, wie Ben und Kian derbe Witze auf Kosten von Alvin machen, so dass der Eindruck bei mir entsteht, Alvin fühle sich zunehmend ausgegrenzt und abgelehnt. Dies zeigt sich in seinen zunehmenden aggressiven und impulsiven Verhalten, in seiner Lautstärke und seinen Versuchen, sich gegen die anderen beiden schlagfertig zur Wehr zu setzen. Zum anderen fällt auf, dass Alvin und Kian stark konkurrieren (Androhung von Schlägen, Beleidigungen, Abwertungen, etc.), letztlich um die Gunst und Aufmerksamkeit von Ben buhlen. Die beschriebene Gruppensituation scheint sich zunehmend emotional aufzuladen, so dass ich immer wieder damit beschäftigt bin, mir zu überlegen ob und wann, aber auch wie ich intervenieren solle. Ich schwanke zwischen den Gedanken, dass einerseits das konkurrierende Verhalten der Jungs der Dreierdynamik geschuldet – sozusagen »üblich« – sei und sich gruppendynamisch einspielen müsse, und andererseits meinen Vorstellungen, durch Präsenz und zwischenzeitliche Herausnahme eines Jugendlichen ins zweite Fahrzeug Grenzen zu setzen. Zudem leuchtet mir Bens schulische Situation ein, welche sich laut Lehrkraft durch eine Gruppendynamik in der Klasse auszeichnet, die ihn als »machtvollen Anführer« beschreibt, dem sämtliche Mitschülerinnen un Mitschüler folgen bzw. verfolgen. Die Unlustbekundungen der Jugendlichen nehmen zu,

2 ISE: Intensive sozialpädagogische Einzelbetreuung nach SGB VIII, § 35.

die dreitägige Fahrt verlangt ihnen einiges ab, ermöglicht aber auch ein Containment und die Erweiterung der Frustrationstoleranzen, indem die jeweiligen Stimmungen und Spannungen ausgehalten werden.

Die zweite Nacht verbringen wir in einem freistehenden Haus in Schweden, welches wir auf der Fahrt buchten. Dort angekommen beschließen die drei sich die Umgebung näher anzusehen und machen sich auf den Weg. Nach einer Stunde überkommt mich eine Unruhe, Gefühle der Angst, ich entwickle die Vorstellung, dass sich Ben, Kian und Alvin in Gefahr befänden. Zudem bemerke ich ein Gefühl der Wut, welches sich vornehmlich gegen Kian richtet. Und wiederum stellt sich eine emotionale Ambivalenz ein, die mich noch eine halbe Stunde warten lässt, bevor ich Ben auf seinem Handy anrufe. Nach mehrmaligen Versuchen geht er ans Telefon und teilt mir mit, dass die anderen beiden gleich da sein würden, er aber noch im Freien auf Toilette müsse. Und tatsächlich sehe ich Alvin und Kian lauthals diskutierend zum Haus gehen. Alvin erzählt aufgeregt und durcheinander, dass Ben von einem Jäger fast erschossen worden wäre, berichtet von Bären und Elchen, von Gefahren, denen sie gerade noch entkommen sind. Es geht um Verfolgung und Bedrohung, um Leben und Tod. Dabei fällt auf, dass Kian Alvin mit bösen Blicken bedenkt und ihm die Frage stellt, warum er mir das alles erzähle. Ich bemerke – neben einer Erleichterung – meine Gefühle der Wut auf Kian. Ich nehme Verwirrung an mir wahr mit der Befürchtung, die individuellen pathologischen Dynamiken der Jugendlichen, die diese jeweils auch im Einzelkontakt zeigen, hätten sich in einem Netz von Übertragungen und Projektionen unter den Jugendlichen bereits konsolidiert und ich stünde ihnen hilflos gegenüber. In meiner Wahrnehmung dominiert gegenüber Ben mein auftauchendes Bedürfnis, ihn kontrollieren zu wollen, sowie Gefühle der Angst und Ohnmacht. Kian löst bei mir Wut aus, aber auch die Idee, ihn zu bestrafen und zu konfrontieren. Alvin hingegen hinterlässt bei mir das Bedürfnis, ihn versorgen und vor den Angriffen der anderen beschützen zu wollen.

Im Ferienhaus angekommen hebt sich die Stimmung bei den Jugendlichen, sie räumen den Schnee zum Eingang weg, laden die Fahrzeuge aus, bewundern das Polarlicht, beziehen ihre Zimmer, erkundigen sich nach dem morgigen Tagesprogramm. Wir stellen gemeinsam einige Regeln auf (u. a. bezüglich Zimmer und Verhalten am Gewässer) und bestimmen den Rahmen des Tages (Essenszeiten und Unternehmungen). Neben Ski- und Schlittenfahren, Fußballspielen im Schnee, Bauen eines Iglus, gemeinsamem Kochen, etc.

entfaltet sich die oben angedeutete Gruppendynamik weiter. Es entsteht der Eindruck, dass Kian sich den Bedürfnissen von Ben in vorauseilendem Gehorsam unterwirft, während er sich mir gegenüber feindselig, ausgrenzend und abweisend verhält. Er behandelt mich als »Verfolgerin«, streut immer wieder Aussagen ein, beispielsweise wie angenehm er es empfinde, wie seine Pflegemutter unter ihm leide. Ben hingegen wirkt so, als ob er sich in einem Konflikt befinde. Mir gegenüber versucht er zuverlässig und vernünftig aufzutreten, gegenüber der Gruppe beobachte ich ihn als dominierend, bestimmend und geradezu allmächtig. Alvin bietet Anlass zur Sorge durch ein durchwegs aggressives und provokantes Verhalten gegenüber Kian. Er scheint verletzt durch die Ausgrenzungsdynamik, die sich gegen ihn richtet. Es entsteht der Eindruck, dass er immer wieder in die Rolle eines um sich schlagenden Kleinkindes gerät, welches sich nur von Erwachsenen beruhigen lassen könne. Ich sehe mich gefordert, eine dauerhafte mentale Präsenz gegenüber den Jugendlichen zu zeigen sowie beständig steuernde Interventionen zu leisten, die sich vornehmlich an den jeweiligen Beziehungsgestaltungen orientieren: kurze reflexive Gespräche mit Ben (auf der Grundlage der tragfähigsten Beziehung), konfrontierende und mentalisierende Deutungen bei Kian (repetitiver Charakter seines Agierens), Präsenz und Einzelunternehmungen mit Alvin (als Antwort auf sein eher infantiles und impulsives Verhalten).

Am dritten Tag des Aufenthalts beschließen die drei Jugendlichen spazieren zu gehen. Wiederum überkommt mich eine überwältigende Unruhe, obgleich ich Ben im Vorfeld darum bitte, gut auf sich aufzupassen und für sich – innerhalb der Gruppe – zu sorgen. Nach 20 Minuten kommen Ben, Alvin und Kian zurück. Kian mit einem Grinsen im Gesicht, Ben tropfnass und Alvin aufgeregt erzählend, dass Ben in das Eis eingebrochen sei und er ihn gerettet habe. Kian habe die Situation aus sicherer Entfernung beobachtet, um notfalls Hilfe holen zu können. Ben erkundigte sich bei mir, ob ich sauer sei. Ich bemerke, wie Kian es zu genießen scheint, dass ich Angst um Ben hatte. Ich erkundige mich bei Kian, warum er denn nicht uns als Hilfe geholt habe. Er antwortete: »Dann hätte ich Sie nicht leiden sehen können.«

*****

Als Psychoanalytikerin komme ich mir manchmal vor, als ob ich eine Religion vertreten würde und der Umgang mit »systemsprengenden« Kindern und Jugendlichen eine »Glaubensfrage« sei. Aus der akademischen Psychologie ist die Psychoanalyse nahezu verschwunden, psychoanalytische Zugänge erleben immer wieder eine deutliche Missachtung mittels ausschließlicher Identifikation der Psychoanalyse mit Sigmund Freuds Triebpsychologie, dem Vorwurf der »Unwissenschaftlichkeit«, dem Vorwurf der Esoterik, etc. Die Pädagogik bedient sich vornehmlich verhaltenstherapeutischer Maßnahmen in manualisierten Formaten, welche vermeintlich Schutz und Sicherheit im Umgang mit diesen Kindern und Jugendlichen verheißen. Sie basieren auf der Lerntheorie, obgleich sowohl in der Praxis als auch in der Theorie festzustellen ist, dass Kinder und Jugendliche mit »frühen Störungen« nur äußerst eingeschränkt dazu in der Lage sind, aus Erfahrungen zu lernen, und sich kognitive Funktionen generell nur ungenügend entwickeln. So stellt sich im Umgang mit diesen Kindern und Jugendlichen die Frage nach einem hilfreichen Zugang für beide Seiten (Kinder/Jugendliche und Erwachsene), denn allzu oft münden Kontakte wie in den Fallvignetten immer wieder in Gefühlen der Hilflosigkeit, einem Agieren um Macht und Ohnmacht, und auf institutioneller Ebene enden diese Begegnungen mit Entlassungen aus den Einrichtungen. Zentral scheint zum einen die Beziehungsverweigerung der Kinder und Jugendlichen, die meist kränkend wirkt sowie deren oftmals externalisierendes, aggressives und destruktives Agieren. Zugrundeliegende Motive, Beweggründe und »psychische Zustände« bleiben oft unentdeckt und unverstanden, vielmehr wird den Kindern und Jugendlichen adäquates Verhalten »erklärt« und man versucht, es ihnen »beizubringen«. Ein frühgestörter Jugendlicher brachte dies auf den Punkt als er triumphierend feststellte, dass ihm bei einer Anpassung an Schule und Einrichtung der »emotionale Mehrwert« fehlen würde.

An dieser Stelle erlaube ich mir die Frage zu stellen, ob man diesen Kindern und Jugendlichen so etwas wie Anstand, Gewissen, eine adäquate Wahrnehmung, Beziehung und Vertrauen vermitteln kann. Oftmals ist man auch mit der Frage konfrontiert, warum diese Kinder und Jugendlichen durch ihr Verhalten ihre Situation noch verschlimmern, Ablehnung und Trennungen geradezu heraufbeschwören: Menschen ziehen sich zurück und Kinder und Jugendliche werden – meist nach vielen »Chancen« – aus Schulen und Institutionen der Jugendhilfe verwiesen. Aber wie lassen sich diese Kinder und Jugendlichen aushalten, wie lassen sich Beziehungsfähigkeit und Sicherheit vermitteln?

In der konkreten therapeutischen, pädagogischen und psychiatrischen Praxis zeichnet sich zunehmend ein Bild ab, welches sich psychodynamischen Zugängen gegenüber zu öffnen scheint: das Gefühl erfahrener Hilflosigkeit im Umgang mit diesen Kindern und Jugendlichen veranlassen Fachkräfte dazu, ihr diesbezügliches Repertoire erweitern zu wollen. Insbesondere »persönlich« erfahrene, identifizierte und reflektierte Kränkungen sowie das begleitende Gefühl von Ohnmacht scheinen Anlass zu bieten, sich in der Praxis auf psychoanalytische Konzepte zu besinnen. Nicht von ungefähr verstanden sich die Vorreiter therapeutischer Heimerziehung als Psychoanalytiker, wie beispielsweise Anna Freud, Fritz Redl, Hans Zulliger, Bruno Bettelheim, August Aichhorn, etc. Aktuell ist auf den Intensivpädagogen Menno Baumann hinzuweisen, dessen Zugang u. a. auf der psychoanalytischen Pädagogik beruht.

Sieglinde Eva Tömmel hat in ihrem Buch *Wer hat Angst vor Sigmund Freud?* herausgestellt, wie und warum Psychoanalyse hilfreich sein kann und gar zu »heilen« vermag. Als wesentlich wird die verstehende Haltung identifiziert, welche die Achtung vor dem inneren Erleben, die Beachtung der Subjektivität und Individualität des Gegenübers umfasst sowie die Achtung des Anderen an sich, die auf Selbstachtung beruht (vgl. Tömmel, 2015, S. 101f.). Eine verstehende Haltung eröffnet die Möglichkeit, sich selbst als verstanden zu erleben, was Anerkennung des Anderen vermittelt. Diese Erfahrung knüpft an ein frühes interaktives und vorsprachliches Erleben an (vgl. Bindungstheorie):

> »Im Verstehensprozess spiegelt ein Subjekt das Andere; im Verstandenwerden erkennt der Andere seinen Wert. Im Verstandenwerden gibt es keine menschliche Einsamkeit. Indem ich einen Anderen verstehe, zeige ich, dass ich ihn achte, dass ich um seine Bedürfnisse weiß und dass ich glaube, dass man sie wissen kann. Der Andere fühlt sich dann nicht mehr alleine auf der Welt, sondern aufgehoben im Hier und Jetzt und in seiner individuellen Geschichte.« (Tömmel, 2015, S. 107)

Insbesondere für pädagogische Kontexte halte ich es in diesem Zusammenhang für notwendig darauf hinzuweisen, dass der psychoanalytische Zugang nicht auf einer sich gegenseitig ausschließenden Dichotomie von Verstehen und Handeln abzielt, also entweder verstehe oder handle ich. Vielmehr umschreibt sie auf der Grundlage einer Beziehungsgestaltung ein methodisches

Vorgehen als reflexiven Prozess, der sich in einer Haltung abbildet, die einen handelnden Umgang als Prozess einer Beziehungsgestaltung emotional und mental zu strukturieren vermag.

Beziehung sei der Schlüssel, die Grundlage für gesunde emotionale Entwicklung. Der inzwischen verstorbene Schweizer Entwicklungsforscher Remo H. Largo spricht in seinem Standardwerk *Babyjahre* gar von »Beziehung statt Erziehung«: Kinder bräuchten Liebe, Anerkennung und Geborgenheit – dann könne man sich viele Sorgen sparen (*Süddeutsche Zeitung*, Samstag/Sonntag, 14./15. November 2020, Nr. 264)

Bei den Kindern und Jugendlichen, von denen hier die Rede ist, scheint es offensichtlich, dass die Beziehungsgestaltungen und Bindungen zu Bezugspersonen weniger gut gelungen sind. Darüber hinaus scheinen die kindlichen bzw. jugendlichen Bedürfnisse des Aufwachsens auf drastische Weise missachtet, vernachlässigt, übersehen oder gar missbraucht worden zu sein, so dass von Traumatisierungen in frühen Jahren gesprochen werden kann. Die hier eingenommene Perspektive soll auf das Erleben sowie auf die Erfahrungen der Kinder und Jugendlichen fokussieren, die unter einer sogenannten »frühen Störung« leiden. Kompliziert und problematisch gestaltet sich aus meiner Sicht insbesondere die Identifikation dieser klinisch schwerwiegenden Dimension des Aufwachsens in den jeweiligen professionellen Begegnungen. Obgleich die existentiell-bedeutsamen Erfahrungen der Kinder und Jugendlichen in der Gegenwart weiter bestehen, sich im Selbsterleben zu präsentieren scheinen, auf unterschiedliche Weise in zwischenmenschlichen Begegnungen mitschwingen und sich gar oftmals langfristig als klinisch relevantes Störungsbild abbilden, mutet insbesondere der professionelle Umgang im Spannungsfeld zwischen Jugendhilfe und psychotherapeutisch-psychiatrischer Behandlung als hilflos, unreflektiert und unwissend an. Begegnungen, Konfrontationen und Hilfeversuche mit den entsprechenden Fachleuten finden immer wieder statt, allerdings mangelt es oftmals an der Einnahme einer entsprechenden »mentalisierungsbefähigten«[3] Perspektive.

So stellt die Frankfurter Professorin für Kinderschutz, Maud Zitelmann, anhand ihrer Forschungen fest, dass schützenden Interventionen oftmals mehr-

3 Mentalisieren ist definiert als »[…] eine **imaginative**, mentale Aktivität, insbesondere der Wahrnehmung und Interpretation von menschlichem Verhalten auf der Basis von **intentionalen** Aspekten (z. B. Bedürfnissen, Sehnsüchten, Gefühlen, Überzeugungen, Zielen, Zwecken und Gründen)« (Bateman, 2020 zit. n. Brockmann et al., 2022, S. 31; Hervorh. d. Bateman).

jährige Hilfsmaßnahmen vorangegangen sind, die als gescheitert betrachtet werden müssen.[4]

*****

Ich erinnere mich an eine Situation im zuständigen Jugendamt, die Verwirrung, Wut und Hilflosigkeit hinterlassen hat: Im Rahmen meiner Fachdiensttätigkeit in einer stationären Einrichtung begleite ich einen 16-jährigen Jugendlichen zu seinem Hilfeplangespräch. Pünktlich trafen wir die Fallverantwortliche an, die in Eile und auf dem Weg war, das Gebäude zu verlassen. Es sei ein Notfall im Sinne des Kinderschutzes, ein Säugling müsse aufgrund von Misshandlung sofort aus der Familie genommen werden, sie bitte um Verständnis, wir müssten warten. So wartete ich über mehrere Stunden zusammen mit einem Jugendlichen, der eigentlich nicht gut warten kann, der eigentlich gar keine Lust auf dieses Gespräch hat, der sich üblicherweise nicht an Regeln halten kann; ein »Schulverweigerer«, der mit seiner »Ghetto-Gang« von einem Leben auf der Straße samt Kriminalität schwärmt. Und dennoch bleibt er, ohne dass ich ihn hätte motivieren oder gar überreden müssen. Ich denke an seine Biografie, seine »frühen Jahre«, in denen er Opfer von Misshandlungen durch seinen Stiefvater war; Narben an seinem Rücken und Beinen legen Zeugnis für diese Geschichte ab. Vom leiblichen Vater wird er bereits vor der Geburt verlassen, und seine Mutter galt als sehr schwierig, unzuverlässig und kompliziert, sie leidet an einer Persönlichkeitsstörung. Nach einer beachtlichen Wartezeit verläuft das Gespräch am Jugendamt dann schließlich sehr kurz und wenig aussichtsreich für den Jugendlichen: er müsse mitarbeiten und sich nicht verweigern, er müsse in die Schule gehen, sonst werde die Maßnahme in zwei Monaten beendet; er müsse sich anpassen, Jugendhilfe sei zu teuer.

Obwohl es sich offensichtlich sowohl bei dem misshandelten Säugling als auch dem kriminellen Jugendlichen um frühe Störungen mit beträchtlichem Leid handelt, hätte die Reaktion und der Umgang der Verantwortlichen mit den beiden nicht unterschiedlicher ausfallen können.

4 Kinderschutz in der Corona-Krise. »Große Sorge über die Situation gefährdeter Kinder«. *hr-Info Online*, 29. März 2020: https://www.hr-inforadio.de/programm/themen/kinderschutz-in-der-corona-krise-grosse-sorge-ueber-die-situation-gefaehrdeter-kinder,interview-maud-zittelmann-kindeswohlgefaehrung-kinderschutz-wahrend-corona-pandemie-100.html

*****

Es ist vermutlich für viele leicht nachvollziehbar, dass sowohl der reine Altersunterschied zwischen Säugling und Jugendlichem als auch unterschiedliche Ausdrucksweisen von Leid und Störung zu unterschiedlichen Reaktionen führen – selbst bei Fachleuten. Und obwohl es in menschlichen Biografien meist unmöglich ist, kausale Zusammenhänge zwischen frühen Erfahrungen und späteren Auffälligkeiten herzustellen, sprechen Jahrzehnte von Forschung, theoretische Formulierungen und Erfahrungen aus der Praxis eine zunehmend deutliche Sprache: frühe interaktive Erfahrungen von traumatischer Qualität bilden sich in der persönlichkeitsstrukturellen Entwicklung ungünstig ab, wirken schädigend auf die Wahrnehmung, das subjektive Erleben sowie auf das Verhalten des Individuums und reinszenieren sich insbesondere in späteren Beziehungsgestaltungen.

Eines meiner Hauptanliegen ist es, einen psychoanalytischen Zugang darzustellen der Sinnzusammenhänge ergründet, die letztlich in einem Verstehen und einem Verstanden-Werden münden können. Im Vordergrund stehen dabei die Betrachtung und das Erleben wechselseitiger Beziehungsgestaltungen, die zu »Verstrickungen« geradezu einladen, gegenseitige Affekte und Motive sowie subjektive und oftmals implizite Wahrnehmungen. Die besondere Herausforderung besteht sicherlich darin, ein Verhalten frühgestörter Kinder und Jugendlicher verstehen zu wollen, welches oftmals skurril, verletzend, zurückweisend, ausgrenzend und bedrohlich sein mag. Denn wenn man wirklich wissen will, warum Jugendliche ein derart unverständliches Verhalten zeigen, reicht es aus meiner Sicht nicht aus, ausschließlich die Absicht zu verfolgen, das inadäquate, destruktive und externalisierende Verhalten zu stoppen.

In dem Zeitungsartikel »Es werden unglaublich viele Kinder misshandelt« (*Süddeutsche Zeitung* vom 7. Juli 2020) führt Maud Zitelmann im Interview aus, dass es wesentlich sei, die traumatischen Umstände, welchen ein Kind oder eine Jugendliche bzw. ein Jugendlicher ausgeliefert ist, »erkennen« zu können:

> »Wer nicht weiß, was Vernachlässigung mit einem Kind macht, vor allem, wer nicht weiß, was ein Trauma ist, der wird kein ›geschultes Auge‹ haben, wenn er auf traumatisierte, vernachlässigte Kinder stößt, später, beim Hausbesuch, in der ›Fallverantwortung‹.« (Zitelmann, 2020)

Warum gestaltet es sich so kompliziert, traumatische Spuren, die in unterschiedlichen Lebensphasen erlebt wurden, zu erkennen, geschweige denn adäquat zu handeln, wenn man ihnen begegnet? Mögliche Hindernisse liegen Zitelmann zufolge in der Biografie der beobachtenden Fachkraft und deren Irritationen:

> »Da muss man nun wieder in die Tiefe gehen, die Seelenstufen ganz nach unten, und da unten sagt Maud Zitelmann, dass die Psyche eben immer versuchen müsse, ›im Sattel‹ zu bleiben. Zu realisieren, ›was Eltern ihren Kindern antun, das Ungeheuerliche, und dass Kinder manchmal ohne ihre Eltern besser dran wären, das bedeutet: Ich muss in der Lage sein, auch meine eigene Kindheits- und Lebensgeschichte zu hinterfragen‹.« (Zitelmann zit. n. Meinhof, 2020)

Anhand dieser Aussage liegt die Vermutung nahe, dass Fachkräfte manchmal weniger aus dem Bedürfnis heraus handeln, betroffene Kinder und Jugendliche zu schützen, sondern aus dem Bedürfnis nach defensiver Eigenstabilisierung.

> »[Dies] begünstigt deren Tendenz zum Wegschauen, Leugnen und Schweigen oder zu überstürzten Reaktionen, bei denen die meist chronische Gefährdung des Kindes und die Notwendigkeit sorgfältiger Ermittlungen und Risikoeinschätzung leicht aus dem Blick geraten kann.« (Zitelmann zit n. Meinhof, 2020)

Unkenntnis dieser Art wirkt auf mehreren Ebenen und zeigt für die betroffenen Kinder und Jugendlichen sehr unterschiedliche Folgen – und echte Hilfsangebote und effiziente Maßnahmen können ausbleiben. Selbst wenn die staatliche Fürsorge, vertreten durch die Jugendämter, eingreift, scheint es für die betroffenen Kinder und Jugendlichen oftmals nicht besser zu werden. Häufig mangelt es nicht an einer vielfältigen, gar evidenzbasierten Methodensammlung aus der die Jugendhilfe – auch mittels stationärer Unterbringungen – schöpfen könnte. Eine grundlegende Problematik zeichnet sich meines Erachtens vielmehr in der »Treffsicherheit« der jeweiligen Ansätze ab, d. h., welche heilenden oder hilfreichen Maßnahmen, Erfahrungen und Menschen erfordert die spezifische seelische Schädigung des Kindes oder der Jugendlichen bzw. des Jugendlichen. Die Rede ist dabei von Verfahrensweisen, die sich Kriterien der Güte, Kontinuität und Nachhaltigkeit annähern und zudem in ausreichender

Intensität und Dauer angewendet werden. Wie man sicherlich erkennen kann, ist es mit einer noch so smarten psychotherapeutischen Methode oder einer pharmakologischen Intervention nicht getan. Denn problematisch bleibt die Wirkmächtigkeit der jeweiligen Lösungen, beispielsweise auch im Sinne »der anderen 23 Stunden des Alltags, die sich um die zielgerichteten Interventionen und Trainings« ranken (James, 2020, S. 47).

Neben der oftmals als bedrückend anmutenden mangelnden Identifizierung des seelischen Leidens von Kindern und Jugendlichen im Allgemeinen zeigt sich ein weiterer grundlegend problematischer Aspekt aus meiner Sicht in der Machtlosigkeit des Hilfesystems besonders älteren Kindern und Jugendlichen gegenüber, die vernachlässigenden, missbräuchlichen und traumatisierenden Situationen ausgeliefert waren und sind. Das akute und hohe Gefährdungsrisiko wird mit fortschreitendem Alter des Kindes oder der/des Jugendlichen leider nicht geringer.

In diesem Kontext prägte sich bei mir eine Situation ein, die durchwegs enorme Hilflosigkeit bei den Beteiligten hinterließ – ein bedrohlicher, schwer aushaltbarer Affekt, der vermutlich das Erleben des Jugendlichen widerspiegelte und den Drang eines schnellen Agierens hervorbrachte:

*****

Im Zentrum der emotionalen Befindlichkeit des 13-jährigen Otis scheint nach wie vor die symbiotische Beziehungsdynamik mit seiner psychisch schwer erkrankten Mutter zu stehen, die sich in einer gegenseitigen Abhängigkeit zeigt und darüber hinaus ein missbräuchliches Geschehen zwischen Mutter und Sohn vermuten lässt. Allerdings verändern sich im Laufe der Zeit die Machtverhältnisse deutlich, so dass Otis sich nun als derjenige präsentiert, der Kontrolle, Macht und Gewalt (vermutlich auch sexueller Art) über seine Mutter ausübt. Dieses ausagierende Verhalten kann von mehreren Personen bereits mehrfach in der Öffentlichkeit beobachtet werden, zudem klagt die Mutter immer wieder darüber, dass ihr Sohn ihr an die Brust und in den Schritt fasse; sie könne nicht mehr duschen, da er ihr in diesen Situationen voyeuristisch auflauere. Diese Szenen scheinen der Mutter allerdings nicht genug Anlass zu geben, sich von ihrem Sohn abgrenzen zu wollen.

Die Vielzahl von Überlegungen zum Verhalten und zu den Motiven der Mutter, das sexualisierte aggressive Verhalten ihres Sohnes offenbar zu ertragen, unterstützen den anfänglichen Verdacht einer »missbrauchenden Mutter«. Im Kontext dieser Dynamik scheint Otis ein sehr verzweifelter Jugendlicher zu sein, der es nicht vermag, sich adäquat von seiner Mutter zu lösen und mitunter einen selbstzerstörerischen Weg einschlägt, der Alkohol, Gewaltfantasien, Prostitution und Drogenkonsum umfasst. Seine wiederholt provokanten, sexualisierten und aggressiv-bedrohlichen Kontaktaufnahmen mit der Umwelt, einhergehend mit nächtlichen Anrufen, Sprachnachrichten, Einladungen zu Chatrooms, in denen Drogenkonsum, Prostitution, etc. verherrlicht werden, sind womöglich als Ausdruck seiner emotionalen Befindlichkeit zu verstehen: seiner Hilflosigkeit und Aggression, seines Wunsches, Freunde zu haben – und, vermutlich, sich von der Mutter lösen zu können. Auf diese Weise werden die »Helfer« »gezwungen« an seiner Hilflosigkeit teilzuhaben, als *eigenes* Erleben von Gefühlen der Hilflosigkeit.

Der damals bestehende Hilferahmen einer ISE kann den Jugendlichen nicht über einen längeren Zeitraum von der akut höchst-gefährdenden Entwicklung abbringen. Es scheint, dass die Mutter aufgrund ihrer eigenen unreflektierten Bedürftigkeit, die sie in dyadischer Abhängigkeit an ihren Sohn richtet, nicht in der Lage ist, eine Loslösung und Individuation ihres Sohnes aus- und durchzuhalten, bzw. diese mit ihrem ambivalenten Verhalten geradezu verhindert und die gefährdende Entwicklung damit vorantreibt. Otis ist auf diese Weise der missbräuchlichen Dynamik der Mutter über Jahre hinweg ausgeliefert; zudem ist von einer Fortsetzung des Missbrauchs auszugehen. Aus unterschiedlichen Gründen erlauben weder ein standardisierter Zugang noch eine spezifische Methode oder Intervention, psychiatrische Einrichtung oder Institution der Jugendhilfe und/oder juristischer Beschluss die Auflösung dieser über Jahre eingefahrenen und für den Jugendlichen höchst-gefährdenden Dynamik. Die aus meiner Sicht sehr erfahrene, wohlwollende und kompetente Mitarbeiterin des Jugendamtes, die den Fall zu Beginn begleitete, sah sich als Vertreterin des Jugendamtes in die Position eines »zahnlosen Tigers« gedrängt und der Dynamik der Hilflosigkeit ausgeliefert.

*****

So bleibt es angesichts der »Unkenntnis« und der womöglich intrusiven Hilflosigkeitsdynamik beim Verantwortlichen fraglich, wie ein Zugang zum frühtraumatisierten Kind oder einer Jugendlichen bzw. einem Jugendlichen gefunden werden kann, der die anzunehmende Not derart zu identifizieren vermag, dass aus diesem Prozess Vorstellungen über umfassende, geeignete Hilfen und Begegnungen erwachsen könnten. Dies führt aus meiner Sicht dann nicht mehr ausschließlich zu Fragestellungen des Wissens harter Fakten, sondern um eine Annäherung an ein tiefes und bedeutsames Verstehen, möglicherweise um den Versuch, sich Dynamiken und Innenwelt des Anderen zu erschließen.

Ich will nun diesen Zugang aufzeigen, welcher die Beziehung und Begegnung in den Mittelpunkt stellt und auf der theoretischen und selbstreflexiven Grundlage der Psychoanalyse sinnhafte Zusammenhänge wahrzunehmen und zu identifizieren versucht. So soll die Betrachtung früher Störungen von Kindern und Jugendlichen und deren Dynamiken im Folgenden auf der Grundlage wissenschaftlicher Konzepte psychodynamischen Denkens, der Bindungstheorie und der Psychotraumatologie vertieft werden. Bezeichnungen von z. B. Kinder und Jugendliche mit massiven Bindungs-, Verhaltens- oder Entwicklungsstörungen als »Systemsprenger« und »Grenzgänger«, bringen oftmals das Phänomen früher Störungen zum Ausdruck. Diese Begrifflichkeiten finden hier mit dem Terminus der frühen Störung eine synonyme Verwendung und sollen weder als diskriminierend noch objektivierend oder etikettierend verstanden werden. Die betroffenen Kinder und Jugendlichen, um die es gehen soll, werden als Repräsentanten spezifischer psychopathologischer Konstellationen vorgestellt, deren strukturelle Problematik zu identifizieren ist, um eine hilfreiche und heilsame Begegnung auf sämtlichen Ebenen zu ermöglichen:

> »Unter dem Oberbegriff der psychischen Struktur hat die psychodynamische Theoriebildung alle früh internalisierten Objektbeziehungen konzeptualisiert, welche die spätere individuelle Persönlichkeitsentwicklung sowie die Entwicklung von individuellen Verhaltensmustern unter Einbeziehung von Bewältigungs- und Abwehrmustern beeinflusst. Der Einfluss einer psychischen Struktur auf die Wahrnehmung, die Gestaltung von Beziehungen, auf das Verhalten und die Abwehrprozesse eines Menschen wird als grundlegend angesehen, um eine Persönlichkeit verstehen zu können.« (Sevecke & Krischer, 2016, S. 14)

Der Begriff der frühen Störung verweist zudem auf den Zeitpunkt, zu dem schädigende Einflüsse auf die gesamte, sich in Entwicklung befindliche Persönlichkeit stattgefunden haben. Therapeutische Schulen übergreifend besteht Einigkeit darüber, dass die frühe Kindheit entscheidend für die Entwicklung einer möglichen Psychopathologie ist (vgl. Brisch, 2020, S. 24). Kai von Klitzing spricht gar von einem »vorgezeichneten Entwicklungsweg« (v. Klitzing, 2022, S. 22), einer »negativen Entwicklungsspirale«, die schwer aufzuhalten ist. Er verweist auf einen transgenerationalen, also generationsübergreifenden, Wiederholungszwang, der der unbewussten Dynamik zugrunde liegt, eigene psychische Verwundungen durch Mutter- oder Vaterschaft zu kompensieren, welche unreflektiert zum Scheitern führen:

> »Die oftmals idealisierte Vorstellung vom eigenen Kind trifft auf die eigene Deprivationswut, die sich in Form von mangelnder elterlicher Fürsorge und einer destruktiven Beziehungsgestaltung äußert. Bis die Jugendschutzbehörden auf die negative Entwicklung aufmerksam werden, vergehen meist die ersten wichtigen Lebensmonate des Kindes, die für die weitere Entwicklung prägend sind. Nicht umsonst verweisen Wissenschaftler der verschiedensten Fachgebiete darauf, dass bereits in den ersten Lebensmonaten (wenn nicht schon in der Pränatalzeit) wichtige Weichen für die Architektur des Gehirns und für die psychische Entwicklung gestellt werden.« (v. Klitzing, 2022, S. 22f.)

Dieser hier gezeichnete fundamentale Zusammenhang zwischen misslingender früher Versorgung und einem Unterbrechen und Entgegenwirken durch hilfreiche Interventionen deutet auf die Notwendigkeit hin, den Fokus auf die frühe Kindesentwicklung zu richten. Insbesondere geht es sowohl darum, grundlegende Bedingungen einer gelingenden Beziehungsgestaltung und deren positive Folgen für die zukünftige Persönlichkeitsentwicklung aufzuzeigen, als auch fundamentale Wirkungen früher Traumatisierung darzustellen. Der Dreiklang von Psychoanalyse, Bindungstheorie und Psychotraumatologie dient hierbei als grundlegende Systematik eines wissenschaftlich begründeten Zugangs zum Phänomen der »Frühstörung«.

Als weiteres Element des Zugangs stehen die eigenen subjektiven Wahrnehmungen und Erfahrungen als wesentlicher Bestandteil interpersonaler Dynamik in der Begegnung und im Umgang mit betroffenen Kindern und Jugendlichen im Mittelpunkt. Der sich zur Verfügung Stellende – in unterschiedlichen Bereichen und Kontexten tätig – fungiert wie ein »Resonanzkörper« für ein Gegenüber, ist Teil einer intersubjektiven Auseinandersetzung, die eine fundierte reflexive Betrachtung erforderlich macht. Steht die Beziehungs- und Kontaktgestaltung im Mittelpunkt meines Zugangs, bedarf es zudem der Betrachtung des Kontexts, in welchem die Beziehungsgestaltung stattfindet.

Begegnungen verweisen auf einen Rahmen, der sich allerdings meines Erachtens weniger auf praxisfernen oder finanziell-ökonomischen Maßgaben folgenden Kategorien beziehen sollte. Im Mittelpunkt müssen die Persönlichkeiten der betroffenen Kinder und Jugendlichen stehen, die eine ihnen zugewandte und individuell ausgerichtete Resonanz vor dem Hintergrund ihrer Lebensgeschichte und ihrer jeweiligen komplexen Pathologien erfahren. Diese grundsätzliche Haltung ist wesentlich und soll auf einen konzeptgeleiteten generellen Zugang verweisen, unabhängig von dem jeweiligen Bereich (wie beispielsweise Jugendhilfe, Psychotherapie, Psychiatrie, Justiz). Hilfreich erscheint dabei der Blickwinkel, dass das Kind oder die/der Jugendliche selbst »normal« ist, aber das, was sie/er von frühester Kindheit erleben musste, eben nicht.[5]

Psychodynamisches Denken, Handeln und Behandeln verweist auf die lange Tradition der Psychoanalyse im Umgang mit schweren seelischen Störungen bei Kindern und Jugendlichen, liefert hilfreiche und tragende Vorgehensweisen für das Verständnis und den Umgang mit psychopathologischem Erleben und Verhalten in psychotherapeutischen sowie pädagogischen Bezügen. Die Vielfalt und Weiterentwicklungen psychoanalytischer Strömungen und Konzepte dienen als wirksame und nachhaltige Ansätze des Zugangs. Meine tiefe Verbundenheit zur Psychoanalyse in Denken und Handeln gründet u.a. auf der Vielfältigkeit psychoanalytischer Theorien, die ich durch Selbsterfahrung und Reflexion, wesentlich allerdings auch durch die Teilhabe an intersubjektiver Beziehungsgestaltung »in Aktion« erlebe. Selbsterfahrung, Theorie und Beziehungserleben umfassen dabei verschiedene Dimensionen eines Geschehens, die diesen Zugang beschreiben. Somit geht es um die Gestaltung eines Beziehungsprozesses als einen reflexiven Prozess. Dieser erfordert eine offene Haltung und emotionales Interesse am Anderen mit dem Wissen und dem Mut, sich irren zu dürfen.

> »Die Psyche entzieht sich jeder befriedigenden Objektivierung. Der Psychologismus entspricht dem Bedürfnis, sie doch noch umfassend objektivieren zu können. Er hält die verwendeten Verständnismodelle für die vorbildliche Wahrheit der Realität und duldet deshalb nichts anderes neben sich.« (Bürgin et al., 2020, S. 11)

5 »Toxischer Stress in der Familie« .Stressbewältigung als (Über-)Lebenskompetenz. Online-Konferenz der Ehlerding-Stiftung vom (3. bis 4. September 2020).

Dieser Zugang stellt also kein Behandlungsmanual in den Vordergrund, sondern das Erleben von Beziehungsgestaltung und dessen Reflexion. Bezugnehmend auf psychoanalytisches Gedankengut und den bewussten wie unbewussten Grundannahmen der eigenen Geschichte erlaubt er eine Vielfalt von Perspektiven sowie einen »professionellen Prozess der Verobjektivierung« als Reflexionsvorgang, eingebettet in den jeweiligen Lebenskontext (vgl. Bürgin et al., 2020). Sich auf diesen Prozess einzulassen sowie die wesentlichen Erfahrungen dabei sinnhaft zu verknüpfen, erlaubt aus meiner Sicht einen hilfreichen therapeutischen und pädagogischen Umgang mit Kindern und Jugendlichen, die unter frühen Störungen leiden.

Ich lade die Lesenden dieses Buches herzlich dazu ein, den psychoanalytischen, bindungstheoretischen und psychotraumatologischen Darstellungen und Gedankengängen zu folgen, sich auf die beschriebenen impliziten Beziehungsgestaltungen und Reflexionen einzulassen und womöglich eigenen Assoziationen im Kontext von beruflichen Begegnungen Raum zu geben.

Das erste Kapitel gibt einen statistischen Überblick über die momentane Jugendhilfelandschaft und gibt Auskunft über sozioökonomische und psychosoziale Faktoren, die im Zusammenhang mit der Inanspruchnahme von Jugendhilfe stehen. Zudem werden die frühen Anfänge der Jugendhilfe, insbesondere der therapeutischen Heimerziehung, skizziert. Dabei wird deutlich, dass therapeutische und pädagogische Handlungselemente, die auf psychoanalytischen und tiefenpsychologischen Theorien fußten, zu einem »therapeutischen Milieu« integriert wurden. Im Anschluss werden die im starken Gegensatz dazu heute nahezu vollständig verhaltenstherapeutisch ausgerichteten »Erziehungsmethoden« in den verschiedenen Jugendhilfeformen kritisch beleuchtet. Zudem wird anhand von aktuellen Studien aufgezeigt, welche schwerwiegenden Auswirkungen die Vernachlässigung von Beziehungsgestaltung in Theorie und Praxis im Rahmen der Jugendhilfe haben können.

Das zweite Kapitel widmet sich diagnostischen Zugängen zum Phänomen der frühen Störungen bei Kindern und Jugendlichen. Der Schwerpunkt liegt dabei auf einem Zugang, der sowohl die Vielgestaltigkeit komplexer und krankheitswertiger Störungsbilder berücksichtigt als auch den Blick auf persönlichkeitsstrukturelle Entwicklungen im Kindes- und Jugendalter richtet. Beziehungsgestaltung bildet dabei den Modus, der u. a. auch eine Diagnostik erlaubt, die den Blick auf strukturelle Entwicklung und Verfasstheit legt.

Im dritten Kapitel wird der Zugang zum Phänomen der frühen Störung bei Kindern und Jugendlichen in drei verschiedenen wissenschaftlichen Ausrichtungen besprochen: Psychoanalyse, Bindungstheorie und Psychotraumatologie. Die inhaltliche Anordnung dieser Ansätze verdeutlicht dabei die Unentbehrlichkeit einer psychodynamischen Grundlegung der aufeinander bezogenen und miteinander verknüpften Wissenschaften.

Im vierten Kapitel werden sowohl zwei psychoanalytisch, bindungstheoretisch und psychotraumatologisch ausgerichtete Zugänge im Kontext praktischer Jugendhilfe als auch zwei psychoanalytische Ansätze im Rahmen von Psychotherapie dargestellt. Meine Auswahl der pädagogisch-therapeutischen Zugänge und Projekte orientiert sich neben persönlichen Bezügen auch an der Maßgabe einer gelingenden Beziehungsgestaltung auf der Grundlage psychoanalytischer Theorie. Aus der Auseinandersetzung mit psychodynamischem, bindungstheoretischem und psychotraumatologischem Denken erwächst ein verstehender und lebendiger Zugang zu den betroffenen Kindern und Jugendlichen, der Beziehungsgestaltung ermöglicht.

Das fünfte und letzte Kapitel legt den Fokus auf die Beziehungsgestaltung mit verschiedenen Kindern und Jugendlichen im Hier und Jetzt, auf emotionale Verwicklungen im sozialen Geschehen, die im Zusammenhang mit der jeweiligen Frühgeschichte betrachtet werden. Fallgeschichten aus meinem psychotherapeutischen und pädagogischen Praxisfeld werden im Hinblick auf das emotionale Geschehen der Betroffenen besprochen, dessen Ursprung in der jeweiligen intersubjektiven Frühgeschichte vermutet wird. Diese Fallbeispiele dienen zudem zum vertieften Forschen in psychoanalytischer Literatur sowie im Selbsterleben derer, die mit den betroffenen Kindern und Jugendlichen arbeiten.

# 1. Institutionelle Hilfe leisten oder wegsehen (»Jugendhilfelandschaft«)

## unter Mitarbeit von Fatma Gezerler

»Wir können stürmische Meere ertragen, wenn wir uns eines sicheren Hafens gewiss sind.« (Ainsworth zit. n. Holmes, 2006, S. 91)

## 1.1 Status quo

Körperliche und sexuelle Übergriffe sind häufig nur die Spitze des Eisberges, denn physische Gewalt geht meist mit anhaltender Vernachlässigung der körperlichen und/oder emotionalen Bedürfnisse von Kindern sowie mit der Verletzung ihrer emotionalen Grenzen einher, also den bei weitem häufigsten Formen der Kindesmisshandlung. Vernachlässigung und emotionale Misshandlung sind oft weniger offensichtlich und daher schwieriger zu erkennen, beeinträchtigen aber die Entwicklung der betroffenen Kinder wahrscheinlich mindestens genauso stark wie körperliche Misshandlung (vgl. v. Klitzing, 2022). Wissenschaftler verweisen darauf, dass bereits in den ersten Lebensmonaten wichtige Weichen für die Architektur des Gehirns und für die psychische Entwicklung gestellt werden (Lyons-Ruth et al., 2017 zit. n. v. Klitzing, 2022). Oft behindern strukturelle Mängel der Jugendhilfesysteme ein konsequentes Handeln zum Wohl des Kindes und begünstigen dadurch eine Chronifizierung von negativer Entwicklung. So werden Kinder beispielsweise im Rahmen des erweiterten Familienverbands untergebracht, etwa bei Großeltern, die jedoch oftmals ihrerseits ihre eigenen Kinder vernachlässigt hatten. Das betroffene Kind bleibt damit im gleichen Milieu gefangen, der generationsübergreifende Zyklus dreht sich weiter, was oftmals fatale Folgen wie weitere Beziehungsabbrüche nach sich zieht. Kinder, die solchen Trennungserfahrungen ausgesetzt waren, kommen schließlich in ein Heim und fallen durch besonders schwieriges Verhalten auf. Die strukturellen Gegebenheiten in Kinderheimen mit dem bekannten Mangel an gut qualifizierten

Erzieherinnen und Erziehern bzw. Sozialpädagoginnen und -pädagogen sowie der daraus erwachsenden chronischen Überforderung führen regelmäßig zu starken Fluktuationen, so dass Kindern immer wieder ein neuer Beziehungsaufbau zugemutet wird – in der Gewissheit, dass es schon bald zur nächsten Trennung kommen wird (v. Klitzing, 2022).

Die Prävalenz von Kindesmisshandlung in der Allgemeinbevölkerung zu erfassen ist nicht einfach. In einer Studie von Häuser und Mitarbeitenden (2011) wurden 2.504 erwachsene Personen zu traumatischen Erlebnissen in ihrer Kindheit befragt. Es wurden Prävalenzraten von 2,8 Prozent für schwere körperliche Misshandlungen, 1,6 Prozent für schwere emotionale Misshandlungen, 6,6 Prozent für schwere emotionale Vernachlässigung und 10,8 Prozent für schwere körperliche Vernachlässigung (z. B. nicht genug zu essen bekommen) ermittelt. Das weibliche Geschlecht war ein Prädiktor für schwere sexuelle Misshandlung und Vernachlässigung, wogegen die Zugehörigkeit zu niedriger und mittlerer sozialer Schicht ein Prädiktor für schwere körperliche Misshandlung und Vernachlässigung war. Alle Misshandlungsformen korrelieren stark untereinander, was bedeutet, dass betroffene Kinder und Jugendliche oft auf mehr als eine Weise zu Opfern werden. In der pädagogischen und psychotherapeutischen Arbeit mit Kindern wird deutlich, dass es einen großen Unterschied macht, ob die Betroffenen vereinzelte Erfahrung mit körperlichen Übergriffen gemacht haben und ansonsten eine eher liebevolle Beziehung von ihren Eltern erlebten, oder ob solche Übergriffe in ein Klima von Vernachlässigung, Abwertung und Zurückweisung eingebettet waren. Ein besonders zentraler Faktor ist dabei die Dauer der Misshandlungserfahrungen, welche vor allem bei vernachlässigenden und emotional misshandelnden Eltern-Kind-Beziehungen deutlich größer ist als bei ausschließlich körperlichen Formen von Übergriffen (v. Klitzing, 2022).

In Deutschland lebten im Jahr 2017 81.412 Kinder in Pflegefamilien und 99.952 Kinder in Heimen und sonstigen betreuten Wohnformen im Rahmen von Hilfe zur Erziehung (Deutscher Bundestag, 2019). Darüber hinaus zeigt die Kinder- und Jugendhilfestatistik, dass junge Menschen, die durch die »Heimerziehung« begleitet werden, sehr häufig in prekären Lebenslagen oder Armutskonstellationen aufwachsen (vgl. Tabel, 2020).

»Junge Menschen in der Heimerziehung kommen zu einem großen Anteil aus Familien mit besonders belasteten Lebenslagen. Empirisch lässt sich ein relativ hoher Anteil an Kindern aus Einelternfamilien nachweisen. Zudem sind Herkunftsfamilien in fast der Hälfte der Fälle auf Transfergeldzahlungen angewiesen.« (Knuth, 2020, S. 26)

Sowohl schwierige Erfahrungen in ihren Herkunftsfamilien als auch Bindungsabbrüche und lange Phasen der Unsicherheit im Zuge der Fremdunterbringung führen zu erhöhter Problembelastung und besonderem Fürsorgebedarf bei diesen Kindern (Minnis et al., 2006). Zieht man dies in Betracht wird deutlich, dass an die Fachkräfte in der Jugendhilfe hohe Anforderungen gestellt werden (Wilson et al., 2000). Forschungsergebnisse zeigen beispielsweise Zusammenhänge zwischen pflegeelterlicher Feinfühligkeit und Stresserleben auf der einen Seite, und der Bindungssicherheit von Heim- und Pflegekindern auf der anderen.

Die Integration therapeutischer und pädagogischer Handlungselemente im Sinne eines »therapeutischen Milieus« gewann im Laufe der Geschichte der Heimerziehung immer mehr an Bedeutung. Nachdem der Schwerpunkt in der heilpädagogischen Heimerziehung zunächst bei den psychoanalytischen und tiefenpsychologischen Theorien lag (Flosdorf, 1975), folgte im weiteren Verlauf eine stärkere Ausrichtung an systemische und humanistische Verfahren, bis ab Mitte der 1970er-Jahre mit der allgemeinen Entwicklung der Verhaltenstherapie verhaltenstherapeutische Verfahren ihren Eingang in die Jugendhilfe fanden (Beck, 2020). Dies führte in den verschiedenen Jugendhilfeformen zu »Erziehungsmethoden«, die nahezu ausschließlich auf verhaltenstherapeutischen Methoden basierten – und die bis zum heutigen Tag fortbestehen.

Das Spektrum reicht hierbei von Freiheitsbeschränkungen und Time-out-Räumen bis hin zu geschlossener Unterbringung. Viele Einrichtungen arbeiten mit sogenannter »bedingter Freiwilligkeit« etwa im Rahmen von Stufenplänen (Belohnungs- und Bestrafungssysteme) und »Wenn-Dann-Konzepten«, die als restriktive Mittel eingesetzt werden. Ein von 2018 bis 2020 durchgeführtes Projekt zu den Auswirkungen freiheitsentziehender Maßnahmen in der Kinder- und Jugendhilfe zeigte, dass diese jungen Menschen häufig zu wenig über ihre Rechte sowie über die Abläufe und Möglichkeiten zur Beschwerde Bescheid wissen. Die für die Studie befragten 15 jungen Menschen machten deutlich, dass ihre Partizipationsrechte sowohl ihnen selbst als auch den Fachkräften oft nicht bekannt waren oder nicht umgesetzt wurden.

Nicht zuletzt aus diesem Grund fordert die Selbsthilfeorganisation *MOMO – the voice of disconnected youth e. V.*, in der sich junge Menschen aus Deutschland zusammengeschlossen haben, die Schließung aller Einrichtungen der Kinder- und Jugendhilfe, in denen die geschlossene Unterbringung angewendet wird sowie die Abschaffung von Stufenplänen. Stattdessen sollen Beziehungen zur Verfügung gestellt werden, in und aus denen Kinder und Jugendliche lernen können (Feige, 2021).

Ob täglich erlebte Frustrationen, Schmerzen und beunruhigende Erfahrungen als Schock oder Trauma gespeichert werden hängt entscheidend von der Reaktion der Bezugspersonen ab. Wenn Bezugspersonen für betroffene Kinder und Jugendliche da sind, Trost spenden und Verständnis erkennen lassen, erhält das Kind grundsätzlich die Chance, mit Trauer, Wut und Frustration umzugehen. Wenn es jedoch mit solchen Erfahrungen allein gelassen wird, das Erlebte nicht verstehen und einordnen kann, ist es wahrscheinlich, dass die Erinnerung als Beziehungsschock oder Beziehungstrauma im zentralen Nervensystem gespeichert wird. Im Fall von Schock oder Trauma handelt es sich um Spuren, die (oftmals) nicht wieder explizit erinnert werden können. So ist es der Person später nicht mehr möglich, sich direkt an die traumatischen Erfahrungen zu erinnern, sie entwickelt aber Überlebensstrategien, um solchen emotionalen Schmerzen in Zukunft nicht mehr ausgesetzt zu sein. Ein Kind mit einem geringen Selbstwertgefühl entwickelt Bewältigungsmechanismen, die von Aggressivität, Zerstörung, Selbst- und Fremdgefährdung bis hin zu Rückzug und Isolation reichen. Anhand früherer Bindungserfahrungen entwickeln wir alle bereits in den ersten Lebensjahren ein inneres Bild von uns selbst und von der Welt um uns herum (Weinhold & Weinhold, 2015). In diesem inneren Bild hat das Kind gespeichert, wie annehmbar es für seine Umgebung ist und was es von seinen Bezugspersonen erwarten kann – und so erwartet das Kind eben das, was es zuvor schon erlebt hat. Traumata in den frühen Lebensjahren, die sich auf die ersten Bindungspersonen beziehen, werden als Beziehungstraumata bezeichnet. Bei Kindern in Jugenhilfeeinrichtungen müssen sie ganz besonders beachtet werden, weil sie mit großer Wahrscheinlichkeit einem Beziehungstrauma ausgesetzt gewesen sind; und im Zuge der Bemühungen, ihnen Schutz zu geben, werden sie leider oft von einer Einrichtung zur nächsten geschickt, was zu einer Retraumatisierung und auch Chronifizierung pathologischen Verhaltens führen kann. Das Heilen dieses Entwicklungstraumas erfordert eine Haltung, die sich von der Pathologisierung des Kindes abwendet und das Kind weder beschämt noch beschuldigt. Stattdessen ist ein Mitfühlen angebracht mit dem Ziel, das Kind zu befähigen, für sein Leben Verantwortung zu übernehmen. Letztlich schlägt sich dieses zwischenmenschliche Geschehen natürlich auch in neuroplastischen Prozessen des Gehirns nieder. Das unterstreicht die Notwendigkeit einer ganzheitlichen Betrachtung, die sicherlich viel Zeit in Anspruch nehmen wird und die individuellen Bedürfnisse und das Tempo des Kindes beachten muss (Ngigi, 2022).

## 1.2 Entwicklung der therapeutischen Heimerziehung

Ein Blick in die Geschichte der Heimerziehung bringt viel Leid zutage. Ihre öffentliche Aufarbeitung von der Zeit nach dem Zweiten Weltkrieg bis in die 1970er-Jahre hat pädagogische Unfähigkeit, Beliebigkeit und Missachtung der Menschenwürde sichtbar werden lassen. In der Zeit der Etablierung der professionellen Jugendhilfe ab dem 19. Jahrhundert standen Kontrolle, Disziplinierung und Strafmaßnahmen im Vordergrund, so dass die Heimerziehung anfänglich einen zwanghaften Charakter hatte. In diesen Einrichtungen, die in ihren Strukturen dem heutigen Verständnis nach als Wegbereiter der Kinder- und Jugendpsychiatrie anzusehen sind, fanden sich vor allem Kinder und Jugendliche mit gravierenden emotionalen und psychischen Störungen. Hier zeigt sich ein Dilemma in Bezug auf den Betreuungsauftrag, das bis heute nicht vollständig gelöst ist: Handelt es sich bei Kindern und Jugendlichen mit sozial-emotionalen Verhaltensstörungen um klinische Störungsbilder mit einem kinder- und jugendpsychiatrischen Behandlungsbedarf, oder um die Konsequenzen misslungener Sozialisierungsumstände und damit einer pädagogischen Problematik?

Obwohl 1922 erstmals der Anspruch auf Erziehung formuliert und so auch eine gesetzliche Wende von Zwangsregelung hin zur pädagogischen Bearbeitung der Folgen misslungener Sozialisation verankert wurde, änderte sich in der Praxis wenig (Beck, 2020). Während des Nationalsozialismus wurden schwer erziehbare, verwahrloste Kinder und Jugendliche ausgesondert; von dieser Aussonderung waren besonders Kinder und Jugendliche mit psychischen Störungen betroffen. In der Nachkriegszeit gab es Ansätze mit inhaltlichen Neuerungen, die an strukturelle Rahmenbedingungen und die Qualifizierung der Jugendhilfe geknüpft waren. Therapeutische Handlungsstrategien

– ausnahmslos psychoanalytischer Natur – wurden implementiert und psychologische Fachdienste gezielt aufgebaut (Beck, 2020). Beispielsweise wurde in Würzburg in einem wiederaufgebauten Erziehungsheim eine psychotherapeutisch-heilpädagogische Abteilung eingerichtet, indem Veränderungen in Richtung einer therapeutischen Heimerziehung in die Wege geleitet wurden (Flosdorf, 2003).

In den letzten 25 Jahren bewegte sich der Anteil der Kinder, Jugendlichen und jungen Erwachsenen in Heimen zwischen 0,37 und 0,40 Prozent der Bevölkerung im Alter von null bis 20 Jahren. Das bedeutet, dass von 1.000 jungen Menschen durchschnittlich vier auf Heimerziehung angewiesen sind. Heimerziehung soll der Würde der Kinder und damit einer ganzen Reihe von Qualitätsanforderungen gerecht werden, die praktische Umsetzung sieht jedoch oft anders aus, insbesondere aus Sicht der Betroffenen. Diese umfasst beispielsweise eine eher kritische rückblickende Bewertung des Aufenthaltes in einem Heim oder in einer anderen Form des betreuten Wohnens bzw. der Inanspruchnahme von Jugendhilfeleistungen durch die Betroffenen. Die Jugendhilfe sollte differenziert geschehen, orientiert an den individuellen Bedürfnissen der Kinder oder der Jugendlichen, heute und in der Zukunft eine Möglichkeit bieten, den individuellen und gesellschaftlichen Zustand des Kindes zu verbessern. Die Erziehung in Heimen und anderen Formen der Jugendhilfe fordert daher ein besonderes Maß an Professionalität der Fachkräfte (Günder, 2015).

Die Jugendhilfe sollte sich als zentrales Ziel setzten, positive Lebensorte für Kinder und Jugendliche zu schaffen, ihnen Beziehungen anzubieten und mit ihren Persönlichkeiten zu arbeiten. Damit ist auch impliziert, dass sich die Erziehungshilfe am Lebensumfeld des Kindes orientieren muss. Das bedeutet beispielweise individuelle Regelungen wie eine örtliche oder regionale Unterbringung sowie die Förderung von Kontakten zum bisherigen sozialen Umfeld – vor allem zur Herkunftsfamilie, vorausgesetzt natürlich, dass dieser Kontakt im Einzelfall das Wohl des Kindes oder der/des Jugendlichen nicht gefährden würde. Die Jugendhilfe sollte innerhalb ihrer Rahmenbedingungen und mit Hilfe ihrer Fachkräfte ein vorübergehendes oder dauerhaftes neues Zuhause bieten. Dabei muss sie jeden der ihnen anvertrauten jungen Menschen als Individuum akzeptieren und wertschätzen; sie sollte dabei helfen, frühere, oft negative oder traumatische Lebenserfahrungen zu verarbeiten, persönliche Ressourcen erkennen, darauf aufbauen und somit die Entwicklung neuer Lebensperspektiven unterstützen. Vor allen Dingen aber muss sie emotional für die Kinder verfügbar sein. Aber es ist genau die Diskrepanz zwischen diesen hohen pädagogischen Anforderungen der Jugendhilfe und ihrer Realität, die wiederholt den zentralen Angriffspunkt für ihre kritische Bewertung darstellt (Schrapper, 2011).

Wie sieht diese Realität der Jugendhilfe aus? Auffallend oft hat insbesondere die Heimerziehung mit einem negativen Image zu kämpfen, welches wohl oftmals nicht der Realität entspricht: In Heimen herrschen Aggression und Machtkämpfe, sie tragen tendenziell zur Kriminalisierung Jugendlicher bei, Erziehung wird als ein notwendiges Übel gehandhabt, Kinder und Jugendliche werden teilweise eingesperrt und müssen sich fügen, ihnen wird kein Raum für eine gesunde Entwicklung und Individualität gegeben, etc. (Fischer & Lutz, 2015). Stattdessen sollten Kinder und Jugendliche dazu befähigt werden, an der Gesellschaft und damit an Schule, später Ausbildung und Beruf, teilzuhaben. Dennoch bildet sich in der Realität ab, dass viele Einrichtungen diesen Normalitätsansprüchen insbesondere unter gegenwärtigen Rahmenbedingungen nicht gerecht werden können. Jörg Fischer und Ronald Lutz kritisieren sogar,

> »[...] dass man [...] nicht alle Jugendlichen meint, sondern nur an bestimmte Jugendliche denkt oder ein eher idealisiertes Bild »im Kopf« hat und dies unausgesprochen unterstellt. Obwohl niemand verloren gehen soll, ist immer schon klar, dass manche bereits verloren sind« (vgl. Fischer & Lutz, 2015, S. 9).

## 1.3 Forschungsstand und Handlungsbedarf

> »Ein Stein fällt ins Wasser und das Wasser zieht durch diese Erschütterung immer weitere Kreise.« (Huber, 2003, S. 38)

Forschungsstudien aus Medizin, Biologie, Genetik, Psychologie und verwandten Disziplinen deuten darauf hin, dass die Vulnerabilität eines Menschen für viele Erkrankungen bereits in der frühen Entwicklungsperiode geprägt wird, was man als »frühe Programmierung von Gesundheit und Krankheit« bezeichnet. Eine grundlegende Tatsache ist dabei, dass biologische Systeme (wie der menschliche Körper) in Zeiten rapider Veränderungsprozesse vermehrt anfällig für organisierende und desorganisierende Einflüsse sind. Dabei sind die pränatale und die frühe postnatale Phase als besonders sensible Entwicklungsabschnitte anzusehen (Derbyshire & Obeid, 2020), da die Plastizität des Gehirns und anderer Organsysteme in diesem Zeitraum besonders stark ausgeprägt ist (Entringer et al., 2022). Aversive Einwirkungen machen dementsprechend nicht immer direkt und unmittelbar krank (obwohl das auch möglich ist), sondern können eine Anfälligkeit verursachen, die sich je nach spezifischen Umständen erst im späteren Verlauf des Lebens manifestiert. Die Forschung bietet immer mehr Anhaltspunkte dafür, dass nicht nur unsere genetische Ausstattung allein, sondern die Bedingungen, die während der frühen Entwicklungsphase vorherrschen, in Wechselwirkung mit den genetischen Faktoren die Funktion und Struktur physiologischer Systeme und damit die Anfälligkeit für körperliche und psychische Erkrankungen während des gesamten Lebens beeinflussen können. Darüber hinaus zeigen immer mehr Studien, dass bereits die Bedingungen im Mutterleib prägende, manchmal sogar lebenslange Auswirkungen auf die Nachkommen haben können (Entringer et al., 2022).

Toxischer Stress (so genannt, weil er ähnlich schädliche Konsequenzen für die Gesundheit zeigt wie tatsächliche Giftstoffe) und frühkindliche Traumatisierungen wirken sich nicht nur auf mentale, sondern auch auf körperliche Erkrankungen im Erwachsenenalter aus. Wissenschaftliche Studien belegen, dass frühkindliche Traumatisierungen und toxischer Stress in der Kindheit mit einer Vielzahl von Erkrankungen des neuroendokrinen (Hormonhaushalt) und Immunsystems zusammenhängen (Heim & Binder, 2012; Häuser et al., 2011). Die stärksten langfristigen Folgen in Bezug auf Immun- und Entzündungsreaktionen hat die Versorgung des Kindes in den ersten Lebensjahren: Bei gestörter emotionaler Versorgung der Kinder konnte eine erhöhte Neigung zu entzündlichen Prozessen und veränderten Neuroimmunprozessen festgestellt werden (Coe & Luback, 2003).

Personen, die in ihrer Kindheit einem Trauma ausgesetzt waren, sind im Vergleich zu Personen ohne Kindheitstrauma hinsichtlich des Risikos zu erkranken deutlich gefährdeter. Es wird angenommen, dass fast 30 Prozent aller psychischen Störungen in diesen Studien auf Kindheitstraumata und andere ungünstige Umstände in der Kindheit zurückzuführen sind (Kessler et al., 2010). Kindheitstraumata werden zudem mit einem erhöhten Risiko für körperliche Leiden wie Herz- und Autoimmunerkrankungen in Verbindung gebracht (Goodwin & Stein, 2004). Ein Erklärungsansatz für den umfassenden und potenziell lebenslangen Einfluss von frühen Traumata liegt – wie bereits beschrieben – darin, dass Kindheitstraumata neurobiologische Veränderungen verursachen, die die Verletzlichkeit für bestimmten Krankheiten erhöhen. Anhaltende Traumata in empfindlichen Phasen der Entwicklung beeinträchtigen wichtige Entwicklungsprozesse und verändern auf diese Weise die langfristige Funktionsweise der neurobiologischen Systeme (Heim & Binder, 2012).

Studien, die funktionelle bildgebende Diagnostik verwendeten, haben gezeigt, dass Personen, die in der Kindheit misshandelt wurden, mit einer hohen Amygdala-Aktivierung auf negative Reize (z. B. ängstliche, wütende Gesichter) und einer geringen Aktivierung der Belohnungsschaltkreise (Striatum) auf positive Reize antworteten. Eine stärkere Reaktion auf Bedrohungs- als auf Belohnungsreize ermöglicht es uns beispielsweise, eine Gefahr schneller zu erkennen, und stellt daher eine nützliche Reaktion in einer potenziell bedrohlichen Umgebung dar. Auf der Kehrseite aber begünstigt die erhöhte Wahrnehmung von Gefahren und negativen Reizen die Entstehung von Depressionen, Angstzuständen und Substanzkonsumstörungen (Teicher et al., 2016).

Die Erforschung der neurobiologischen Auswirkungen von Trauma hat sich auf drei eng miteinander verknüpfte biologische Systeme konzentriert: das endokrine System, das Immunsystem und das zentrale Nervensystem. Zahlreiche Studien weisen inzwischen nach, dass Opfer von frühen Traumata Funktionsstörungen in allen drei Systemen entwickeln (Danese & McEwen, 2012). Mittlerweile gibt es nicht nur aus Tiermodellen Hinweise darauf, dass selbst pränatale Traumatisierung zu epigenetischen (d. h., nicht direkt die Gene selbst, sondern deren Funktionsweise beeinflussenden) neurobiologischen Veränderungen bei den Nachkommen führen kann, ohne dass die Nachkommen selbst traumatisiert wurden (Blaze et al., 2015). Dies wurde insbesondere für mütterliche Einwirkungen während der Schwangerschaft nachgewiesen, allerdings scheint auch ein frühes mütterliches Trauma Auswirkungen auf die Schwangerschaftsergebnisse zu nehmen. So wurde beispielsweise festgestellt, dass Frauen, die in der Kindheit traumatisiert wurden, ein gesteigertes Risiko für verschiedene Schwangerschafts- und Geburtskomplikationen sowie erhöhte plazentare CRH-Spiegel (CRH, corticotropin-releasing hormone) haben, die bei den Nachkommen möglicherweise bereits im Mutterleib epigenetische Veränderungen anstoßen könnten (Brückl & Binder, 2017). Es ist bisher unklar, in welchem Maße epigenetische Veränderungen umkehrbar sind. Allerdings konnten Weaver et al. (2005) in einem Tiermodell zeigen, dass die durch mütterliches Verhalten hervorgerufenen Methylierungsveränderungen (also von

Prozessen, die genetische Aktivität steuern) in den Glukokortikoidrezeptoren (GR; Glukokortikoide sind Steroidhormone, die u.a. an der Stressregulierung beteiligt sind) sowie die Stressreaktion der Tiere durch Injektion von Substanzen, die in den Methylierungsprozess eingreifen, wieder rückgängig gemacht werden können. Erste Ergebnisse einer Humanstudie deuten darauf hin, dass die Auswirkungen einer postnatalen mütterlichen Depression auf eine erhöhte GR-Methylierung beim Säugling durch intensives mütterliches Streicheln des Babys in den ersten fünf Lebenswochen vermindert werden können (Brückl & Binder, 2017).

Jahrzehnte lang wurde der Fokus in den Heimen auf die körperliche Versorgung gelegt; dabei wurde der Qualität der zwischenmenschlichen Beziehung nur wenig Achtung geschenkt. Wurden emotionale und soziale Bedürfnisse nicht befriedigt, hat dies oft zu »mentalen, sprachlichen und motorischen Entwicklungsverzögerungen« geführt (Ahnert, 2020). Als Hauptursache für eine gestörte Entwicklung konnte in der Untersuchung von Ronald Schleiffer (2009) entdeckt werden, dass die Minderjährigen dieser Studie in den Heimen zwar bessere Bedingungen vorfanden als in ihren Ursprungsfamilien, der häufige Wechsel der Bezugspersonen jedoch die Entwicklung einer dauerhaften gesunden Beziehungsfähigkeit verhindert habe.

In der Kauai-Studie von Werner und Smith (1982), einer prospektiven Longitudinalstudie – ein Untersuchungsansatz, bei dem eine Stichprobe mehrfach hintereinander (längsschnittlich) über einen längeren Zeitraum untersucht wird – wurde ein kompletter Geburtenjahrgang (698 Probanden) der Insel Kauai von der pränatalen Phase ab über 30 Jahre verfolgt, wobei speziell entwicklungsrelevante Risiko- und Schutzfaktoren und die Entwicklung von Vulnerabilität und Widerstandskraft beobachtet wurden. Die Autorinnen und Autoren stellten eine kumulative Wirkung von biologischen und psychosozialen Risikofaktoren fest: »Risikokinder«, die mehrere Belastungen zu bewältigen hatten, konnten durch mehrere Schutzfaktoren zu gesunden Erwachsenen heranreifen. Ein Drittel der Kinder wurde als risikobelastet angesehen, weil sie perinatalen Komplikationen ausgesetzt waren, in ärmliche Verhältnisse hineingeboren wurden, von Müttern mit niedrigem Bildungs- und Erziehungsgrad erzogen wurden, Trennungen der Eltern erlebten, und/oder mit elterlichem Alkoholismus oder psychischen Erkrankungen in gestörten Familienverhältnissen aufwuchsen. Zwei Drittel der Kinder, die in den ersten zwei Lebensjahren vier oder mehr dieser Risikofaktoren aufwiesen, entwickelten bis zum Alter von zehn Jahren ernste Lern- oder Verhaltensstörungen oder neigten zu Kriminalität, psychischen Störungen oder Schwangerschaften vor dem 18. Lebensjahr. Weitere wesentliche Belastungsfaktoren in Kindheit und Jugend wurden herausgestellt: längere Trennung von der primären Bezugsperson im ersten Lebensjahr, Geburt eines jüngeren Geschwisters in den ersten beiden Lebensjahren, ernste oder häufige Erkrankungen in der Kindheit, körperliche oder psychische Erkrankungen der Eltern, Geschwister mit einer Behinderung, väterliche Abwesenheit, elterlicher Verlust der Arbeit, außerfamiliäre Unterbringung, etc. (Werner & Smith, 1982).

Ein Drittel der ursprünglichen Risikokinder entwickelte sich trotz der Risikofaktoren zu leistungsfähigen und psychisch ausgeglichenen jungen Erwachsenen. Hinsichtlich äußerer Einflussfaktoren dieser widerstandsfähigen Kinder zeigte sich, dass nur wenige von ihnen längere Trennungen von der primären Bezugsperson im ersten Lebensjahr erlebt hatten. Alle hatten die Möglichkeit, eine feste Beziehung zu mindestens einer Betreuungsperson aufzubauen, von der sie viel Zuwendung bekamen; für manche spielten Ersatzeltern, wie z. B. Großeltern, ältere Geschwister, Nachbarn oder Babysitter diese wichtige Rolle. Insgesamt wurde gefunden, dass je mehr Risikofaktoren auftraten, desto mehr Schutzfaktoren als Gegengewicht benötigt wurden, um eine positive Entwicklung einzuschlagen. Werner und Smith beobachteten bei Jungen generell eine höhere Vulnerabilität im Säuglings- und Kindesalter, bei Mädchen dagegen in der Adoleszenz (Werner & Smith, 1982).

Aus diesen Studien kann insgesamt schlussgefolgert werden, dass es die Beziehungsangebote sind, die diese Kinder gesunden lassen und ihnen eine positive Entwicklung ermöglichen. Erst wenn Menschen für Kinder, die mit vielen Risikofaktoren konfrontiert werden, emotional verfügbar sind, ihnen einen Raum für ihre Individualität geben, sie aber auch auffangen und aushalten können, ist es ihnen möglich, ihre inneren Konflikte nachzubearbeiten, zu verstehen und vielleicht befriedigend zu lösen. Die Integration von wissenschaftlicher Grundlagenforschung und täglicher Behandlungspraxis ist ebenso wichtig wie das Zusammenwirken von verschiedenen Berufsfeldern wie Medizin, Psychotherapie, Pädagogik und Jugendhilfe. Im Umgang mit frühtraumatisierten Kindern fehlt es aber leider oft an einer effektiven interdisziplinären Kooperation (v. Klitzing, 2022).

## 1.4 Exkurs: Die Coronakrise aus der Perspektive von jungen Menschen in der stationären Kinder- und Jugendhilfe

Nur eine gute Betreuung kann besondere psychische Belastungen ausgleichen, aber Kinder und Jugendliche, die in Obhut genommen werden, stammen oft aus Familien mit hohen psychosozialen Belastungen. Im Zuge des Lockdowns waren sie von diesen Belastungen besonders stark betroffen, wie eine Untersuchung aus verschiedenen europäischen Ländern jetzt belegt. Während der Pandemie verloren viele Kinder und Jugendliche in Heimen nicht nur ihre vertraute tägliche Struktur, sondern auch den Kontakt zu Familie und Freunden. Um die spezifischen Belastungen von stationär untergebrachten Jugendlichen und die besonderen Anforderungen an ihre pädagogischen Fachkräfte zu erfassen, wurde eine offene Online-Befragung in der Heimerziehung mit 238 Jugendlichen (161 in der Schweiz, 66 in Deutschland, 10 in Luxemburg, 1 in Österreich) gemeinsam vom EQUALS-Team der Klinik für Kinder und Jugendliche der UPK Basel und dem Fachverband Integras durchgeführt. Die Jugendlichen erlebten die Coronapandemie als bedrohlich und litten teils erheblich unter den Einschränkungen, wenngleich sie diese nachvollziehen konnten. Besonders belastend empfanden sie die fehlenden persönlichen Kontakte zu ihren Familien und die Sorge um ihre Angehörigen. Aber auch hier wurde deutlich, dass gute Beziehung vor Belastung stützt: es zeigte sich nämlich, dass die Jugendlichen, die vor der Krise schon ein überdurchschnittliches gutes Verhältnis zu ihren betreuenden Fachkräften hatten und sich in ihrer Institution sicher fühlten, den Umgang der Institution mit den Kontaktbeschränkungen besonders positiv bewerteten und besser durch diese Phase kamen. Zwei Drittel der oft hoch belasteten Jugendlichen konnte dank des außergewöhnlichen Engagements ihrer Betreuenden gut durch die Phase der Coronakrise begleitet werden (Jenkel et al., 2020).

# 2. Diagnose von Persönlichkeitsstörungen im Kindes- und Jugendalter

»Unsere Diagnosen erfolgen sehr häufig erst nachträglich [...]. Wir können den Patienten, der zur Behandlung, oder ebenso den Kandidaten, der zu Ausbildung kommt, nicht beurteilen, ehe wir ihn durch einige Wochen oder Monate analytisch studiert haben. Wir kaufen tatsächlich die Katze im Sack.« (Freud, 1933, S. 167)

Auch wenn es bereits in den bisherigen diagnostischen Systemen kein eindeutiges Mindestalter für die Diagnose von Persönlichkeitsstörungen gibt, hält sich hartnäckig der Glaube, dass diese erst ab dem 18. Lebensjahr vergeben werden darf. Die seit 1991 gültige ICD-10 gibt an, dass Persönlichkeitsstörungen erstmals in der Kindheit oder Adoleszenz in Erscheinung treten und sich letztlich im Erwachsenenalter manifestieren. Eine Diagnose vor dem 16. Lebensjahr ist »wahrscheinlich unangemessen«, heißt es darin. Diese Einschätzung, die nach der Veröffentlichung der ICD-10 im Jahr 1991 auf Forschungsergebnissen der 1980er-Jahre beruhte, ist nach aktuellen Studien nicht mehr aufrechtzuerhalten. Eine zunehmende Zahl von Forschungsergebnissen der letzten zwei Jahrzehnte spricht stark dafür, dass bereits Jugendliche von Persönlichkeitsstörungen betroffen sein können. In Hinblick auf die Borderline-Persönlichkeitsstörung beispielsweise zeigt sich, dass die Prävalenzraten vergleichbar mit denen im Erwachsenenalter sind. Zanarini et al. (2011) haben über 6.000 britische Elfjährige auf klinisch relevante Borderline-Symptomatik untersucht. Die Prävalenz lag bei 3,2 Prozent, und es wurde kein statistisch signifikanter Unterschied zwischen den Geschlechtern festgestellt. Die Ergebnisse zeigen, wie entscheidend epidemiologische Studien sind, da in Studien die Prävalenz der Borderline-Symptomatik bei Frauen in der Regel nicht höher ist als bei Männern, obwohl Frauen in Studien von Inanspruchnahme-Populationen, also Menschen, die Unterstützung in Anspruch nahmen, oft überrepräsentiert sind. Es wird vermutet, dass Frauen, die an einer psychischen Störung leiden, mit größerer Wahrscheinlichkeit Unterstützung suchen und daher häufiger in klinischen Stichproben zu verzeichnen sind. In einer anderen Studie wiesen 3,7 Prozent der Schweizer Schülerinnen und Schüler im Alter von zwölf bis 18 Jahren klinisch auffällige Werte für Borderline auf. Mit der Einführung der ICD-11 im Jahr 2022 wurde die Altersbegrenzung für die Diagnose der Persönlichkeitsstörung aufgehoben, womit den vielfältigen Forschungsergebnissen der letzten 30 Jahre Rechnung getragen wird (Birkhölzer et al., 2020).

## 2.1 Bindungs- und Beziehungstraumatisierungen

*unter Mitarbeit von Fatma Gezerler*

In zahlreichen empirischen Studien wurde nachgewiesen, dass Patientinnen und Patienten, bei denen eine Persönlichkeitsstörung festgestellt wurde, in ihrer Kindheit und Jugend in erhöhtem Maße Missbrauch und Misshandlung ausgesetzt waren (Battle et al., 2004). Die Ergebnisse der Retrospektivstudien wurden mittlerweile auch durch methodisch überlegenere prospektive Studien untermauert (Carlson et al., 2009), die nicht auf (möglicherweise verzerrten) Erinnerungen basieren. In multivariaten Analysen zeigt sich, dass Erfahrungen von Misshandlung und Missbrauch in der Kindheit mit einer stärkeren Ausprägung von Persönlichkeitsstörungssymptomen in Verbindung stehen, selbst wenn mögliche Störfaktoren wie psychiatrische Erkrankungen der Eltern statistisch kontrolliert werden. Zu den chronischen Traumata im Kindes- und Jugendalter gehören eine Vielzahl von belastenden Einflüssen, die im Umfeld der primären Bindungsbeziehungen auftreten und die über die definierten Misshandlungserfahrungen oftmals weit hinausreichen. Dazu gehören:

- anhaltende Abwertungen und Überforderungen,
- Situationen von Einsamkeit und mangelnder Sicherheit,
- emotionale Vernachlässigung,
- inkonsequentes oder vernachlässigendes elterliches Verhalten,
- frühe Verluste von wichtigen Bezugspersonen.

Für diese Schädigungen werden Begriffe wie »Entwicklungstrauma« oder »komplexe Traumatisierung« verwendet, obwohl der Begriff »Bindungs- und Beziehungstrauma« der am häufigsten vorkommende ist. Der Begriff »Bindungs- und Beziehungstraumatisierung« berücksichtigt in angemessener Weise das hohe Schadenspotenzial dieser Erlebnisse, die weitreichende hirnphysiologische Schäden bewirken, die in ihrer Tragweite mit körperlichem Missbrauch und sexuellen Übergriffen vergleichbar sind (Wöller, 2013).

Untersuchungsergebnisse belegen, dass diese Einflussfaktoren unabhängig von potenziellen zusätzlichen Erfahrungen körperlicher, sexueller und emotionaler Gewalt zur Entwicklung schwerwiegender Persönlichkeitsstörungen beitragen. In einer Längsschnittstudie beispielsweise sagten die Variablen familiäres Umfeld, elterliche Psychopathologie und elterliche Geschichte von Missbrauchserfahrungen unabhängig voneinander das spätere Auftreten einer Borderline-Persönlichkeitsstörung voraus. In der Untersuchung aus Minnesota (Carlson et al., 2009) waren neben Temperament und dispositionellen Faktoren des Kindes auch desorganisierte Bindungsmuster, Misshandlung, mütterliche Feindseligkeit und grenzüberschreitendes Verhalten, unzureichende Anwesenheit des Vaters und allgemeiner familiärer Stress für die spätere Entwicklung von Borderline-Symptomen ausschlaggebend. Die frühzeitige Trennung von der Mutter vor dem fünften Lebensjahr war mit einer stärkeren Ausprägung von Borderline-Symptomen im Jugend- und jungen Erwachsenenalter assoziiert (Crawford et al., 2009). Eine andere Studie fand einen direkten Zusammenhang zwischen früher Trennungsangst und der Entwicklung verschiedener Persönlichkeitsstörungen im Erwachsenenalter. Zugleich erlaubt der Begriff »Bindungs- und Beziehungstraumatisierung« eine Abgrenzung zu Traumata in Form von körperlichem Missbrauch und sexueller Gewalt. Er berücksichtigt jedoch die Tatsache, dass diese Traumata fast immer vor dem Hintergrund eines beziehungsmäßig chronisch traumatisierenden Umfelds auftreten.

Auch wenn die Befundlage keinesfalls für alle Persönlichkeitsstörungen vollständig ist, verdichten sich die Hinweise, dass es gerechtfertigt ist, Persönlichkeitsstörungen als Bindungsstörungen aufgrund umfassender Bindungs- und Beziehungstraumatisierungen aufzufassen, die wiederum auf dem Nährboden spezifischer genetischer Vulnerabilität entstehen, und zu denen die symptomatischen Folgen von physischer, sexueller oder emotionaler Kindesmisshandlung hinzukommen. Unter dieser Perspektive schafft der Begriff der Bindungs- und Beziehungstraumatisierung ein produktives neues Verständnis für die Behandlung schwerer Persönlichkeitsstörungen (Wöller, 2013).

## 2.2 Persönlichkeitsstruktureller Zusammenhang von Bindungsstörung und »Borderline-Persönlichkeitsorganisation«

*unter Mitarbeit von Fatma Gezerler*

Psychische Auffälligkeiten bei Kindern und Jugendlichen werden in der Regel deskriptiv erfasst und als Diagnose dimensional kategorisiert und klassifiziert. Dabei geht es maßgeblich um die Identifikation von Dysfunktionalität psychischer Funktionen im Sinne einer phänomenologischen Betrachtung der Symptomatik (vgl. ICD-10, ID-11, DSM-5):

> »Symptome sind abgrenzbare und charakteristische körperliche oder psychische, von der Norm quantitativ oder qualitativ abweichende Erscheinungen, die meistens auch einen Leidenszustand implizieren.« (Mentzos, 2010, S. 19)

Der Begriff der »Frühstörung« verweist auf eine persönlichkeitsstrukturelle Störung, die sich anfänglich in der Entwicklung ereignet, die Selbstentwicklung und/oder die Entwicklung der Persönlichkeit betrifft, und sich womöglich jenseits gängiger Diagnosepraxis bewegt (vgl. Sevecke & Krischer, 2016, S. 14).

Die »Boderline-Störung« kann demnach nicht nur als eine diagnostische Klassifikation, sondern vielmehr als eine spezifische psychische Dynamik verstanden werden, die sich im Erleben, der darstellenden Symptomatik und den Verhaltensweisen der betroffenen Kinder und Jugendlichen zeigt bzw. inszeniert. Diese Verhaltensweisen sind zudem gewissen Kausalzusammenhängen zuzuschreiben und ständigen Wiederholungen unterworfen.[6] Daraus resultiert die Notwendigkeit, das Prinzip der spezifischen Dynamik in theoretischer, selbstreflexiver und praktischer Art nachzuvollziehen:

6 Hofmann weist in diesem Zusammenhang auf die Kontroverse hinsichtlich der Diagnosevergabe »Borderline-Störung« im Kindes- und Jugendalter hin. Er verweist dabei auch auf empirische Untersuchungen von Diepold, welche »borderlinetypische Phänomene« sehr früh im Kindesalter als schwerwiegende Störungsqualität aufweisen (Hofmann, 2002, S. 215f.).

> »Das Verstehen des Borderline-Störungsbildes in seiner Komplexität im Kindes- und Jugendalter ist wie bei kaum einem anderen Störungsbild die Voraussetzung für effizientes therapeutisch-pädagogisches Arbeiten mit den Betroffenen. Erst wenn man die ›Funktionsweise‹ der Borderline-Dynamik erkannt hat, kann man sich *persönlich* mit diesen Kindern und Jugendlichen in der entsprechenden Verantwortung einlassen, wobei die persönliche Eignung auch von anderen Faktoren abhängt.« (Hofmann, 2002, S. 13f.; Hervorh. d. Hofmann)

Die Notwendigkeit des Nachvollzugs bzw. eines verstehenden Zugangs der »unsichtbaren Dynamik« dient demnach als Chance für die Kinder und Jugendlichen, eingefahrene Lebenswege nachhaltig zu verändern. Die Leitlinie des Nachvollzugs bildet allerdings auch den entscheidenden Zugang für die zu Betreuenden und Begleitenden, um sich vor einer Dynamik zu schützen, die eine für dieses Störungsbild typische »Verstrickung« beschreibt. Die betroffenen Kinder und Jugendlichen erwecken im Kontakt beim Gegenüber oftmals eine Vielfalt von Affekten, die schwer zuzuordnen sind, für Verwirrung sorgen und zunächst vielversprechend zum Helfen, Kümmern und Versorgen motivieren. Der Impuls, betroffene Kinder und Jugendliche »retten« zu wollen und die daraus resultierenden Handlungen scheitern letztlich in der Folge allzu oft an der persönlichen Konfrontation mit der hoch ambivalenten psychischen Dynamik der Kinder und Jugendlichen, die einerseits durch zentrale Bedürftigkeit und andererseits durch destruktive Abwehrmanöver, die sich gezielt und persönlich verletzend gegen die »Helfenden« richten, gekennzeichnet ist. So mündet diese Dynamik sowohl im professionellen Bereich als auch im öffentlichen und institutionellen Raum in einem bedauerlichen Geschehen sowie in Gefühlen der Überforderung bei den Betreuenden. Dies beschreibt einen Teufelskreis, der zu vertrauten, sich wiederholenden Erfahrungen von Zurückweisung, Kränkung und Verlassen-Werden führt.

Ronald Hofmann richtet in seinem Buch die Aufmerksamkeit auf den unsichtbaren Bereich und betrachtet die entwicklungspsychologisch bedingte Beschaffenheit psychischer Strukturen, deren Zusammenspiel im Kontext von Bindung entsteht und eine pathologische Beziehungsgestaltung und Identitätsentwicklung bedingt. Dabei orientiert er sich an den theoretischen Erkenntnissen der Bindungstheorie, die wiederum auf klinischer Bindungs- und Säuglingsforschung beruht. Das sich insbesondere im Beziehungsgeschehen zeigende Agieren und Erleben der betroffenen Kinder und Jugendlichen fußt auf einer spezifischen Dynamik (Borderline-Dynamik), die einen Zusammenhang mit einem frühen Bindungsgeschehen vermuten lässt. Hofmanns Blick richtet sich auf die fundamentale und klinisch bedeutsame Wechselwirkung zwischen frühen interpersonellen Bindungsbedingungen und individuellen affektiven Regulationsbedingungen sowie der damit in Beziehung stehenden Entwicklung der individuellen und interpersonellen Wahrnehmung. Diese Wechselwirkungen im frühen Bindungsgeschehen sind für die Ausbildung psychopathologischer Besonderheiten in der Persönlichkeitsentwicklung betroffener Kinder und Jugendlicher verantwortlich.

In Anlehnung an Otto F. Kernberg, der den Begriff der »Borderline-Persönlichkeitsorganisation« geprägt hat (Kernberg & Levy, 2011), geht Hofmann von einer sich entwicklungsdynamisch organisierenden psychischen Struktur aus, die pathogenen Einfluss spezifisch auf die Beziehungsgestaltung, intrapsychische Konflikte, Identitätsentwicklung sowie Verhalten und Erleben nimmt. Die Borderline-Persönlichkeitsorganisation nach Kernberg und Levy (2011) ist als psychische Struktur definiert, die zwischen neurotischer und psychotischer Persönlichkeitsorganisation angesiedelt ist. Sie umfasst ihm zufolge als charakteristische Symptomatik die Identitätsdiffusion und das Vorherrschen primitiver Abwehrmechanismen (v.a. Spaltung) bei funktionierendem Realitätssinn. Von grundlegender Bedeutung ist die physische und psychisch-emotionale interaktive Versorgungssituation zu Beginn des Lebens, welche sich in befriedigende, lustvolle sowie unlustvolle und frustrierende oder gar schmerzhafte Erfahrungsmomente des Säuglings differenzieren lässt. Die Versorgungserfahrungen dieser Lebensphase gehen mit hoher Affektintensität beim Säugling einher, da sie dem Überleben dienen und es dem Säugling zudem nicht möglich ist, die versagende Situation kognitiv und emotional zu beurteilen.

> »Mit starken Affekten verbundene Erfahrungen erleichtern das Verinnerlichen primitiver Objektbeziehungen, die sich in befriedigende oder nur-gute auf der einen und aversive oder nur-schlechte auf der anderen Seite gruppieren. Mit anderen Worten, das Anlegen affektiver Erinnerungsstrukturen geht leichter vor sich, wenn das Kind Selbst und Objekt erlebt, während es sich in einem Affektzustand hoher Intensität befindet.« (Kernberg zit. n. Yeomans et al., 2017, S. 8)

Unvereinbare Widersprüchlichkeiten in diesem interaktiven Versorgungsgeschehen zwischen Säugling und Bezugsperson, die sich sowohl auf die Wahrnehmung und das Erleben des Selbst als auch des Anderen beziehen (Selbst- und Objektrepräsentationen), schaffen eine Fragmentierung der Identität (Identitätsdiffusion), die sich unter anderem durch den Mechanismus der Spaltung auszeichnet. Der früh in der Entwicklung auftretende Abwehrvorgang der Spaltung fungiert als Schutz vor innerpsychischen, affektintensiven Konflikten, dient einem Auseinanderhalten der Widersprüchlichkeiten, die im Erleben weder integriert noch ausgehalten werden können. Zu den unreifen Abwehrformationen, die einem Spaltungsvorgang ähneln, zählen primitive Idealisierung, projektive Identifikation, Leugnung der Omnipotenz und Entwertung. Die Unfähigkeit zur Integration des widersprüchlichen Erlebens bringt voneinander getrennte Zustände hervor und dient der Reduktion der Angst, welche mit den innerseelischen Konflikten assoziiert ist (Kernberg, 2019b, S. 32ff).[7]

Hofmann (2002) geht der Frage nach, wie sich bei den betroffenen Kindern und Jugendlichen die Wahrnehmung und Regulierung eigener Emotionen entwickeln. Er konzentriert sich dabei auf frühe intrapsychische affektive und reflexiv-emotionale Regulationskompetenzen, die sich im Kontext von Bindungsbeziehungen strukturieren und etablieren. So benötigen die Entwicklung des Selbstempfindens, die Ausbildung und Wahrnehmung der Selbst- und Objektrepräsentanzen sowie der Selbst- und Objektgrenzen eine Bindungsbeziehung, wobei die Ausbildung des Regulationsvermögens in Abhängigkeit zur Qualität der Bindungsbeziehung steht.[8]

Bei den betroffenen Kindern und Jugendlichen wird eine dysfunktionale Bindungsentwicklung angenommen, die beispielsweise als höchst-frustrierend, verlassend und traumatisierend erlebt worden sei, und/oder auch durch mangelnde Abstimmung des Säugling-Elternpaars gekennzeichnet sein könne. Wesentlich ist weniger die »Außenseite« des komplexen Geschehens, sondern die jeweilige Erlebensqualität des Säuglings, welche mit dem Affekt existentieller Angst einhergeht. Die Angst ist damit lebensgeschichtlich bedingt grundlegend für die Lebensrealität der betroffenen Kinder und Jugendlichen. Die differenzierte Ausbildung, Konsolidierung und Integration von Selbst- und Objektrepräsentanzen erfordern Stabilität, Affektkontingenz, Kontinuität, spiegelnde Resonanz, etc. im Kontext einer Bindungsbeziehung. Bei unzureichender

7 Das persönlichkeitsstrukturelle Konzept von Kernberg findet später in diesem Kapitel eine ausführliche Darstellung als psychotherapeutischer Behandlungszugang: »übertragungsfokussierte Psychotherapie«.

8 Genauere Ausführungen siehe Kapitel 3.2.

Etablierung von Bildern und Stabilisierung der inneren Welt an Objekt- und Selbstrepräsentanzen mangelt es an der Fähigkeit zur Symbolisierung, die wiederum erforderlich ist um beispielsweise Trennung auszuhalten, sich trösten zu können, etc. Ein Symbol erhält dabei die Funktion, eine Trennung oder Verlusterfahrung zu überwinden, anstelle sie zu verleugnen. Bei mangelnder Symbolisierungsfähigkeit bildet vielmehr das den überflutenden Angsteffekten Ausgeliefertsein die bleibende Assoziation des Geschehens als frühe innere Bindungsrepräsentanz. Die Rede ist von einer diffusen ungerichteten Angst, die als »frei flottierend« beschrieben wird.

> »Die Borderline-Angst ist Ausdruck der Inkonsistenz der präsymbolischen und symbolisch reflexiven Repräsentanzen von sich selbst in Bezug auf die Anderen und im weiteren Verlauf Ausdruck der gestörten Intersubjektivität.« (Hofmann, 2002, S. 117)

Anstatt von Wut bildet Hofmann zufolge also die Angst den zentralen Affekt, der aber unter diesen Entstehungsbedingungen nicht als Angst benannt zum Ausdruck gebracht werden kann, sondern als qualitatives Moment des Erlebens stetig präsent ist. Hofmann beschreibt die Angst bei der Borderline-Störung sowohl als Erfahrungsangst als auch als Erwartungsangst (vgl. Hofmann, 2002, S. 28). So spricht die Angst, verlassen zu sein, für ein reales Erleben, während die Angst vor dem Verlassen-Werden die Fantasie der betroffenen Kinder und Jugendlichen beherrscht.

> »Die pathologisch ängstliche Bindungsvulnerabilität und die sich daraus in den ersten Entwicklungsjahren ergebende phantasierte Erwartungsangst haben Auswirkungen auf die spätere Beziehungsgestaltung, auf die Wahrnehmung anderer Personen und das Erleben von sich selbst.« (Hofmann, 2002, S. 32)

Als direkte Folge dieses fundamentalen Angstgeschehens sieht der Autor die »Borderline-typische Unfähigkeit zur Kontrolle der Wut« als aktive Reaktion auf unerträgliche Angstzustände: »Auf reale und phantasierte Trennungs-, Verlust-, Versagens- und Bedrohungssituationen folgen prompt und ohne Aufschub Wutgefühle«, die als Frustrationsintoleranz bezeichnet werden können (Hofmann, 2002, S. 44). Diese Wut schlägt sich insbesondere im Betreuungskontext als Ohnmacht und Hilflosigkeit bei den Betreuenden nieder (vgl. Hofmann, 2002, S. 33).

Die pathologische Entwicklung fordert Beeinträchtigungen der Selbstregulation, der Wahrnehmung, des Selbstempfindens und der Mentalisierung, welche sich später in der borderline-typischen Beziehungsgestaltung sowie in der beeinträchtigten Identitätsentwicklung zeigen. Ronald Hofmann gibt Einblick in die subjektiven Erlebniswelten dieser Organisationsstruktur, die sich zwar noch in der Entwicklung befindet, allerdings Voraussetzungen für Regulationsbesonderheiten schafft, die sich fortschreitend und wechselwirkend in einer pathologischen Persönlichkeitsentwicklung niederschlagen. Betroffene Kinder und Jugendliche sind nur sehr eingeschränkt in der Lage über eigenes und fremdes emotionales Erleben zu reflektieren, entlasten sich impulsiv-aggressiv in eigen- oder selbstdestruktiver Form, zeigen eine mangelnde Affektregulationsfähigkeit und handeln nicht selten delinquent:

> »Die Delinquenz der Borderline-Persönlichkeitsorganisation ist nicht nur eine Störung des Sozialverhaltens oder der moralischen Entwicklung bzw. ein Ausdruck sozialer Entwurzelung. Solche Phänomene haben eher eine sekundäre entwicklungspsychopathologische Qualität. Sie sind Folge der frühen Störung der affektiven und reflexiv-emotionalen Regulation [...].« (Hofmann, 2002, S. 92)

Die Innenwelt besteht demzufolge aus labilen Selbstzuständen; die affektive Instabilität zeigt sich in heftigen Stimmungsschwankungen bestehend aus Reizbarkeit, Depression, Angst, Euphorie und Gefühllosigkeit (Hofmann, 2002, S. 105). Dieses entwicklungsdynamische frühe Geschehen bedingt dem Autor zur Folge die Ausbildung eines Störungsbildes, das als Borderline-Persönlichkeitsorganisation mit spezifischen Symptomkonstellationen gekennzeichnet ist. Das Spektrum der Verhaltensstrategien kann sich von einem aggressiven, impulsiven, unkontrollierten, destruktiven Verhalten bis hin zu einem manipulativen und intrigierenden, egozentrischen Verhalten bewegen (Hofmann, 2002, S. 40). Die Komplexität dieses Störungsbildes mit den problematischen Verhaltensweisen wird als extrovertierte Verhaltensstrategien verstanden, motiviert durch eine innere Konflikthaftigkeit, die die Angst reduziert und insbesondere in Nähe schaffenden Beziehungen inszeniert wird. Der Inhalt der Austragung lässt sich auf frühe traumatisierende Beziehungs- und Bindungserfahrungen beziehen, die affektive Grundlage bildet die frei flottierende, diffuse Angst als imperatives Angstgeschehen. Es handelt sich Hofmann zufolge hinsichtlich des psychischen Bezugssystems um eine symbolische Reinszenierung von Beziehungsmustern, die im Außen handlungsdynamisch als Aggression agiert werden. Die Externalisierung des inneren Konfliktes erweist sich als identitätsbildend und angstreduzierend (Hofmann, 2002, S. 27). Die Borderline-Persönlichkeitsorganisation umfasst grundlegend den kompensatorischen Umgang mit den bestehenden reflexiv-emotionalen Regulationsstörungen mittels spezifischer Abwehrmechanismen. Die Spaltung dient neben der Idealisierung, Entwertung, projektiven Identifikation, etc. als übergreifendes Regulativ der Angstreduktion und wird so als Schutzmechanismus eingesetzt (vgl. Hofmann, 2002, S. 132ff.).

Yecheskiel Cohen (2017) unterscheidet Kinder mit Borderline-Persönlichkeitsstörungen von Kindern mit narzisstischen Störungen, auch wenn beide Formen der Psychopathologie emotionale strukturelle Störungsbilder darstellen und Cohen zufolge Hinweise auf die pathologische Beziehungsgestaltung von Bezugsperson und Säugling erlauben (Cohen, 2017, S. 75). Während bei der Borderline-Störung die »verlassende Bezugsperson« im Vordergrund steht, ist bei der narzisstischen Störung das »intrusive Verhalten« der Bezugsperson maßgeblich (vgl. Cohen, 2017, S. 75ff.). Für eine narzisstische Persönlichkeitsstruktur bei Kindern und Jugendlichen ist ein Verhalten charakteristisch, das Cohen mit Bleiberg (1984) folgendermaßen beschreibt:

> »[...] mangelhafte zwischenmenschliche Beziehungen, Kälte, ausbeuterisches und manipulatives Verhalten, das Bedürfnis, andere zu kontrollieren, Impulsivität und eine niedrige Frustrationstoleranz, Lernprobleme, rapide Stimmungswechsel und Labilität im Selbstwertgefühl, Lügen, Stehlen und ständige Gesetzesverstöße, Exhibitionismus, anmaßendes Verhalten, Arroganz und wiederholte Äußerungen des Bedürfnisses nach Bewunderung und Aufmerksamkeit, starke Äußerungen von Eifersucht.« (Bleiberg, 1984 zit. n. Cohen, 2017, S. 75)

Für ein Borderline-typisches Verhalten dagegen spricht ein Auftreten, bei welchem weniger die eigene Aufwertung des Selbst im Vordergrund steht, sondern eher Versuche, einen frühen Verlust und das Gefühl des Alleinseins zu verleugnen:

> »[...] vielfältige Störungen der Ich-Funktionen, insbesondere der Wahrnehmung, der motorischen Entwicklung, der Realitätsanpassung, der Organisation von Denkfunktionen und der Sprache; ein Gefühl der Hilflosigkeit; fehlende Unterscheidung von Ich und

> Objekt; eine präödipale Fixierung, die im Nichterreichen der ödipalen Phase und in der mangelnden Integration der Sexualität in die Persönlichkeit kulminiert; überwältigende Angstzustände, insbesondere die Angst vor Vernichtung und Zerstörung, die zu unkontrollierten Ausbrüchen führt; relativ unbeeinträchtigte Realitätsprüfung.« (Colarusso, 1984 zit. n. Cohen, 2017, S. 75–76)

Beiden gemeinsam scheint also auch der Zusammenhang zwischen einer deutlichen Missachtung kindlicher Bedürfnisse durch die Bezugspersonen und emotionalen Störungen.

Das Konzept der Borderline-Persönlichkeitsorganisation fußt auf der Grundlage theoretischer Überlegungen, empirischer Forschungen und klinischer Beobachtung (vgl. Kernberg, 2019a, Dulz et al., 2011). Die zugrundeliegenden Annahmen basieren auf dem Ansatz, dass Persönlichkeiten – inklusive ihrer jeweiligen Pathologien – nur erfasst werden können, wenn beobachtbares Verhalten sowohl mit subjektivem Erleben als auch mit Konstrukten, die die charakteristischen Persönlichkeitsstrukturen abbilden, in einen systematischen Zusammenhang gebracht werden. Otto F. Kernberg geht davon aus, dass sowohl das pathologische Verhalten der Patientinnen uns Patienten als auch deren Symptome und subjektives Erleben in erster Linie Ausdruck der ihnen zugrunde liegenden Strukturen sind und von diesen bestimmt werden. Dominierende Persönlichkeitseigenschaften mit entsprechenden Erlebens- und Verhaltensmerkmalen entwickeln sich sozusagen aus der Strukturorganisation der Persönlichkeit, so dass von einem determinierenden Zusammenhang ausgegangen werden kann. Die Organisation der Persönlichkeit verknüpft auf diese Weise die verursachenden strukturellen Bedingungen mit den pathologischen Verhaltensäußerungen (Kernberg, 2019a, S. 18ff.).

Das psychoanalytische, nosologische Modell von Persönlichkeitsstörungen fußt auf der Objektbeziehungstheorie und dient sowohl dem diagnostischen als auch dem psychotherapeutischen Behandlungszugang (vgl. Yeomans et al., 2017, S. 14ff.). Persönlichkeitsstörungen werden in diesem Modell weder als Extremabweichungen von Normalvarianten der Persönlichkeit definiert noch als Störungen auf der Grundlage ihrer klinischen Symptomgruppen zusammengefasst, sondern basieren auf persönlichkeits-strukturellen Merkmalen. Das auf psychoanalytisch-objektbeziehungstheoretischer Ebene angesiedelte Modell erlaubt zwar die Einordnung von Persönlichkeitsstörungen in Kategorien und Dimensionen, differenziert allerdings die strukturelle Ebene auf einem Kontinuum, das sich vom Pol kohärenter Ich-Identität mit dem entsprechenden Selbstempfinden bis hin zum Pol der Identitätsdiffusion mit einem widersprüchlichen und unstimmigen Identitätserleben erstreckt. Der Begriff der Identität drückt dabei kein einfaches und homogenes Konzept aus, sondern umfasst intrapsychische und interpersonale Aspekte, zeitliche Kontinuität, Selbst- und Weltbezogenheit sowie Integrationsfähigkeit. Strukturell betrachtet ist Identität als Resultat von Selbst- und Objektrepräsentanzen zu verstehen, die durch Affekte assoziiert sind. Das Konzept der Identität verknüpft unterschiedliche Qualitäten persönlichkeitsstrukturierender Organisation, welche die Abwehrmechanismen, Realitätsprüfung, Objektbeziehungen, Aggression und moralische Werte der Persönlichkeit betreffen (vgl. Yeomans et al., 2017, S. 15).

Insgesamt betrachtet stehen wir also hinsichtlich des klinisch-diagnostischen Verfahrens bei Kindern und Jugendlichen mit frühen Störungen – ähnlich den Erwachsenen – einer Vielzahl komorbider und wechselnder symptomatischer Erscheinungen gegenüber, die zwar den Charakter psychischer Erkrankungen einnehmen, aber die zugrunde gelegte Problematik schwer erfassen lassen. Diagnosen betroffener Kinder und Jugendlicher erschöpfen sich oftmals in einer Vielfalt aneinandergereihter Störungen, und sind zudem häufig Instabilität, Vergänglichkeit sowie spezifischen affektiven Kapriolen unterworfen; sie entsprechen außerdem auf der beobachtbaren Verhaltensebene einer Bandbreite unterschiedlicher Symptomatik.

## 2.3 Die interventionsweisende Bedeutung von Diagnostik

Wesentlich bei den diagnostischen Fragestellungen bleiben zudem auch der Zeitpunkt massiv schädigender Einflüsse und die Angemessenheit der daraus ableitbaren, möglichen und sinnvollen Interventionen, die eben nicht nur auf das Verschwinden der wechselnden Symptome ausgerichtet sein sollten, sondern von Beginn an die strukturelle Verfassung des Kindes oder der Jugendlichen bzw. des Jugendlichen berücksichtigen und auch dort ansetzen. Die Herausforderung ist dabei, die Entstehung des Leidens betroffener Kinder und Jugendlicher mit »frühen Störungen« vor entwicklungspsychologischem, theoretischem und praktischem Hintergrund nachvollziehbar zu machen, so dass im Kontext einer Beziehungsgestaltung sinnvolle Handlungsschritte eingeleitet werden können. Auf der Grundlage persönlichkeitsstruktureller Modelle der Entwicklung gilt es, systematisch Ideen und Wege zu entwickeln, die eine therapeutische Beziehungsgestaltung mit empathisch abgestimmter Responsivität erlauben, um dem Leid der frühen Störung adäquat zu begegnen.

> »Wo früher in Therapien rasch Gefühle der Ohnmacht und Hilflosigkeit aufkamen, steht nun eine Methode zur Verfügung, die als Lern- und Selbsterkenntnisprozess allen psychodynamisch orientierten und interessierten Therapeutinnen und Therapeuten zugutekommen kann.« (Seiffge-Krenke & Resch zit. n. Kreft et al., 2020, S. 11)

Es scheint aus meiner Sicht dringend erforderlich, entwicklungspsychologische Besonderheiten von Kindheit und Jugend hinsichtlich einer Strukturpathologie ins Auge zu fassen, widersprüchliche Faktoren zu diskutieren und gegebenenfalls hinsichtlich einer Diagnose der Persönlichkeitsstörung abzuwägen. Aufgrund des psychodynamischen Diskurses und empirischer Forschung teile ich die Auffassung von Sevecke und Krischer, die sich dafür aussprechen, die Diagnose einer Persönlichkeitsstörung bei Kindern und Jugendlichen als »frühe Störung des Selbst« anzuwenden.

> »Inzwischen existiert auch hinreichend empirische Evidenz dafür, dass entsprechend auffällige Persönlichkeitsmerkmale bereits im Kindesalter zu beobachten sind und sich in der Adoleszenz weiter ausdifferenzieren.« (Sevecke & Krischer, 2016, S. 11)

So soll Paulina F. Kernberg und Mitarbeitenden zufolge ein Ansatz zur klinischen Evaluation von Persönlichkeitsstörungen bei Kindern und Jugendlichen verfolgt werden, der sowohl typische Verhaltensmuster auf der deskriptiven Ebene als auch die sich entwickelnde zugrunde liegende Persönlichkeitsstruktur als basale Ebene berücksichtigt. Dieser Zugang setzt sich auch zum Ziel, die Biografie des Kindes in der Innenperspektive zu erfassen, sowie dynamische Aspekte des Aufwachsens und der Familie eingehend zu beleuchten, so dass prinzipiell Nachvollziehbarkeit und Erfahrungsnähe gegeben sind (vgl. Kernberg, P.F. et al., 2001, S. 45ff.). Mittels Interviews soll u.a. das Identitätsgefühl hinsichtlich des eigenen Körpers, des Geschlechts, des Selbst (Beständigkeit in unterschiedlichen Situationen) und der Position Anderen gegenüber evaluiert werden. Zusätzlich sollen Kontinuität in der Zeit des eigenen Gewordenseins, Authentizität, eigene Werte und Gewissen beleuchtet sowie vorherrschende Abwehrformationen und Fähigkeit zur Realitätsprüfung identifiziert werden (vgl. Kernberg, P.F. et al., 2001, S. 52). Die spezifischen Persönlichkeitsstörungen bei Kindern und Jugendlichen sind den Autoren zufolge im oben ausführlich beschriebenen Spektrum der Borderline-Persönlichkeitsorganisation angesiedelt (Kernberg, P.F. et al., 2001, S. 147f.). Von besonderem Interesse sind dabei die externalisierenden Persönlichkeitsstörungen (Borderline, narzisstisch und antisozial), deren schwere strukturelle Pathologie erst nach einer ausführlichen diagnostischen Evaluation oder im Laufe einer therapeutischen und pädagogischen Beziehungsgestaltung zum Ausdruck kommt (Kernberg, P.F. et al., 2001, S. 155). Von besonderer Bedeutung bei Kindern und Jugendlichen sind die Vielzahl von Verhaltenssymptomen, die vergangenen Entwicklungsphasen angehören, aber fortbestehen.

Eine differentialdiagnostische Herausforderung ergibt sich auch hinsichtlich des Entwicklungsalters der Adoleszenz, eine Lebensphase, die sich u.a. durch Adoleszenzkrisen als kritische Phase der Entwicklung auszeichnen kann, die je nach Beschwerden und Symptomatik durchaus einer Persönlichkeitsstörung ähneln können.

> »Wenn der Kliniker bei der ersten Beurteilung jugendlicher Patienten strukturelle Kriterien anwendet, sieht er sich mehreren Komplikationen gegenüber. Erstens können die relativ schwerwiegenden, desorganisierenden Auswirkungen symptomatischer Neurosen in der Adoleszenz, nämlich charakteristisch starke Angst und Depression, das allgemeine Funktionieren des Jugendlichen zu Hause, in der Schule und im Umgang mit seinesgleichen in einem Maße beeinflussen, das dem schweren sozialen Zusammenbruch ähnelt, der für Borderline-Zustände typisch sind.« (Kernberg, 2019a, S. 83)

Otto F. Kernberg führt weiter aus, dass es zudem im Jugendalter oftmals zu Identitätskrisen kommt, und dass eine rege Konflikthaftigkeit gegenüber den Eltern und Autoritätspersonen sowie jugendtypisches antisoziales Verhalten und/oder narzisstisches Gebaren auftauchen; auch multiple perverse Sexualtendenzen und psychotisch anmutendes Verhalten können auftreten. Trotz der symptomatischen Ähnlichkeiten im Erscheinen des Störungsbildes ist Kernberg zufolge ein differentialdiagnostisches Vorgehen angezeigt, das sich der persönlichkeitsstrukturellen diagnostischen Methode bedient und den Blick weniger auf die Verhaltenssymptomatik richtet (Kernberg, 2019a). Kernberg entwickelte ein diagnostisches Interview, welches auf die spezifische

Borderline-Strukturpathologie abzielt und sich aus meiner Sicht auch für Jugendliche und, entsprechend modifiziert, für Kinder eignet:

> »Um diese Strukturmerkmale zu aktivieren und zu diagnostizieren, haben wir ein Interview entwickelt, das die traditionelle Untersuchung des psychischen Zustandes mit einem psychoanalytisch orientierten Interview kombiniert. Es konzentriert sich auf die Interaktion zwischen Patient und Therapeut und auf Klärung, Konfrontation und Interpretation im Hinblick auf Identitätskonflikte, Abwehrmechanismen und Realitätsverzerrung, die der Patient in dieser Interaktion enthüllt, besonders wenn sie identifizierbare Übertragungselemente ausdrücken.« (Kernberg, 2019a, S. 21)

Orientiert an Paulina Kernberg wird davon ausgegangen, dass gerade Kinder über eine individuelle, klar beschreibbare und von anderen Menschen abgrenzbare Persönlichkeit verfügen, so dass von einer psychischen Struktur ausgegangen werden kann. Die klinischen Störungsbilder von Kindern bzw. Jugendlichen gleichen denen Erwachsener hinsichtlich Wechsels, Vielfalt und Fluktuationen. Als strukturelle Diagnosekriterien finden sich ebenfalls das Vorherrschen aggressiver Beziehungsdyaden, archaische Abwehrmechanismen, ein grandioses Selbst, Identitätsdiffusion sowie beeinträchtigte Über-Ich Funktion. Wiederum ähnlich der Psychopathologie Erwachsener liegen dieser Strukturorganisation ätiologisch Unsicherheiten und Bedrohungen als kennzeichnende Lebenserfahrung zu Grunde; auf das Vorkommen transgenerationaler Weitergabe traumatischer Erfahrungen der Eltern wird ebenfalls hingewiesen.

# 3. Von der Klinik zur Theorie: Psychoanalytische Zugänge des Verstehens

Die kognitiven Neurowissenschaften haben eindeutig festgestellt, dass der Großteil unserer Gehirnaktivität nicht in den dem Bewusstsein zugänglichen Bahnen verläuft:

> »Dazu zählen bekanntermaßen nicht nur Erinnerungen, die wir implizit erworben haben, sondern auch implizite Aspekte von Entscheidungsprozessen, Problemlösungsstrategien und andere kognitiven Leistungen.« (Fonagy & Target, 2007, S. 411)

Das besondere Charakteristikum psychoanalytischer Theorien liegt im Nachspüren und Konzeptualisieren eben dieser dynamisch unbewussten Prozesse, Affekte, Stimmungen und Antriebe, die sich in komplexen, häufig widersprüchlichen und wenig nachvollziehbaren Verhaltensweisen des Menschen Ausdruck verleihen. Ein psychoanalytischer Zugang ist demzufolge insbesondere dann angezeigt, wenn sich das Verhalten von Kindern und Jugendlichen nicht mehr rational erklären lässt, ihr Handeln ihren augenscheinlichen Bedürfnissen, Interessen und Vernunft zuwiderläuft. Psychoanalytisches Denken bietet u. a. den Zugang, widersprüchliches Verhalten auf Motive und Hintergründe zu befragen, die im Unbewussten verortet und dem Menschen selbst verborgen sind.

Man mag sich an dieser Stelle fragen, was das Verstehen nütze, wenn in der Arbeit mit frühen Störungen doch Handeln, Antworten und Umgang in sicheren und wissenden Bezügen angezeigt sind. Nach vielen Jahren geteilten Lebens mit Kindern und Jugendlichen mit frühen Störungen würde ich nicht in Zweifel stellen wollen, dass Handeln und konkrete Verhaltensregeln für den Umgang mit Betroffenen notwendig sind. Allerdings führen mich meine Erfahrungen mit den Kindern und Jugendlichen zu dem Schluss, dass neben der Ebene beobachtbarer Handlungen und gesprochenen Ausdrucks eine Bezogenheit auf der Grundlage von bewussten und unbewussten Motiven, Emotionen und Affekten wirkt, die eben nicht durch einen »Blick von außen« oder durch einfache Muster von Aktion und Reaktion fassbar sind. Es handelt sich vielmehr um ein dynamisches

Geschehen zwischen zwei oder mehreren Menschen, das auf einer Entsprechung und Adäquatheit eines sinnvollen Handelns im Kontext einer Beziehung basiert. So fasse ich intersubjektives Geschehen in erster Linie nicht als Agieren und Reagieren zweier Individuen auf – von primärer Bedeutung ist vielmehr in welchem intersubjektiven Gefüge wir uns bewegen und kommunizieren, was unbewusste Prozesse als maßgeblich miteinschließt. Diese Erlebens- und Betrachtungsweise erlaubt einen verstehenden Zugang, welcher der Dynamik von Kindern und Jugendlichen mit frühen Störungen standhalten kann.

Bevor ich auf die verbindenden theoretischen Grundannahmen der Psychoanalyse sowie die heterogen ausgestalteten Ansätze psychoanalytischer Metapsychologie eingehe, die mir im Sinne einer »Erfahrungsnähe« in der Arbeit mit den Kindern und Jugendlichen hilfreich waren und sind, möchte ich auf den Auswahlcharakter der einzelnen Theorieelemente hinweisen: Die hier vorgenommene Darstellung psychoanalytischer Theorie soll nicht als eine Darstellung erkenntnistheoretischer Auseinandersetzung fungieren. Vielmehr soll ein Zugang beschrieben werden, der sich als Teilhabe an einem Prozess des Verstehens, Handelns und Wirkens im Umgang mit Kindern und Jugendlichen mit frühen Störungen begreift. Wie eingangs formuliert möchte ich damit den Versuch wagen, einen verstehenden Zugang zu beschreiben, der innerseelische Prozesse in den Fokus rückt, das Unbewusste in den Blick nimmt und dabei die Akteure als subjektiven Resonanzboden versteht. Der Blickwinkel richtet sich auf einen intersubjektiven Kontext, der ein dynamisches Geschehen auch jenseits bewussten und gezeigten Verhaltens annimmt. Dies definiert Heinz Müller-Pozzi zufolge eine psychoanalytische Situation (vgl. Müller-Pozzi, 2002, S. 9). Das Fundament des psychoanalytischen Zugangs soll dem Verständnis der oftmals paradox und widersprüchlich anmutenden Verhaltensweisen dienen, der Lesart eines machtvollen, destruktiven Agierens betroffener Kinder und Jugendlicher sowie der Wahrnehmung eigenen resonanten Erlebens. Eigenes Erleben im Umgang dient als wertvolle und unabdingbare Quelle der Reflexion und ermöglicht es, sich auf diese Kinder und Jugendlichen immer wieder einzulassen ohne selbst als »Spielball« den destruktiven Dynamiken ausgeliefert zu sein und damit psychisch gesund zu bleiben. Auf die Differenzierung der Begriffe »Psychodynamik« und »Psychoanalyse« soll hier nicht näher eingegangen werden.[9] Ich erlaube

9 Der Begriff »Psychodynamik« hat sich vorwiegend durch die Psychotherapie als Kassenleistung etabliert. Im Rahmen des Gutachterverfahrens zur Genehmigung von Psychotherapie wird die

es mir, auch die Termini »psychoanalytisch« und »psychodynamisch« synonym zu verwenden.

Nun lade ich die Lesenden ein, mir zunächst einmal »durch die Eiswüste der Abstraktion« (Adorno, 2003, S. 9, Vorrede) zu folgen, sich auf psychoanalytisches Denken einzulassen, um vielleicht im Anschluss zu Vorstellungen und Ideen bezüglich eigener Erfahrungen oder gar zu beruflichen Handlungsimpulsen zu kommen.

## 3.1 Psychoanalyse

Sigmund Freud beschreibt Psychoanalyse folgendermaßen:

> »Psychoanalyse ist der Name 1) eines Verfahrens zur Untersuchung seelischer Vorgänge, welche sonst kaum zugänglich sind; 2) einer Behandlungsmethode neurotischer Störungen, die sich auf diese Untersuchung gründet; 3) einer Reihe von psychologischen, auf solchem Wege gewonnenen Einsichten, die allmählich zu einer neuen wissenschaftlichen Disziplin zusammenwachsen.« (Freud, 1923a, S. 211)

Müller-Pozzi, der Autor des Buches *Psychoanalytisches Denken*, führt die Gedanken Freuds näher aus und versteht Psychoanalyse als eine Erkenntnismethode unbewusster psychischer Prozesse, eine Methode der Verarbeitung psychischer Konflikte sowie eine psychologische Theorie des psychischen Lebens und Erlebens, vor allem deren unbewusster Anteile. Psychoanalyse ist aus meiner Sicht ein viel umfassenderer Begriff als er weithin verstanden wird. Psychoanalyse beschreibt u. a. eine klinische Situation im Dienst des Erkenntnisgewinns, bleibt nicht auf ein bestimmtes Setting beschränkt und damit sozusagen auch nicht auf ein Behandlungszimmer reduziert. Vor diesem Hintergrund erfährt Psychoanalyse als situatives Geschehen allgegenwärtigen Charakter und kann eben auch in einer Jugendhilfeinstitution Umsetzung erfahren und ihre Wirksamkeit entfalten.

---

»Psychodynamik« als unbewusstes Konfliktgeschehen beschrieben und stellt demzufolge einen begrenzten Aspekt des dynamischen Unbewussten im Rahmen von Psychotherapie dar. Dies umfasst im Wesentlichen auch das Gemeinsame von Analyse und Tiefenpsychologie bezüglich eines Richtlinienverfahrens, wobei psychoanalytische Psychotherapie sich von tiefenpsychologisch fundierter Psychotherapie inhaltlich und methodisch unterscheidet.

### *3.1.1 Grundannahmen psychoanalytischen Denkens*

Psychoanalytische Theorie zeichnet sich durch die Kohärenz ihrer wissenschaftlichen Grundannahmen aus. Ihr metapsychologisches Konstrukt veränderte sich im vergangenen Jahrhundert allerdings, »den bewussten und noch viel stärker den unbewussten Grundannahmen ihrer Vertreterinnen und Vertreter folgend – in vielfachen Verästelungen« (Bürgin et al., 2020, S. 7).

Die Psychoanalyse als Lehre vom Wirken innerseelischer Prozesse geht von einer dynamischen Psyche des Menschen aus. Psychodynamisches Denken basiert grundsätzlich auf psychoanalytischer Anthropologie und Metapsychologie, als wissenschaftliches Paradigma verstanden. Auf den Erkenntnissen und Konzepten des Begründers der Psychoanalyse Sigmund Freud aufbauend werden Annahmen von einem innerseelischen Geschehen beschrieben und erforscht, welches Wahrnehmung, Erleben und Verhalten des Menschen sowie seine wesentlichen Eigenschaften und Funktionen leitet. Es charakterisiert zudem die Persönlichkeit in ihrer individuellen Identität, Kohärenz und Einmaligkeit, und ermöglicht ein soziales Geschehen, Begegnungen und rücksichtsvolles zwischenmenschliches Miteinander.

Sigmund Freud selbst benannte die den Menschen als Vernunftwesen in Zweifel ziehende Aussage, dass der Mensch nicht »Herr [...] im eigenen Haus« sei als »psychologische Kränkung« des Menschen:

> »Das Ich fühlt sich unbehaglich, es stößt auf Grenzen seiner Macht im eigenen Haus, der Seele. Es tauchen plötzlich Gedanken auf, von denen man nicht weiß, woher sie kommen; man kann auch nichts dazu tun, sie zu vertreiben. Diese fremden Gäste scheinen selbst mächtiger zu sein als die dem Ich unterworfenen; sie widerstehen allen sonst so erprobten Machtmitteln des Willens, bleiben unbeirrt durch die logische Widerlegung, unangetastet durch die Gegenaussage der Realität. Oder es kommen Impulse, die wie eines Fremden sind, so daß das Ich sie verleugnet, aber es muß sich doch vor ihnen fürchten und Vorsichtsmaßnahmen gegen sie treffen. Das Ich sagt sich, das ist eine Krankheit, eine fremde Invasion, es verschärft seine Wachsamkeit, aber es kann nicht verstehen, warum es sich in so seltsamer Weise gelähmt fühlt.« (Freud, 1917a 1916, S. 9)

Das grundlegende Konzept ist ein dynamisches und individuelles Unbewusstes, das sich als »seelischer Ort« vorgestellt werden kann, der mit einer spezifischen Energie und Mechanismen ausgestattet ist und an dem sich komplexe unbewusste psychische Prozesse ereignen (vgl. Borowski et al., 2018, S. 14). Das Unbewusste beeinflusst mehr oder weniger maßgeblich Inhalte und Prozesse des bewussten Denkens, Fühlens und Handelns. Es ist immer auch als konflikthaftes Geschehen zu begreifen, wobei Handeln als Kompromissbildung zweier Pole gesehen werden kann. Verhalten, Affektregulierung sowie soziale Kompetenzen stehen mit unbewussten Motiven nach Sicherheit, Lust, Bedürfnisbefriedigungen, etc. in einem leitenden Zusammenhang, unbewusste Inhalte bewirken emotionale Befindlichkeiten, die das mentale Geschehen strukturieren und organisieren:

> »Wie der Mensch sein Leben gestaltet, hängt von einem psychischen Kräftespiel ab, das sich unserer direkten Beeinflussung entzieht. Dies betrifft unsere psychische Befindlichkeit, psychosomatische Phänomene, unseren Alltag, die Organisation unseres familiären und gesellschaftlichen Zusammenlebens und eben auch all das, was wir als psychische Störung oder Krankheit beschreiben.« (Buchartz, 2015, S. 25)

Die Vorstellungen über das Unbewusste heben die Diskrepanz zu bewussten Prozessen deutlich hervor, beschreiben das Unbewusste als gar »vernunftwidrige« Organisationsstruktur jenseits sprachlich-logischer Zusammenhänge, und weisen auf psychische Transformationsprozesse in frühester Zeit hin. Die Nähe der Beschaffenheit des Unbewussten zur Leiblichkeit zeigt sich durch die Vorherrschaft unbedingter Bedürfnisbefriedigung in der Wirkung des Lustprinzips, das die Vermeidung der Unlust hervorbringt. Unbewusste Wünsche und Bedürfnisse, die im Denken als unpassend, störend und/oder bedrohlich auftauchen und dennoch nach Befriedigung drängen, müssen demzufolge abgewehrt bzw. modifiziert werden, um unangenehme Erfahrungen zu vermeiden. Die Form und Qualität der jeweiligen Abwehrmechanismen stehen in einem bedeutsamen Zusammenhang mit der psychischen Entwicklung, vor allem hinsichtlich des Grades der individuellen Pathologie (vgl. Fonagy & Target, 2007, S. 19ff.). So lassen sich psychopathologische Konstruktionen im Dienst der Abwehr unterscheiden, die sich beispielsweise in frühester Kindheit als Konstrukt des Überlebens ausbilden können und gleichzeitig eine befriedigende und schädigende Existenz aufweisen.

> »Eine der häufigsten Folgen gescheiterter früher emotionaler Interaktionen besteht darin, dass sich das Kind aus menschlichen Beziehungen zurückzieht, um Zuflucht in seiner eigenen getrennten Welt zu suchen.« (De Masi, 2022, S. 24)

Diese Zusammenhänge verdeutlichen, dass der psychoanalytische Bezugsrahmen im Wesentlichen die Entwicklung der menschlichen Persönlichkeit umfasst, wobei die frühkindliche Entwicklung hinsichtlich einer späteren Psychopathologie und Symptomatik eine entscheidende Rolle spielt. Der Begriff der »frühen Störung« impliziert die Annahmen, dass die Störung zum einen in einem frühen Zeitraum psychischer Entwicklung entsteht, und zum anderen, dass dies charakteristische Auswirkungen im Sinne unterschiedlich stark ausgeprägter individueller Psychopathologie persönlichkeitsstruktureller Merkmale zeigt. Die Symptomatik variiert dabei individuell mit der Persönlichkeitsstruktur. Ausgehend von Prinzipien der unbedingten Bedürfnisbefriedigung und durch Abwehr zu verhindernden Unlusterfahrungen entfaltet psychoanalytische Theorie demzufolge ein Verständnis frühkindlicher Entwicklung, das von der zunehmenden Etablierung struktureller Funktionen der Persönlichkeit als wirksame Formation gegen andrängende Bedürfnisse ausgeht. Der Zusammenhang zwischen der Ausbildung psychischer Strukturen und der Verhinderung drohenden Unlusterlebens ermöglicht sukzessive Akzeptanz von realistischen Forderungen und fördert Anpassungsleistung. Psychische Konflikte und Persönlichkeitsstruktur gelten als grundlegende Aspekte der Persönlichkeit, die dem günstigen bzw. ungünstigen Entwicklungsgeschehen in unterschiedlichem Ausmaß unterworfen sind:

> »Mit zunehmender Ausbildung einer Ich-Struktur in der Entwicklung gelingt es zwar nicht das Unbewusste auszuschalten, aber zunehmende Fähigkeiten der Realitätswahrnehmung und -bewältigung versetzen den Menschen in die Lage, Wünsche und Bedürfnisse aufzuschieben.« (Buchartz, 2015, S. 27)

Freuds Konzept des dynamischen Unbewussten erfährt innerhalb psychoanalytischer Theoriebildung eine wesentliche Erweiterung, welche insbesondere im Kontext frühkindlicher Entwicklung und früher Störungen von fundamentaler Bedeutung ist. Neben dem von Freud entworfenen dynamischen Unbewussten als »seelischem Ort« mit einer spezifischen Energie verweist Freud in Ansätzen auch auf unbewusste Vorgänge, die in kommunikativer Funktion Bedeutung erfahren. Im Beziehungskontakt von Analytikerin bzw. Analytiker und Patientin bzw. Patient spricht sich der Begründer der Psychoanalyse für eine Haltung »gleichschwebender Aufmerksamkeit« aus, um u. a. der Gefahr entgegenzuwirken, vom Gegenüber nur das zu erfahren, was den eigenen

Erwartungen entspreche, »niemals etwas anderes zu finden, als was man bereits weiß« (Freud, 1912e, S. 377). Eine »Absichtslosigkeit« in der Haltung verweist auf ein sich in spezifischer Art und Weise Zur-Verfügung-Stellen, auf einen Aufnahmemodus, der weniger von Vorwissen strukturiert ist, sondern einer Offenheit entspricht und auf einer unbewussten Ebene angesiedelt ist: »[E]r soll dem gebenden Unbewußten des Kranken sein eigenes Unbewußtes als empfangendes Organ zuwenden, sich auf den Analysierten einstellen [...].« (Freud, 1912e, S. 381)

Diese Auffassung findet ihren Niederschlag und eine Erweiterung bei unterschiedlichen psychoanalytischen Autoren, die ein »empfangendes Unbewusstes« von einem dynamischen Unbewussten differenzieren und in seiner Entstehungsgeschichte früher konzipieren:

> »Unser unbewusstes Leben entsteht in utero; es geht aus unserer ererbten Disposition hervor und entwickelt sich in den prägenden Kindheitsjahren weiter. Die Art und Weise, wie unsere frühen Anderen – die transformierenden Objekte unserer Säuglingszeit und Kinderjahre – uns behandeln, wird in uns kodiert und in die Grammatik unserer Ichs oder in die Regeln des Seins und der Bezogenheit eingebaut, nach denen wir unser Leben leben.« (Bollas, 2023, S. 17)

Franco De Masi spricht in diesem Zusammenhang von einem emotional-rezeptiven Unbewussten, welches Erkenntnisprozesse intuitiv-emotional strukturiert, einen bedeutungsvollen Zusammenhang zwischen dem Selbst und der Welt herstellt, eine emotional-intuitive Eigenschaft umfasst, eigene psychische Prozesse wahrzunehmen sowie einen unbewussten, emotionalen Austausch auf vorsprachlicher Ebene ermöglicht (De Masi, 2022, S. 113ff.). Neben der kommunikativen Funktion erhält diese Auffassung im Zusammenhang mit frühen Störungen eine wesentliche Bedeutung, weil das Konzept des emotional-rezeptiven Unbewussten auch in der Annahme gründet, dass das intuitiv-emotionale Denken nur dann entstehen kann, wenn ein Kind existentiell bedeutsame, empathische Reaktionen von Primärobjekten erfahren habe.[10]

10 Diese Annahmen finden neurowissenschaftliche Bestätigung beispielsweise im Rahmen der Säuglingsforschung und werden in Kapitel 5 weiter vertieft. An dieser Stelle soll auf den Zusammenhang der Bedeutung von unbewusst ablaufenden Prozessen, präverbaler Kommunikation zwischen Primärperson und Säugling und Entsprechungen neurowissenschaftlicher Entwicklung hingewiesen werden: »Sie zeigen, dass die nonverbale emotionale Kommunikation zwischen

Die frühkindliche Entwicklung der Persönlichkeit – betrachtet als Entwicklung des Selbst – steht im Zusammenhang mit einer fundamentalen emotionalen Angewiesenheit auf Bindung und empathische Versorgung. Das Selbst ist eingebettet in eine Umwelt, die zunächst von den primären Bezugspersonen konstituiert wird. Erfahrungen in dieser Lebensphase der intersubjektiven Bezogenheit werden internalisiert und führen zu einem Gefüge von Strukturen, die innere Repräsentationen und interpersonale Verflochtenheit abbilden. Die Erfahrungen, die im frühkindlichen Kontext als präverbale Erinnerungsspuren internalisiert sind, bilden die Substanz interpersonaler Prozesse auf der Grundlage inneren Selbst- und Objektgeschehens ab. Dabei gilt das Erleben spezifischer bindungsrelevanter Beziehungsgestaltung als Voraussetzung, um dyadisch und triadisch ausgerichtete Beziehungsdispositionen zu internalisieren und in die Persönlichkeitsstruktur zu integrieren. Dyadisch meint in diesem Zusammenhang die von Beginn des Lebens an bestehende Zweisamkeit zwischen Mutter und Kind als frühe Interaktionseinheit; sie ist gekennzeichnet von spezifischer Bezogenheit und stellt eine Erfahrung dar, die sich intrapsychisch als Repräsentanz abbildet. Verschiedene psychoanalytische Autoren finden unterschiedliche Bezeichnungen um diese Struktur der Zweisamkeit als Einheit zu formulieren und zu beschreiben: Dyade (Spitz), primärer Narzissmus (Kohut, Jacobsen), primäre Objektliebe (Balint), Symbiose (Mahler), oder Phase der absoluten Abhängigkeit und Omnipotenz (Winnicott) (vgl. Müller-Pozzi, 2002, S. 125). Allen Konzepten gemeinsam ist die Annahme, dass der Säugling von einem hochsensitiven Fürsorge- und Beziehungsverhalten abhängig ist.

Es wird außerdem davon ausgegangen, dass von Beginn an eine triadische Entwicklung gegeben ist, die sich durch den Bezug zu einem »Dritten«, neben der Dyade bestehenden, auszeichnet (Hopf, 2016, S. 88ff.). Der Begriff der Triangulierung beschreibt ein Beziehungsdreieck als intrapsychisch strukturelles Geschehen, das mit der sich allmählich entwickelnden Fähigkeit zum Symbolisieren und Mentalisieren verknüpft ist (Hopf, 2016, S. 92f.). Die dyadische Struktur öffnet sich zu einer Triade, was den Prozess der Triangulierung und Individuation beschreibt (Müller-Pozzi, 2002, S. 128f.).

Mutter und Kind (Prosodie, Gestik, Mimik), die in den ersten Monaten der Pflege ständig stattfindet, die Bildung von Hirnkreisläufen ermöglicht, die sich im orbital-frontalen Kortex und in der subkortikalen Kernen der rechten Hemisphäre befinden; diese Erkenntnisse bestätigen aus biologischer Sicht das emotionale unbewusste Leben des Individuums.« (De Masi, 2022, S. 116)

Dies erfordert eine allmähliche Ablösung aus der dyadischen Struktur als Hinwendung zu einem Dritten und als Internalisierung eines »dritten Objekts«. Das Gelingen des innerseelischen Vorgangs der Triangulierung ist u. a. auch von der etablierten inneren mütterlichen Struktur abhängig:

> »Nur im Verlaß auf ihre eigene verinnerlichte trianguläre Struktur und ihre feste Verankerung in der Realität, die immer dreidimensional ist, kann sie sich angstfrei auf die dyadische, jeden dritten ausschließende Beziehung zu ihrem Säugling einlassen.« (Müller-Pozzi, 2002, S. 127)

Triangulierung bildet die grundlegende Struktur für zukünftiges Sozialverhalten ab. In der frühen emotionalen Entwicklung kommt diese Veränderung einer »explosiven Ausweitung der Beziehungsmöglichkeiten« gleich (Müller-Pozzi, 2002, S. 128):

> »Die Triade ist die erste Gruppe im Leben eines Menschen, Vorläufer aller späteren Gruppen. Die psychische und soziale Geburt des Menschen gehen Hand in Hand. Was wir Gemeinschaftsgefühl nennen können, wurzelt in der Triade. Es beinhaltet die Fähigkeit, gleichzeitig zu mehreren Personen unterschiedene Beziehungen haben und alle zusammen als Gemeinschaft wahrnehmen und erleben zu können.« (Müller-Pozzi, 2002, S. 129)

Basierend auf der Grundlage dieser »innerseelischen Matrix« gestaltet der Mensch seine intersubjektiven Beziehungen. Diese unbewussten Dispositionen werden ebenso unbewusst kommunikativ auf andere Menschen übertragen, so dass sich ein »vertrautes« Erleben vollzieht, das sich am Bedürfnis nach Sicherheit und Stabilität orientiert. Übertragungsgeschehen sind als nicht-pathologisches Phänomen allgegenwärtig, tauchen im intersubjektiven Handeln auf. Auslösende Momente können durch abgespeicherte Erinnerungsspuren gefördert werden, die psychoanalytisch verstanden eine Vertrautheit mit einzelnen Merkmalen von Personen oder situativen Kontexten herstellen. Aspekte eines frühen Erlebens und früher Beziehungsgestaltungen werden auf diese Weise reinszeniert, zeigen eine Tendenz zur Wiederholung. Die innere Welt der Objekte ist nicht als reales Abbild früherer Beziehungsgestaltungen zu verstehen, sondern ist ein Ergebnis dynamischer Verarbeitung eines Beziehungsgeschehens mit den primären Bezugspersonen. Psychodynamisch betrachtet zeigt sich Psychopathologie, die sich in verschiedenen Störungen des Kindes- und Jugendalters abbilden kann, zwar auf der Symptomebene, wird allerdings u. a. als Ausdruck unbewusst gebliebener Erinnerungsspuren einer inneren Beziehungsdynamik mit den primären Bezugspersonen und der Umwelt verstanden. Die Symptomatik ist das Ergebnis des individuellen und entwicklungsabhängigen Ringens um Kompromiss und Lösung, und damit Ausdruck einer kreativen psychischen Leistung. Symptombildung versteht sich vor diesem Hintergrund als sinnhafter Prozess, welcher der Verarbeitung dient:

> »Symptombildung beschreibt den Vorgang der seelischen Verarbeitung eines Problems durch das Entwickeln eines Symptoms. Symptombildungen sind kreative Ich-Leistungen in seelischen Konfliktsituationen, die aktuell keine anderen Notlösungen erlauben. Verlieren diese suboptimalen Lösungen später ihre ursprünglich hilfreiche Funktion, so werden sie zu Leidenssymptomen, damit Ich-fremd und prinzipiell einer psychotherapeutischen Bearbeitung zugänglich.« (Auchter & Strauss, 2003, S. 161)

Dabei können ähnliche Symptome völlig unterschiedliches Erleben voraussetzen, ebenso wie ähnliche pathologische Umstände unterschiedliche Symptome zur Folge haben können (vgl. Adler-Corman et al., 2018).

### *3.1.2 Strömungen und Akzentuierungen psychoanalytischen Denkens*

Es besteht keine einheitliche Sicht oder Methodik des psychoanalytischen Zugangs zu »frühgestörten Kindern und Jugendlichen«, vielmehr sind sie den unterschiedlichen Vorannahmen, Denkstilen und Entwicklungen der jeweiligen psychoanalytischen »Schulen« zuzuordnen. Psychodynamisches Denken bildet damit kein geschlossenes System psychoanalytischer Theorien, sondern zeichnet sich durch seine Weiterentwicklungen aus.

Sigmund Freud konzeptualisierte die Psychoanalyse als Triebtheorie. Angeborene Triebe spielen eine fundamentale Rolle in der frühen Entwicklung sowie in der Psychopathologie. Von Beginn an wird Entwicklung von einer inneren Konfliktdynamik beherrscht, die sich auf der Grundlage des topografischen Freud'schen Modells zwischen Es, Ich und Über-Ich abspielt. Eine misslingende bzw. unzureichende Abwehr bedrohlicher Triebbedürfnisse führt demzufolge zu psychopathologischer Symptomatik und pathologischen Charaktermerkmalen. Die spezifischen Abwehrformationen gestalten sich entlang der Phasen psychosexueller Entwicklung (oral, anal, ödipal, phallisch), die als Entwicklungsaufgaben verstanden werden. Spätere Konzeptualisierungen greifen weniger auf die duale Triebtheorie Freuds zurück, die den Ursprung von Trieben im Körperlichen verortet, und nach der sich Triebe psychisch als Impulse oder Affekte repräsentieren und nach Befriedigung im Sinne einer Aufhebung des Reizzustandes drängen.

> »Die psychoanalytische Theorie ist im Grunde genommen keine Theorie der psychischen Struktur, sondern vielmehr eine Theorie der strukturierten Motivation. Ob Ich-Psychologen, Selbst-Psychologen oder Vertreter der Objektbeziehungstheorie, haben wir alle damit zu kämpfen, mit einer dualen Triebtheorie auszukommen oder auf sie zu verzichten, einer Theorie, die sich so schwer auf die neuen experimentellen Befunde übertragen lässt.« (Lichtenberg, 1991, S. 87)

Joseph D. Lichtenbergs Entwurf einer Theorie der motivationalen Systeme basiert auf den Befunden empirischer Säuglings- und Kleinkindforschung und beschreibt den entwicklungspsychologischen Prozess der individuellen Ausgestaltung der motivationalen Systeme im Kontext einer Matrix aus Bezugsperson-Kind-Interaktionen.

> »Die in den motivationalen Systemen formulierten Bedürfnisse beschreiben ein weitgehend unbewusstes motivationales Antriebserleben, das sich dem Selbst in der Regel über Affekte vermittelt und das erst im Zuge der intrapsychischen Verarbeitung die Gestalt von konkreten Impulsen, Wünschen oder Bestrebungen annimmt, die auch verbal zu formulieren sind.« (Klöpper, 2014, S. 103f.)

Die Ich-Psychologie rückt den Fokus auf die Kompetenzen der Persönlichkeit zur Anpassung, Wahrnehmung, Realitätsprüfung und Abwehr. Das Ich steht für ein System von Funktionen, die der Orientierung in der Umwelt durch Adaption dient. Ich-Psychologinnen und -psychologen schreiben im Gegensatz zu Freud sowohl den Trieben als auch dem Konflikt eine nachrangige Bedeutung zu, indem sie annehmen, »daß die Frustration dieser Triebe zur Organisation des Ichs beiträgt und eine sekundäre Autonomie entstehen läßt« (Fonagy & Target, 2007, S. 86). Widersprüche zwischen innerer Befindlichkeit (Bedürfnis) und äußeren Realitätsansprüchen (Frustration) veranlassen dazu, entsprechende Abwehrformationen zu bilden, und führen innen wie außen zu Adaptionsprozessen. Diese im Laufe der Entwicklung fortschreitenden Fähigkeiten werden dem Ich zugeschrieben.

Als nordamerikanischer Objektbeziehungstheoretiker verstand Heinz Kohut das Selbst als eine eigene übergeordnete seelische Struktur (Kohut, 1979). Ausgehend von seiner Behandlung narzisstischer Störungen erfahren in Kohuts psychoanalytischer Theorienbildung das Auftreten, die Herkunft und die Entwicklung narzisstischer Besetzungen und Dynamiken zentrale Aufmerksamkeit. So stellt die Selbstpsychologie die subjektive Seelenlage hinsichtlich einer Kohärenz des Selbst, der Selbstannahme und des Selbstwertgefühls in den Mittelpunkt psychodynamischer Betrachtungen. Das Selbst wird als Gesamtheit affektiv besetzter Selbst- und Objektanteile gesehen, als Grundlage menschlicher Motivationskräfte. Die Selbstpsychologie findet mit unterschiedlichen theoretischen Akzentuierungen Eingang in die meisten weiteren psychodynamischen Theorien. Ein gesundes Selbst entwickelt sich Kohut zufolge als unabhängiges Selbst aus der »Matrix spiegelnder und idealisierter Selbstobjekte« (Kohut, 1979, S. 150). Idealisierungsvorgänge spielen damit eine das Selbst strukturierende und organisierende Rolle. In der frühen Entwicklung des Kindes sind also die Erfahrung eigener Omnipotenz und Idealisierung der geliebten Bezugsperson grundlegend notwendig, um ein Gefühl von Einmaligkeit und gesunder Individualität zu entwickeln (Kohut, 1979, S. 160ff.). Durch Erfahrungen angemessener Frustration narzisstischer Bedürfnisse in der frühen Kindheit, die als Selbstrepräsentanzen verinnerlicht werden, gelingt die Konsolidierung des Selbst.

Die Objektbeziehungstheorie legt das Augenmerk auf die Erfassung des Geschehens zwischen Mutter und Säugling bzw. Kleinkind in einem dyadisch ausgerichteten Bezugsrahmen, das langfristige Auswirkungen auf die Entwicklung einer inneren psychischen Struktur mentaler Repräsentanzen und zukünftiger Beziehungen hat.

> »Es handelt sich um einen Sammelbegriff für diejenigen psychoanalytischen Theorieansätze, deren Schwergewicht auf der Entwicklung, der Dynamik und den Störungen der Objektbeziehungen liegt. [...] Gemeinsam ist den verschiedenen Objektbeziehungstheorien das starke Interesse an den frühen seelischen Entwicklungsstadien. Besondere Bedeutung wird der Internalisierung frühester dyadischer und triadischer Objektbeziehungen für die seelische Strukturbildung des Ich-Selbst zugemessen.« (Auchter & Strauss, 2003, S. 118f.)

Betrachtet werden mental repräsentierte Erinnerungsspuren der Erfahrungen über das Selbst, den Anderen und ein Miteinander in der frühen Kindheit, die ihren Niederschlag in zukünftigen dyadischen, triadischen und multiplen inneren wie äußeren Beziehungsgestaltungen finden, mit der Tendenz zur Wiederholung. Selbstentwicklung vollzieht sich demzufolge als intersubjektiver Prozess.

> »[G]emeinsames positives Affekterleben und adäquate Affektsteuerung durch Bezugspersonen im Kontext einer Beziehung ist die Basis für die Entwicklung der Fähigkeit, sich als getrenntes und authentisches Selbst erleben zu können.« (Hurry, 2015b, S. 50)

Die auf diese Weise erworbenen strukturellen Kompetenzen bilden die grundlegenden Voraussetzungen dafür, Beziehungen zu gestalten, Affekte zu regulieren, sich selbst zu reflektieren und Bindungen einzugehen. Nicht zuletzt ist es aus meiner Sicht Otto F. Kernbergs umfassender, systematischer und empirisch fundierter Beschreibung der symptomatologischen, ich-strukturellen und dynamisch-genetischen Merkmale früher Störungen zu verdanken, dass diese nicht homogen konzeptualisierte Metapsychologie eine besondere Bedeutung für das Verstehen, die Identifikation und das Behandeln früher Störungen erhält (vgl. Kernberg, 2019a,b; vgl. auch Kap. 2.2 und 2.3 in diesem Buch).

Ich möchte an dieser Stelle kurz auf ein weiteres Konzept des Objektbeziehungstheoretikers Wilfried R. Bion eingehen, nachdem es für mich in der Beziehung mit Kindern und Jugendlichen mit früher Störung eine bedeutsame Erfahrungsnähe hinsichtlich interaktiver Regulation unbewusster Kommunikation beinhaltet. Das Konzept der »projektiven Identifizierung« basiert auf dem Entwicklungsmodell Melanie Kleins und wurde von Bion als vermutlich erstes unbewusstes Kommunikationsgeschehen zwischen Mutter und Säugling konzipiert und erweitert. Diesen Überlegungen zufolge wird der Säugling von Anbeginn seines Lebens von ungeformten mentalen Inhalten und Fantasien bedrängt, die die Psyche nicht zu bewältigen vermag. Da der Säugling die Auf- und Annahme dieser für ihn bedrohlichen Elemente noch nicht leisten kann, werden diese zur »Verwandlung« in die Bezugsperson – bezeichnet als »Container« – projiziert. Dieses Geschehen bildet dann die Grundlage mütterlichen Feingefühls, einfühlenden Verstehens und Erfassens des Zustands des Säuglings. Dieser unbewusste Kommunikationsmodus sei notwendig

> »weil das Baby seine intensiven Erfahrungen noch nicht vollständig zu absorbieren vermag. Deshalb projiziert es die unverarbeiteten Elemente in eine andere menschliche Psyche (einen Container), die sie annehmen und transformieren und ihnen eine Bedeutung zuschreiben kann.« (Fonagy & Target, 2007, S. 172ff.)

Laut Bion handelt es sich um ein normales frühkindliches Geschehen zwischen Säugling und Bezugsperson, welches insofern über das Spiegeln – verstanden als Reflexion der Emotionen des Säuglings – hinausgeht, als es auch wesentlich auf die eigene Kompetenz der Bezugsperson ankomme, diese Zustände aufzunehmen und zu bearbeiten, sozusagen »zu verdauen«, und in dosierter bzw. verdaubarer Gestalt dem Säugling zurückzugeben. Demzufolge leuchtet ein, dass die Gefahr für den Säugling darin besteht, von den bedrohlichen Elementen überwältigt und »überflutet« zu werden. In ihrer Funktion der Verwandlung vermag es die Bezugsperson für den Säugling zum »guten Objekt« zu werden, indem sie das Unerträgliche verwandelt:

> »Hunger in Befriedigung, Alleinsein in Miteinander, ›die Befürchtungen vor dem nahen Tod und die Angst in Vitalität und Vertrauen, die Gier und die Bosheit in Gefühle von Liebe und Freigebigkeit, und der Säugling saugt sein schlechtes Eigentum zurück, das nun in Güte verwandelt ist‹.« (Bion zit. n. Quindoz, 2017, S. 116f.).

Bion definiert auch eine pathologische Variante dieser frühen Kommunikationsform zwischen Säugling und Bezugsperson: Grundlegend sei dabei das Scheitern der Container-Funktion der Bezugsperson, der es nicht gelingt, die bedrohlichen mentalen Inhalte zu halten und zu verwandeln, so dass der Säugling diesen ausgeliefert bleibt oder von ihnen überflutet wird.

> »Das Baby, das keine Frustrationen erträgt, wird der Realität ausweichen, indem es das Lernen aus Erfahrung durch Allmacht und Allwissenheit ersetzt.« (Fonagy & Target, 2007, S. 174)

In diesem Zusammenhang möchte ich darauf hinweisen, dass ein verstehender Zugang mit Kindern und Jugendlichen mit frühen Störungen keine direkten Analogien hinsichtlich der jeweiligen realen Beziehungsgestaltungen in der frühen Kindheit erlaubt. Allerdings mutet das Phänomen der »projektiven Identifizierung« als eine Übereinstimmung mit erfahrungsnahem Erleben an, welches aus meiner Sicht oftmals im Sinne eines unbewussten Kommunikationsgeschehens im Kontakt zu frühgestörten Kindern und Jugendlichen auftritt. Im Rahmen meiner psychodynamisch-psychotherapeutischen Behandlungen von Kindern und Jugendlichen bildet dieses Geschehen eine charakteristische Kommunikationsform ab: Unangenehme und bedrohliche mentale Inhalte werden durch Projektion abgewehrt und in einem anderen Selbst hervorgerufen. Diese Anteile gilt es an sich wahrzunehmen und einzuordnen, damit ein verstehender Zugang zur Gefühlswelt des Anderen möglich wird.

Zuletzt möchte ich noch auf eine weitere Strömung psychoanalytischen Denkens eingehen, die ich als äußerst hilfreich für unser Bemühen halte, sich auf Kinder und Jugendliche mit frühen Störungen in Beziehung einzulassen. Dieser interpersonale/relationale Ansatz der Psychoanalyse geht davon aus, dass im Rahmen psychodynamisch-psychotherapeutischer Behandlung der Fokus auf der intensiv emotionalen Beziehungsgestaltung zweier Subjekte liegen soll, die sich im Wechselspiel konstituiert und (ko-)konstruiert. Beide Subjekte sind gleichermaßen an der Architektur der Beziehung beteiligt. Das, was sich in dieser Beziehung zeigt und jeweils für den Anderen erlebbar wird, versteht sich als etwas gemeinsam Entstandenes. Das psychische Innenleben der Subjekte, mentale Inhalte, tauchen im intersubjektiven Geschehen wechselseitig auf, und die Kontinuität der Beziehung erlaubt einen Entwicklungsprozess, der heilsame Veränderungen befördert. Daniel N. Stern konzeptualisiert diese Momente potenzieller Veränderungen im Kontext dieser Beziehungsgestaltung als »Gegenwartsmomente« (Stern, 2018). Die Vergangenheit rückt gegenüber dem intersubjektiven Geschehen in den Hintergrund, gegenseitiges Erfahren und »Lesen«, was im Gegenüber vorgeht, zeugen von einem Teilen mentaler Landschaften. Dieses vollzieht sich implizit; die dazugehörigen Erfahrungen umfassen demzufolge nicht nur nonverbale Kommunikation, Körperbewegung, Tonfall, etc., sondern insbesondere Affekte, Erwartungen, Aktivierungs- und Motivationsschwankungen (vgl. Stern, 2018).

Die so konzipierte Bezogenheit kann als entstandener »Beziehungsraum« zweier Subjekte verstanden werden, im Sinne Ogdens als etwas »Drittes« (vgl. Ogden, 2010, S. 53). Wesentlich an diesem psychoanalytischen Verständnis bleibt aus meiner Sicht sich als Gegenüber in der Beziehung nicht in der Intersubjektivität zu verlieren, oder gar mit dem Anderen »verschmelzen« zu wollen (vgl. Benjamin, 2010, S. 84). Ogden spricht in diesem Zusammenhang von der Notwendigkeit der erneuten »Aneignung des individuellen Subjektstatus« (vgl. Ogden, 2010, S. 37).

### *3.1.3 Persönlicher Zugang*

Mein persönlicher Zugang gründet auf den theoretischen Konzepten der Psychoanalyse. Ich gehe von einer primären Selbstobjektbezogenheit aus, die sich in einem intersubjektiven Geschehen zeigt und die Erfahrung ermöglicht, eine bindungsorientierte Beziehung zu einem bedeutenden Anderen zu entwickeln, die als Stütze für die Etablierung, Entwicklung und den Erhalt einer kontinuierlichen, kohärenten und positiven Selbsterfahrung dient. Die Vielfältigkeit psychoanalytischer Ansätze und Strömungen bietet Schwerpunkte der Betrachtung, die dem eigenen Erfahren zugänglich werden ohne dogmatisch Recht haben zu müssen. Die eigene Subjektivität dient dabei unter anderem als Raum des Erlebens und der Wahrnehmung aus dem das Handeln erwächst. Das Erleben vollzieht sich vor dem Hintergrund meiner theoretischen Auseinandersetzung mit der Psychoanalyse, eigener Reflexionen im Rahmen von Lehranalyse und Supervision sowie im Kontakt mit Kindern und Jugendlichen – etliche von ihnen mit »Frühstörungen«. Der Zugang ist als assoziativ zu beschreiben, ein Geschehen, das mit einem dogmatischen Wissen im Vorfeld unvereinbar ist. Die Darstellung der psychoanalytischen Konzepte orientieren sich demzufolge an meinem persönlichen Zugang als in unterschiedlichen Funktionen Tätige im Rahmen der Jugendhilfe sowie als analytische Psychotherapeutin für Kinder und Jugendliche.

> »Bei der analytischen Arbeit sind beide Bereiche gleichzeitig präsent. In der Art und Weise, wie sich der Patient während der Analyse verändert, erweitern sich ständig auch die klinische Sichtweise und das emotionale Wahrnehmungsvermögen des Analytikers.« (De Masi, 2022, S. 9)

Diese Praxis hat mir eine Vielzahl intensiver emotionaler Beziehungsgestaltungen mit Kindern und Jugendlichen erlaubt, die unter »frühen Störungen« litten und leiden. Die Intensität, Nähe und Kontinuität dieser Beziehungen haben meine Neugierde und mein Engagement beflügelt, bedeutsame und heilsame Entwicklungs- und Veränderungsprozesse teilhabend zu erleben. So haben mich persönliche, leidvolle Erfahrungen und empfundenes Scheitern in der

Handlungspraxis, wozu ich auch den Umgang mit Institutionen fasse, sowohl zu vertiefter theoretischer Auseinandersetzung veranlasst als auch zu langjährige Selbsterfahrung. Psychoanalytisches Denken und Selbsterfahrung sind untrennbar miteinander verknüpft, die eigene Persönlichkeit bildet den »Resonanzkörper« der Wahrnehmung des Gegenübers. Psychoanalyse wird quasi am eigenen Leib erfahren, um sich in Beziehungen hilfreich zur Verfügung stellen zu können.

## 3.2 Bindungstheorie

Die Erkenntnis über die Bedeutung von menschlichen Bindungsbeziehungen aus der frühesten Kindheit fußt auf evolutionspsychologischen Annahmen des sozialen Überlebens und beschreibt unter dieser Perspektive hirnstrukturelle Veränderungen, die mit sozialer Kognition zusammenhängen:

> »Die Evolution hat den Bindungsbeziehungen die Aufgabe übertragen, die volle Entwicklung des sozialen Gehirns zu gewährleisten. Die Mentalisierungsfähigkeit sowie zahlreiche weitere sozial-kognitive Fähigkeiten erwachsen aus der Erfahrung, die wir in den sozialen Interaktionen mit unseren Bezugspersonen machen.« (Fonagy, 2009, S. 99)

Konzeptualisiert in der Bindungstheorie verweist die Evolutionstheorie zudem auf entwicklungspsychologisch bedingte Zusammenhänge zwischen der Qualität der Bindungsgestaltung und der Ausbildung psychopathologischer Symptomatik über die gesamte Lebensspanne hinweg.

> »Deshalb leisten frühe Beeinträchtigungen liebevoller Bindungen nicht nur fehlangepassten Bindungsmustern Vorschub; sie untergraben darüber hinaus auch verschiedenste Fähigkeiten, die für die normale soziale Entwicklung unabdingbar sind. Das Verstehen von Psychen ist schwierig, wenn man nie die Erfahrung gemacht hat, von einem anderen Menschen mit einer Psyche verstanden zu werden.« (Fonagy, 2009, S. 99)

Die Bindungstheorie gründet auf dem englischen Psychoanalytiker John Bowlby, der – von der psychoanalytischen Metatheorie abweichend – von genetisch verankerten motivationalen Systemen des Menschen ausgeht. Er formulierte die Hypothese eines primär biologisch angelegten Bindungssystems, welches die stark emotional ausgeprägte Bezogenheit zwischen einer Mutter und ihrem Kind begründet. Die Bindungstheorie fokussiert auf die Entwicklung des nach der Geburt[11] aktivierten Bindungssystems zwischen Säugling und Pflegeperson, dem eine überlebenssichernde Aufgabe zukommt, und beleuchtet das Zusammenspiel von intrapsychischer und interpersoneller Entwicklung.

> »Der Säugling sucht besonders Nähe zu seiner Mutter, wenn er Angst erlebt. Dies kann etwa der Fall sein, wenn er sich von seiner Mutter getrennt fühlt, unbekannte Situationen oder die Anwesenheit fremder Menschen als bedrohlich erlebt, wenn er etwa unter körperlichen Schmerzen leidet oder sich in Alpträumen von seinen Phantasien überwältigt fühlt. Er erhofft sich von der Nähe zu seiner Mutter Sicherheit, Schutz und Geborgenheit. Das Nähesuchen geschieht über Blickkontakt zur Mutter, aber auch besonders durch Nachfolgen und das Herstellen von körperlichem Kontakt mit der Mutter. Dabei ist das Kind immer ein aktiver Interaktionspartner, der seinerseits signalisiert, wann Bedürfnisse nach Nähe und Schutz auftauchen und befriedigt werden wollen.« (Brisch, 2020, S. 36)

Die entwicklungspsychologische Perspektive der Bindungstheorie differenziert unterschiedliche Qualitäten des Zusammenspiels zwischen Säugling und Mutter; sie gibt Auskunft über die Ausbildung psycho-sozialer-emotionaler Fähigkeiten und versteht psychopathologische Entwicklungen als Folgen eines misslingenden Bindungsgeschehens. Frühe Bindungserfahrungen werden in diesem Sinne als prägend hinsichtlich ihrer Auswirkungen auf die emotionale und soziale Entwicklung sowie psychische Befindlichkeit verstanden, und stehen in Wechselwirkung mit der Entwicklung der Organisation von Gefühlen, Affekten, Sprache, Wahrnehmung, Vorstellungen, etc.

Als Theorie der emotionalen Entwicklung des Menschen beschreibt die Bindungstheorie aufbauend auf den frühesten Erfahrungen des Bindungsgeschehens den weiteren Entwicklungsweg, der sich über die gesamte Lebensspanne erstreckt. Dabei werden allerdings nicht sämtliche Aspekte menschlicher Persönlichkeitsentwicklung beleuchtet, sondern der Fokus liegt auf der Bindung, die als Teil des komplexen Systems »Beziehung« angesehen wird (vgl. Brisch, 2020, S. 35) und vorrangig das »unbewusste Ausmaß des

11 Hormonell bedingt ist davon auszugehen, dass die Bindungsentwicklung der Mutter gegenüber ihrem Fetus bereits vorgeburtlich gefördert wird (vgl. Brisch, 2020, S. 36).

Sicherheitsgefühls in Beziehungen« betrifft (Klöpper, 2014, S. 105). Basierend auf einer langen Tradition empirischer Forschungen zählt die Bindungstheorie zu den am besten fundierten psychischen Entwicklungstheorien (vgl. Brisch, 2020, S. 35).

Die vertiefte Auseinandersetzung mit der Bindungstheorie ist für die Arbeit, den Kontakt und die Beziehungsgestaltung mit Kindern und Jugendlichen mit Frühstörungen aus meiner Sicht unabkömmlich, auch im Sinne der »Erfahrungsnähe« zu den theoretischen Inhalten. Sie erweist sich als hilfreich, Fragen nach der Ätiologie und Bedeutung spezifischer Symptomatik zu beantworten. Aus einem derartigen bindungsfundierten Verständnis lassen sich dann auch sinnvolle Konsequenzen für die Praxis ableiten. Hinzu kommt die Reflexion der eigenen Bindungsgeschichte (mit ihren eigenen Bindungsfiguren), die einen spezifischen Zugang zur Beziehungsgestaltung mit frühgestörten Kindern und Jugendlichen unterstützt. Vertieftes Wissen bindungstheoretischer Erkenntnisse vor dem Hintergrund eigener reflektierter Bindungserfahrungen schärft den Blick, bindungsrelevante Aspekte im Beziehungsgeschehen zu identifizieren, befördert ein Verstehen von Zusammenhängen und bildet einen grundlegenden Pfeiler des Umgangs mit Beziehungsgestaltung. Ein bindungsfundierter Zugang kann u. a. eine entscheidende prognostische und präventive Rolle für diese Kinder und Jugendliche spielen und sollte deshalb in Zusammenhang mit bindungsmotiviertem Handeln auf sämtlichen Ebenen und unabhängig der spezifischen Verantwortlichkeit im professionellen Umgang stattfinden (vgl. Hofmann, 2002, S. 19).

Gerade bei Kindern und Jugendlichen mit Frühstörungen scheint ein externalisierendes, aggressiv-abwehrendes, von Egoismus geprägtes Verhalten, insbesondere im Kontext von Beziehungsgestaltungen, derart gängig, dass eine zugrundeliegende Bindungsproblematik nur schwer identifizierbar anmutet; ebenso kann aggressiv-abweisendes Verhalten womöglich der Annahme zuwiderlaufen, dass dadurch ausgerechnet ein Bedürfnis nach Bindung zum Ausdruck gebracht wird. Im klinischen Bereich gibt es signifikante Zusammenhänge zwischen Störungsbildern wie beispielsweise ADHS, dissoziativen Erkrankungen, Suchterkrankungen, Persönlichkeitsentwicklungsstörungen und entsprechenden Bindungsqualitäten bzw. Bindungsstörungen, die ebenfalls in einem direkten Verhältnis zu der jeweiligen Symptomatik betrachtet werden können (vgl. Brisch, 2020, S. 41ff., 56ff., 61ff.). Auch auf der Ebene psychosomatischer Symptomatiken, wie beispielsweise bei Ess- und

Schlafstörungen sowie bei Problemen des Einnässens, scheinen oftmals bindungsrelevante Verknüpfungen aufzutreten (vgl. Brisch, 2020, S. 110ff.).

Die klinische Relevanz pathologischer Entwicklungen mit behandlungsbedürftigen Störungsbildern im Kindes- und Jugendalter im Zusammenhang mit der frühen Bindungsgeschichte ist vielerorts wissenschaftlich nachgewiesen. Dennoch mangelt es aus meiner Sicht deutlich an einem bindungsfundierten Zugang der Personen, die – auf unterschiedlichen Ebenen – Verantwortung für diese Kinder und Jugendlichen tragen. Die Missachtung bindungsrelevanter Zusammenhänge in professionellen Betreuungskontexten lässt sich vermutlich auch darin erkennen, dass pädagogisch-therapeutische Konzepte meist auf eine Änderung auf der Verhaltensebene abzielen, wobei dieses methodische Vorgehen nur kurzfristige Effekte der Verhaltensregulation hervorbringt (vgl. Brisch, 2020, S. 61). Neben der bedauerlichen Ineffektivität der Maßnahmen scheint diese Methodenwahl zudem kontraindiziert zu sein, weil sich die Dynamik der Beziehungs- und Interaktionsstörungen in der Folge vielmehr noch verstärken; die zugrundeliegenden Bindungswünsche der Kinder und Jugendlichen zeigen sich noch mehr maskiert und entfremdend, so dass neben den leidvollen Erfahrungen der direkt Betroffenen die Wahrscheinlichkeit einer transgenerationalen Weitergabe vorgezeichnet scheint (vgl. Brisch, 2020, S. 55f.). Hinzu kommt ein ökonomischer Aspekt: Man fragt sich mit Lotte Köhler

> »wie viele aufwendige Untersuchungen, Eingriffe und Behandlungen in solchen Fällen eingespart werden können, in denen ungelöste Bindungsprobleme zu körperlichen Erkrankungen und krankmachendem Fehlverhalten führen« (vgl. Köhler zit. n. Brisch, 2020, S. 17).

Im Kontext der Jugendhilfe stellt sich für mich eine ähnliche Frage: Wie viele Maßnahmen, stationäre Unterbringungen und Abbrüche sollen den Betroffenen zugemutet werden bis effektive und heilsame Zugänge im Vorfeld ausgemacht werden können? Denn die Praxisnähe hinsichtlich der Arbeit mit Kindern und Jugendlichen mit Frühstörungen gründet aus meiner Erfahrung in der bedingten Übertragbarkeit eines frühen Bindungsgeschehens mit den jeweiligen primären Bezugspersonen auf die Beziehungs- und Kontaktgestaltung im pädagogischen oder psychotherapeutischen Setting im Hier und Jetzt. Sie verweist zudem auf die heilsame Veränderbarkeit bindungs- und beziehungsrelevanter Strukturen im Kindes- und Jugendalter mittels korrigierender emotionaler Bindungserfahrungen. Aus meiner Sicht handelt es sich hierbei um ein kostbares, wissenschaftlich fundiertes Wissensgut, welches sich – insbesondere für die betroffenen Kinder und Jugendlichen – effektiv und hilfreich mit den konzeptuellen Vorstellungen der Psychodynamik und Psychotraumatologie in der konkreten Beziehungsgestaltung zu Kindern und Jugendlichen mit »Frühstörungen« verknüpfen lässt.

Im Folgenden werde ich mit dem Blick auf die Bedeutung der Beziehungsgestaltung mit Kindern und Jugendlichen mit »Frühstörungen« auf die Konzepte der Bindungstheorie im Sinne der Übertragbarkeit eingehen.

### *3.2.1 Ausgewählte Aspekte der Bindungstheorie*

Im Rahmen der Bindungstheorie beinhaltet das Konzept der »Feinfühligkeit« sowohl das Vermögen der Bindungsfigur zur psychischen Wachsamkeit und Wahrnehmung als auch ein emotional angemessenes und zeitlich kontingentes Versorgungsverhalten gegenüber dem Säugling im Sinne der Resonanz seiner Bedürfnisse in der dyadischen Interaktion. In einem weiter gefassten Verständnis ist mit Feinfühligkeit das Vermögen gemeint, sich empathisch auf ein Gegenüber einzustellen. Im Kontext einer Bindungsbeziehung ist diese Kompetenz allerdings von existentieller Bedeutung hinsichtlich der Qualität der Bindungsentwicklung. Diese intersubjektive Bezogenheit umfasst die Befähigung der Mutter (oder des Vaters), Signale aufmerksam und deutlich wahrzunehmen, also psychisch für den Säugling verfügbar zu sein sowie diese als Bedürfnisäußerungen angemessen zu interpretieren. Ein Grund des Scheiterns dieses Zusammenspiels kann in der psychischen Verfassung der Bindungsfigur liegen; neben einer unaufmerksamen Haltung kann dabei eigene Bedürftigkeit Anlass zum Misslingen sein:

> »Dabei besteht die Gefahr, daß die Signale des Säuglings durch die eigenen Bedürfnisse sowie die Projektionen dieser Bedürfnisse auf das Kind verzerrt oder falsch interpretiert werden.« (Brisch, 2020, S. 45)

Der Begriff Feinfühligkeit umfasst auch den Aspekt der Angemessenheit der Versorgung im Sinne einer adäquaten Dosierung und Auswahl der Maßnahme, die dem Bedürfnis des Säuglings entsprechen muss. Hierbei bestehen zum einen Gefahren in der Über- oder Unterstimulation, zum anderen in einer unverhältnismäßig langen Reaktionszeit der Bindungsperson im Hinblick auf das vom Säugling ausgedrückte (und von der Bindungsfigur wahrgenommene) Bedürfnis. Es handelt sich hierbei um ein Frustrationserleben des Säuglings, das dieser – abhängig vom Lebensalter, seiner Entwicklung und psychischen Verfassung – unterschiedlich gut zu ertragen im Stande ist. Gefühle und Affekte können vom Säugling noch nicht allein differenziert und reguliert werden, er ist auf externe Interpretation und Regulation der Bindungsfigur angewiesen. Wird sein Frustrationstoleranzbereich deutlich überspannt, kann von ungünstigen Folgen für die Entwicklung des Kindes ausgegangen werden:

> »Auf jeden Fall muß vermieden werden, daß der Säugling durch Frustration in Zustände von Affektüberflutung gerät, in denen er über lange Zeit panikartig schreit und mit diesem Gefühl allein gelassen wird; denn diese Erfahrungen sind nicht entwicklungsfördernd, sondern sie überschwemmen den Säugling mit Gefühlen von Hilflosigkeit, Ohnmacht und Ausgeliefertsein, bis hin zum Bedrohtsein durch den Tod, wodurch seine wachsende Fähigkeit zur Selbstregulation stark beeinträchtigt wird oder ganz verlorengeht.« (Brisch, 2020, S. 47)

Der Säugling bildet im ersten Lebensjahr eine Hierarchie seiner Bindungspersonen; die Reihenfolge orientiert sich dabei an zwei Aspekten: Zum einen bezieht sich die Auswahl auf die vom Säugling bisher erfahrene psychische Verfügbarkeit der jeweiligen Person. Zum anderen ist der situative Kontext von Bedeutung: Je stärker das Trennungs- und Angsterleben, dem der Säugling ausgeliefert ist, desto mehr ist er auf eine spezifische Bindungsperson angewiesen, die es leisten kann, ihn zu beruhigen. Basierend auf einer Vielzahl sich wiederholender Interaktionen von Trennung, Versorgung, Nähe, etc. zwischen Bindungsfigur und Säugling entstehen bei diesem im Laufe des ersten Lebensjahres »innere Arbeitsmodelle«. Diese bilden die Interaktionserlebnisse, die mit den entsprechenden Affekten verknüpft sind, ab und dienen dem Säugling als Sicherheit gegenüber der Bindungsfigur im Hinblick auf Identifikation, Spezifizität des Verhaltensspektrums und Vorhersagbarkeit. Die inneren Arbeitsmodelle sind Bezugspersonen-spezifisch und können daher, in Abhängigkeit vom Verhalten der jeweiligen Bindungsperson, von unterschiedlicher Qualität sein; sie existieren als eigenständige, voneinander getrennte Einheiten. Wesentlich scheint, dass diese Arbeitsmodelle zu Beginn noch flexibel sind, im Laufe der weiteren Entwicklung aber Stabilisierung erfahren bis hin zur Ausbildung von psychischen Repräsentanzen, sogenannten Bindungsrepräsentationen. Dergestalt führen die sich wiederholenden Erfahrungen der interpersonellen Regulation, wie beispielsweise Beruhigung in angstbesetzten Situationen, zum Internalisieren von sekundären Repräsentationen im Sinne von Vorstellungen.

Laut Bindungsforschung werden Bindungsrepräsentanzen im Laufe der Entwicklung zunehmend stabil, wenngleich das Potenzial zur Veränderung, beispielsweise durch korrigierende emotionale Erfahrungen oder traumatische Ereignisse, gegeben ist. Je später im Lebenslauf die veränderungsförderlichen Ereignisse geschehen, desto schwieriger gestaltet sich die Modifikation der Bindungsrepräsentation. Bindungsrepräsentanzen können als teilweise bewusst und teilweise unbewusst angenommen werden; sie konstituieren einen Anteil der psychischen Struktur. In Abwesenheit von Bedrohung, Gefahr und Not ist das Bindungsbedürfnis des Säuglings – auch bei zunehmendem Alter und Mobilität – nur gering aktiviert. In diesen Situationen sind andere motivationale Systeme mobilisiert, wie beispielsweise das Explorationsverhalten. Dieses steht dem Bindungsbedürfnis gegenüber und ist durch das Bedürfnis nach Autonomie, Selbstregulation, sozialem Kontakt, etc. motiviert. Zwischen Bindungs- und Explorationssystem besteht eine charakteristische Wechselwirkung, denn erst wenn die Bindungsbedürfnisse des Kindes befriedigt sind, es also bei den Bindungsfiguren emotionale Sicherheit erleben kann, ist das Kleinkind emotional in der Lage, seinen explorativen Bedürfnissen, Neugierde und autonomen Strebungen nachzugehen, ohne dabei emotionalem Stress ausgeliefert zu sein.

> »Nach Bowlby kann der Säugling dann ausreichend seine Umwelt erkunden und auch Angst während seiner Entfernung von der Mutter aushalten, wenn er dies von der Mutter als sicherer emotionaler Basis aus tun kann. Eine sichere Bindung ist also Voraussetzung dafür, daß ein Säugling seine Umwelt erforschen kann und sich dabei als selbsteffektiv und handelnd erfahren kann.« (Brisch, 2020, S. 38f.)

Die wesentliche Aufgabe der Bindungsfigur besteht u. a. darin, die zunehmende Selbstständigkeit und Selbststeuerung des Kindes zu akzeptieren, partielle Trennungen auszuhalten, aber dennoch Halt, Schutz und Geborgenheit zu gewährleisten – ein Geschehen, welches wiederum die Kompetenz der Feinfühligkeit der Bindungsperson umfasst. Prinzipiell kann sich eine Bindungsfigur darauf verlassen, dass das Kleinkind bei Erfahren von Not, Angst und Stress den sicheren Hafen der Bindung aufsucht.

Der Begriff der »zielkorrigierten Partnerschaft« im Verlauf einer sich ausgestaltenden Bindungsbeziehung (bis zum dritten/vierten Lebensjahr) impliziert eine Balance zwischen Bindungsbedürfnissen und explorativen Wünschen:

> »Beide Partner können dabei in die Beziehung ihre emotional wichtigen Ziele einbringen, die möglicherweise unterschiedlichen Interessen des Partners hören, sie reflektieren und schließlich die gemeinsamen Ziele partnerschaftlich verhandeln und korrigieren.« (Brisch, 2020, S. 40)

Dies setzt wiederum voraus, dass die Bindungsbedürfnisse des Kindes gestillt sind, so dass es ihm u.a. möglich wird, auf sofortige Bedürfnisbefriedigung zu verzichten.

Die vielzähligen Bindungserfahrungen mit der Bindungsperson, die sich im Laufe der ersten drei Lebensjahre durch spezifische und sich wiederholende Formen und Abfolgen des Bindungsgeschehens auszeichnen, organisieren sich zu sogenannten Bindungsqualitäten. Die Bindungstheorie differenziert dabei unterschiedliche Muster, welche die adaptive bzw. maladaptive Bindungsgestaltung von Säugling und Bindungsfigur abbilden. Die Ausbildung der jeweiligen Bindungsqualität des Kleinkinds steht dabei auch im transgenerationalen Zusammenhang mit der Bindungsrepräsentanz der Bindungsperson, was eine bedeutsame Vorhersagbarkeit erlaubt:

> »Es besteht ein Zusammenhang zwischen der Qualität der Bindungsrepräsentation der Elterngeneration und der Bindungsqualität, die sich im Säuglingsalter entwickelt. Es gibt Hinweise, daß die Qualität der Bindung von der Eltern- auf die Kindergeneration weitergegeben wird.« (Brisch, 2020, S. 40)

In der Klassifizierung der Bindungsqualitäten wird zwischen Kindern unterschieden, die entweder sicher, unsicher-vermeidend, unsicher-ambivalent oder unsicher-desorganisierte Bindungsmuster zeigen. Während die ersten drei Bindungsqualitäten als adaptive bzw. maladaptive Bindungsmuster verstanden werden können, bildet das unsicher-desorganisierte Bindungsmuster eine Ausnahme: Obgleich das Bindungssystem mobilisiert scheint, mündet dieses Bedürfnis nicht in einer entsprechenden Verhaltensstrategie, die zur Befriedigung führt (vgl. Brisch, 2020, S. 52). Diese Bindungsqualität zeigt sich häufig bei Kindern, die Missbrauchs- und Misshandlungserfahrungen sowie Vernachlässigungen ausgesetzt sind bzw. waren (vgl. Brisch, 2020, S. 59).

Das Spektrum der Bindungsqualitäten ist also das Ergebnis einer jeweiligen Bindungsgeschichte und stellt – wie oben bereits konstatiert – keine unveränderliche Größe dar. Allerdings erlaubt die Bindungstheorie Aussagen über den Einfluss einer sicheren Bindungsqualität auf den weiteren Entwicklungsverlauf: Ihr wird sowohl eine protektive als auch eine unterstützende Funktion in der Entwicklung prosozialen Verhaltens zugewiesen (vgl. Brisch, 2020, S. 40). Zudem scheinen für die Ausbildung einer sicheren Bindungsqualität Synchronizität, Reziprozität und prosodische Elemente der Kommunikation (Rhythmik, Tonfall, Melodie, Lautstärke, etc.) in der frühen Interaktion nachweislich von großer Bedeutung (vgl. Brisch, 2020, S. 59). Wesentlich für das Gelingen dieser Interaktion und der Entwicklung einer sicheren Bindungsqualität ist die Gestaltung des Wechselspiels mit Affektabstimmung zwischen Bindungsfigur und Säugling. Um eine sichere Bindungsentwicklung zu unterstützen, vollzieht sich die Kommunikation in einem »mittleren Erregungszustand« (vgl. Klöpper, 2014, S. 58). Auf die Verbindungen zwischen diesem Zusammenspiel und der psychischen Entwicklung des Kindes soll im Folgenden näher eingegangen werden.

### *3.2.2 Zusammenhänge von Bindung und Mentalisierung: die Entwicklung der Organisation von Affekten, Impulssteuerung und Aufmerksamkeit*

Das Einfühlen in eigene sowie komplexe mentale Befindlichkeiten anderer Personen ist als Entwicklungsleistung zu verstehen, die sich im Kontext der Bindungsbeziehung ausbildet. Diese Fähigkeit wird nach Fonagy und Mitarbeitende als Mentalisierung bezeichnet und konzeptualisiert (vgl. Fonagy, 2009, Fonagy et al., 2008, Fonagy & Target, 2007). Als zumeist vorbewusst mentale Aktivität verortet umfasst Mentalisierung die »Wahrnehmung und Interpretation menschlichen Verhaltens«, abgeleitet von den jeweiligen eigenen symbolisch repräsentierten mentalen Zuständen und den Annahmen psychischer Befindlichkeiten anderer Personen. Es handelt sich um Vorstellungen über die Motivationen des Handelns Anderer und umfasst beispielsweise Wünsche, Bedürfnisse, Gefühle, Stimmungen, Überzeugungen, etc. Dabei scheinen bereits sehr junge Kinder davon auszugehen, dass die Handlungen anderer Menschen aus deren (zu vermutenden) Intentionen erwächst (vgl. Fonagy, 2009, S. 90). Die Fähigkeit zu mentalisieren bedarf zum einen der Kompetenz der Aufmerksamkeitskontrolle hinsichtlich des Auffassens und zum anderen der Fähigkeit, Vorstellungen symbolisch abbilden zu können.

> »In ihrer Kombination vermitteln diese Funktionen dem Kind die Fähigkeit, innere von äußerer Realität und innere mentale und emotionale Prozesse von interpersonalen Vorgängen zu unterscheiden.« (Fonagy, 2009, S. 90)

Diese Voraussetzungen zur Mentalisierungsfähigkeit fußen nicht nur auf genetischen Voraussetzungen, sondern basieren auf frühen Erfahrungen, entwickeln sich in Abhängigkeit von dem Interaktionsgeschehen, insbesondere im frühen Bindungskontext:

> »Wir nehmen an, dass die Fähigkeit zu mentalisieren eine entscheidende Determinante der Selbstorganisation ist und dass die Mentalisierungsfähigkeit neben ebenfalls beteiligten Fähigkeiten wie der Affektregulierung und der Aufmerksamkeitskontrolle im Kontext einer frühen Bindungsbeziehung erworben wird. Störungen in Bindungsbeziehungen werden deshalb das normale Auftauchen dieser entscheidenden sozial-kognitiven Fähigkeiten beeinträchtigen und gravierende Vulnerablitität im Kontext sozialer Beziehungen entstehen lassen.« (Fonagy, 2009, S. 89)

Die frühen interaktionellen Erfahrungen im Bindungsgeschehen vermitteln dem Kind die bedeutsamen Fähigkeiten, Emotionen zu verstehen, Affekte zu regulieren und Aufmerksamkeit auf etwas richten zu können. Die Wahrnehmung, Verknüpfung und Internalisierung eigener emotionaler Zustände vollziehen sich über das spiegelnde, resonante und auf das Kind bezogene Verhalten der Bindungsfiguren. Das Auslösen einer Spiegelungsreaktion bei der Bindungsperson wird vom Säugling zum einen mit entsprechenden eigenen emotionalen Zuständen assoziiert, so dass das »Selbst« sich sozusagen als »regulierender Urheber« erlebt (vgl. Fonagy, 2009, S. 108). Zum anderen wird im Herstellen der Resonanz das Vermögen des Säuglings begründet, eigene Affekte und daraus erwachsende Impulse, die in der spiegelnden Zuwendung der Bezugsperson als sekundäre Repräsentation des Affektzustandes zum Ausdruck gebracht werden, zu beeinflussen, regulieren und steuern. Dieser Vorgang umschreibt einen Spielraum zwischen Bindungsfigur und Säugling, der die allmähliche Identifizierung und Differenzierung der Affekte sowie deren Beeinflussung und Steuerung erlaubt. Dieses Geschehen vollzieht sich u. a. als »Teilen der Affekte« mit der Bezugsperson durch »Abgabe« an sie. So kann das Kind in der spiegelnden Haltung der Bindungsfigur seinen Affekt wiederentdecken und zugleich erfahren, wie die Bezugsperson die Affektäußerungen bewältigt. Das Gelingen dieser Spiegelungsprozesse im interaktionellen Spielraum des Bindungskontextes steht in Abhängigkeit zu den resonanten, kontingenten, kongruenten und adäquaten Äußerungen der Bindungsfigur:

> »Affektäußerungen der Mutter, die nicht kontingent mit dem Affekt des Säuglings sind, beeinträchtigen die angemessene Benennung innerer Zustände, so dass diese verwirrend bleiben und als unsymbolisiert und kaum regulierbar erlebt werden.« (Fonagy, 2009, S. 109)

Im Rahmen des Spiegelungsprozesses ist es zudem von wesentlicher Bedeutung, dass die Bindungsfigur ihre Äußerungen »markiert«. Markierung bedeutet in diesem Kontext, dass der Ausdruck der Bindungsfigur den Affekt des Säuglings widerspiegelt, und es sich bei der Äußerung der Bindungsperson nicht um die reale Affektlage der Bindungsfigur handelt. Die Markierung durch die Bindungsfigur dient dem Säugling zur Identifikation der entsprechenden eigenen inneren, affektiven Befindlichkeit. Bringt im Gegensatz dazu die Bindungsfigur maßgeblich eigene Affektlagen zum Ausdruck, erlebt der Säugling möglicherweise eine inkongruente Auslagerung von Affektzuständen, die als Externalisierung wahrgenommen werden kann, oder ist einer Affektüberflutung ausgeliefert:

> »Bei einer unmarkierten Spiegelung kann der Affektausdruck der Bezugsperson vom Säugling als Externalisierung gesehen werden; dies kann zu einer Prädisposition führen, Emotionen durch andere Menschen zu erleben, wie es für die Borderline-Persönlichkeitsstruktur typisch ist. Ein Ausdruck, der mit dem Zustand des Babys kongruent ist, aber von der Mutter nicht markiert wird [...], kann den Säugling überwältigen und bei ihm den Eindruck erwecken, dass sein Erleben ansteckend oder universal und deshalb umso gefährlicher ist. Die Wahrnehmung einer dem eigenen Affekt entsprechenden, aber realistischen negativen Emotion der Mutter wird den emotionalen Zustand des Kindes wahrscheinlich noch verstärken, statt ihn zu regulieren und zu containen; die Folge ist eine kumulative Traumatisierung.« (Fonagy, 2009, S. 109)

Hingegen kann der durch die Bindungsfigur repräsentierte und angemessen ausgedrückte Affekt des Säuglings in diesem Geschehen reguliert und vom Kind internalisiert werden, so dass sich innere Repräsentanzen ausbilden, die als überdauerndes Fundament psychosozialer und kognitiver Entwicklung betrachtet werden können.

Als ein weiteres fundamentales Element der Entwicklung fungiert die Ausbildung der gezielten Aufmerksamkeitskontrolle. Diese umfasst im Wesentlichen die Fähigkeit, andrängende Impulse, die endogen oder interpersonal ausgelöst werden, zurückzuhalten und aufzugeben. Das Gelingen der Impulssteuerung und Aufmerksamkeitskontrolle hängt wiederum von der Fähigkeit der Bezugsperson ab, dieser emotional-kognitiven Leistung im Beisein des Kindes entsprechen zu können und es hilfreich dabei zu unterstützen, beispielsweise indem sie den Säugling vor überflutenden Reizen aus der Umwelt schützt. Der Säugling wiederum vermag es, sich in einer derart sicheren Bindungssituation, in der seine impulsiven Reaktionen nicht in den Dienst seines Überlebens gestellt sind, wiederzufinden, was eine Anpassungsbereitschaft an die Bezugsperson erlaubt. Auf dem Wege der Internalisierung vermag das Kind, sich diese Struktur anzueignen.

> »Die Hemmung einer impulsiven Reaktion ist eine Voraussetzung des Mentalisierens, denn dieses verlangt, dass ein distaler, sekundärer, unsichtbarer Stimulus (mentaler Zustand) in den Vordergrund und alles andere, was unmittelbar auf das Kind einwirkt (äußere Realität), in den Hintergrund gerückt wird.« (Fonagy, 2009, S. 114)

So vollziehen sich im Rahmen eines komplexen frühen Bindungsgeschehens Internalisierungsprozesse, indem sich die Bindungsfiguren dem Säugling mental, interaktiv und resonant zur Verfügung stellen, um ihm zu ermöglichen, mentalisierende Modelle zu konstruieren. Wie viele dieser gelingenden interaktionellen Erlebnisse nötig sind hängt von der mentalen Verfassung der Bezugsperson ab, besonders von ihren vorherrschenden Gefühlsqualitäten, die die dialogischen Handlungen begleiten. Klöpper stellt fest, dass die Bindungsfigur von Beginn an vom Säugling abstrakt abgebildet ist, bedingt durch den jeweiligen spezifischen »Vitalitätseffekt«, der sich in prosodischen Elementen der Interaktionen ausdrückt und sich darüber hinaus in sämtlichen Erlebensdimensionen, Ausdrucks- und Handlungsformen der Bezugsperson zeigt (vgl. Klöpper, 2014, S. 60ff.).

An dieser Stelle sei auf psychoanalytische Konzeptionen im vorausgehenden Kapitel verwiesen, die den Blick u. a. auf dieses elementare Geschehen richten und auf ähnliche Zusammenhänge verweisen. Insbesondere finden sie einen Niederschlag in den jeweiligen konzeptuellen Überlegungen zum Containment (Klein, Bion), zur Entwicklung des Selbst (Kohut, Winnicott) sowie zur Vorstellung innerer Abbildungen und Repräsentanzen der Objektwelt in der Objektbeziehungstheorie (vgl. Holmes, 2009, S. 63ff.).

### *3.2.3 Zusammenhang von Bindung und Psychopathologie*

Die in den Bindungsrepräsentationen aufgehobenen Interaktionsformen und frühen Erfahrungen mit der Bindungsfigur eröffnen eine entwicklungspsychologische Perspektive. So erlauben es bindungstheoretische Entwicklungsmodelle, Zusammenhänge herzustellen zwischen erworbener Bindungsqualität, künftigem interaktionellen Verhalten, und der Entstehung und Aufrechterhaltung psychischer Störungen. Während eine sichere emotionale Bindungsbeziehung einen enormen Schutzfaktor für emotionale Stabilität und gesunde psychische Entwicklung im weiteren Verlauf des Lebens darstellt, hat die desorganisierte Bindungsqualität eine besondere Bedeutung für die Ausbildung psychischer Störungen, da die psychische Vulnerabilität gegenüber Belastungen aus der Umwelt massiv erhöht ist (Brisch, 2020, S. 95f.). Spezifische Bindungsmuster mit ihrer jeweiligen Bindungsqualität führen zwar nicht zwingenderweise zu spezifischen Störungen, doch es bestehen signifikante Zusammenhänge zwischen Bindungsqualitäten und Störungsbildern, die auf ein maladaptives und/oder desorganisiertes Bindungsmuster zurückgeführt werden können (vgl. Brisch, 2020, 96ff.).

Auf der Grundlage direkter Beobachtung zeigen Kinder nach Vernachlässigung, Misshandlung und Missbrauch gehäuft desorganisierte Verhaltensweisen, die nicht auf neurobiologische Erkrankungen zurückgeführt werden können, wie beispielsweise »kurzfristige absenceartige Zustände, ängstliches Verhalten gegenüber der Mutter, motorische Stereotypen, widersprüchliche Verhaltensmuster« (Brisch, 2020, S. 59).

Diese Verhaltensweisen treten bei Kindern auch gehäuft auf, wenn ihre Bindungsperson selbst einer schwerwiegenden Traumatisierung ausgeliefert war, eine Traumaverarbeitung jedoch nicht stattgefunden hat sowie bei Bindungsfiguren, die selbst ein unstetes, chaotisches und von Hilflosigkeit geprägtes

Bindungsverhalten gegenüber ihrem Kind zeigen (Brisch, 2020, S. 60). Das desorganisierte Bindungsmuster verweist in vielen Studien auf Traumaindikatoren in der Bindungsentwicklung, und auf die Entwicklung von Bindungsstörungen als Modus einer schwerwiegenden mit dem Bindungsgeschehen assoziierten Psychopathologie:

> »Grundlegend bei allen Bindungsstörungen ist, daß frühe Bedürfnisse nach Nähe und Schutz in Bedrohungssituationen und bei einer Aktivierung der Bindungsbedürfnisse in ängstigenden Situationen in einem extremen Ausmaß nicht adäquat, unzureichend oder widersprüchlich beantwortet wurden. Eine solche Problematik kann sich insbesondere bei vielfältigen abrupten Trennungserfahrungen des Kindes durch Wechsel der Betreuungssysteme – wie etwa bei Kindern, die in Heimen aufwuchsen, bei psychisch kranken Eltern oder bei erheblicher chronischer sozialer Belastung und Überforderung (etwa durch Armut und Arbeitsplatzverlust) der Eltern – entwickeln.« (Brisch, 2020, S. 60f.)

Wie Brisch feststellt, scheinen sich die gängigen klinisch-diagnostischen Manuale hinsichtlich der Klassifikation von Bindungsstörungen als unzulänglich zu erweisen (Brisch, 2020, S. 99f.). Obgleich die Zusammenhänge in mehrfacher Hinsicht wissenschaftlich fundiert und – wie ich finde – offensichtlich sind, scheint die Identifizierung von bindungsrelevanten Störungsbildern bzw. Bindungsstörungen im Kindes- und Jugendalter mangels geeigneter diagnostischer Instrumente erschwert. Mit dem Blick auf die Notwendigkeit einer bindungsrelevanten Diagnostik entlang der Lebensphasen im Kindes- und Jugendalter, eines bindungsorientierten Zugangs (insbesondere hinsichtlich anamnestischer Erhebungen) sowie eines bindungsmotivierten Handelns und Entscheidens im Umgang mit Kindern und Jugendlichen mit »Frühstörungen« eröffnen Bindungsforscher ein eigenes, differenziertes Klassifikationssystem, welches interaktionelles Verhalten mit bindungsrelevanten Kriterien verbindet (Brisch, 2020, S. 102ff.).

Ausgehend vom individuell gestalteten interaktionellen Bindungsgeschehen zwischen Bindungsfigur und Säugling lassen sich weitere wissenschaftlich fundierte Zusammenhänge mit spezifischen persönlichkeitsstrukturellen Störungen beschreiben – und auch inhaltlich nachvollziehbar vorstellen. Die desorganisierte Bindungsqualität, einhergehend mit traumatischen Erfahrungen im Bindungskontext (s. o.), stellt einen Risikofaktor für die Entwicklung einer Borderline-Persönlichkeitsstörung dar, die u. a. mit externalisierenden

Verhaltensweisen (Delinquenz, Dissozialität, Sucht, etc.) einhergehen kann.[12] Die Dynamik dieser persönlichkeitsstrukturellen Fehlentwicklungen findet ihren spezifischen Ausdruck unter anderem im Verhalten und Erleben bereits in der Kindheit (vgl. Hofmann, 2002). Neben der Unfähigkeit zum Alleinsein steht die massive Beeinträchtigung der Affektregulation im Vordergrund, die mit einer eingeschränkten Fähigkeit zur Mentalisierung verbunden ist (vgl. Buchheim, 2008, S. 256ff.). Im Zusammenhang zwischen dem frühen Bindungsgeschehen und psychopathologischer Entwicklung scheint das Gelingen von Mentalisierungsprozessen eine zentrale Bedeutung zu spielen. Mentalisieren, als essentielle Komponente der Affekt- und Impulssteuerung, wirkt als schützender Faktor gegenüber einer existentiell bedrohlichen Welt, die insbesondere im frühen interaktionellen Kontext über Bindungsfiguren als traumatisierend erfahren wurde. Dieses Erleben überdauert unbewusst in Form von spezifischen affektiv-kognitiven Repräsentationen, und hat einen bedeutsamen Einfluss darauf, wie interpersonale Umwelt im Entwicklungsverlauf gestaltet wird (vgl. Meyer & Pilkonis, 2008, S. 213).

### *3.2.4 Zusammenfassende Überlegungen*

Ich habe versucht darzustellen, mit welch existentieller Bedeutsamkeit sich das Bindungsgeschehen auf die Entwicklung des Menschen auswirkt, insbesondere im Hinblick auf Psychopathologie. Erworbene Bindungsmuster sind in ihrer Ausbildung existentiell bedingt, dienen ehemals der Überlebenssicherung und können zu einem späteren Zeitpunkt der Entwicklung anhand eines vorherrschenden Kontakt- und Beziehungsverhaltens im Kontext einer therapeutischen und pädagogischen Beziehung interpretativ – d. h., ohne es sicher wissen zu können – identifiziert werden. Die Bindungstheorie erlaubt also im Sinne eines ätiopathogenetischen Zugangs die Identifikation klinischer Störungsbilder. Sie zeigt den essentiellen Zusammenhang zwischen Bindungsbiografie und eingeschränkter Mentalisierungskompetenz auf sowie deren Auswirkungen auf Affekt- und Aufmerksamkeitskontrolle und Impulssteuerung – Eigenschaften, die sich am Verhalten von Kindern und Jugendlichen mit »Frühstörungen« deutlich beobachten lassen. Bindungstheoretische

12 Forschungsübersicht beispielsweise von Buchheim (2008), S. 265f.; Lamott & Pfäfflin (2008), S. 319ff.

Konzepte liefern aber auch Perspektiven, wie nach einem misslungenen Bindungsgeschehen mittels hilfreicher neuer Erfahrungen potenziell heilsam auf Entwicklungsverläufe Einfluss genommen werden kann. Dabei ist allerdings anzumerken, dass Bindungsqualitäten im prozeduralen Gedächtnis abgespeichert sind (Brisch, 2020, S. 16) und eine Tendenz zur Stabilität zeigen, womit ein einfaches »Abstellen« von Verhaltensauffälligkeiten Betroffener mit den Mitteln von Lob und Bestrafung schwer möglich ist. Dieser eingängige und nachvollziehbare Zugang der Zusammenhänge sollte meines Erachtens für den praktischen Umgang – auf welcher beruflichen Ebene auch immer – nutzbar gemacht werden.

#### *3.2.5 Persönlicher Zugang*

Meines Erachtens ist es offensichtlich, dass das Potenzial über emotional korrigierende Erfahrungen Veränderungen herbeizuführen in der Gestaltung einer Beziehung liegen muss, die die wesentlichen Kriterien zur Unterstützung einer sicheren Bindungsentwicklung berücksichtigt. Für den klinischen Bereich fasst Brisch die wertvollen Gesichtspunkte zur bindungsorientierten Psychotherapie von Kindern und Jugendlichen zusammen: Herstellen einer verlässlichen psychischen und physischen Basis, Förderung des symbolischen Spiels, Deutung von bindungsrelevanten Interaktionen, beispielsweise durch teilnehmende Spielinteraktionen, Unterstützung von emotionalen Äußerungen des Kindes bezüglich Bindungsaspekten in der Übertragung, Förderung der Ablösung von destruktiven unsicheren Bindungsmustern hin zu der Entwicklung einer sicheren Bindungsqualität und Gestaltung behutsamer Ablösungs- und Trennungsprozesse (vgl. Brisch, 2020, S. 126). Diese grundlegenden Maßgaben sollten meines Erachtens vor allem in der Betreuung von betroffenen Kindern und Jugendlichen mit »Frühstörungen« verbindlich sein, scheinen stattdessen aber beispielsweise in pädagogisch-therapeutischen Kontexten beinahe gänzlich zu fehlen.

Eine Fülle von Aspekten der Beziehungsgestaltung und alltäglichen Erfahrungen im Kontakt zu betroffenen Kindern und Jugendlichen erinnern mich an Modalitäten einer frühen Bindungsbeziehung, wie beispielsweise Stimmungseinbrüche, ausgeprägtes Misstrauen, spezifische Bedürfnisgestaltung, etc. In diesen Beziehungen geht es oftmals nicht um den vernunftbegabten verbalen Austausch reflexiver Inhalte, sondern darum, überhaupt eine wechselseitige Kommunikation herstellen zu können, mit dem Blick auf prosodische Elemente einer resonanten Kontakt- und Beziehungsgestaltung. Das Erleben dieses Zugangs taucht allerdings oftmals erst im Laufe der Beziehungsgestaltung auf, für die ich mich als Bindungsfigur mental zur Verfügung gestellt haben muss. Die Zusammenhänge erschließen sich also nicht durch ein »Abscannen« erworbenen Wissens, sondern – ähnlich dem psychodynamischen Zugang – vielmehr durch assoziative Prozesse, bei welchen meine Person, eigene Emotionen und letztlich auch mein Wissen beinhaltet sind. Daher sind aus meiner Sicht auch die Mentalisierungskompetenzen der Personen unterschiedlicher Profession gefragt, die mit den betroffenen Kindern und Jugendlichen auf unterschiedlichen Ebenen umgehen.[13] Diese basieren auf der eigenen persönlichen Reflexionsfähigkeit, die beim Verstehen der betroffenen Kinder und Jugendlichen auf eigene mentale Repräsentationen zurückgreift:

> »Die Repräsentation der Inhalte der eigenen Psyche beruht auf derselben meta-repräsentionalen Fähigkeit, wie sie für Vorstellungen der Inhalte anderer Psychen benötigt wird.« (Fonagy, 2009, S. 98)

Fonagy spricht von »Mentalisierungsstärke«, wenn man sich der Unsicherheit bewusst ist, dass es ein verlässliches Wissen über die Motive des Handelns eines anderen nicht gibt (vgl. Fonagy, 2009, S. 90). Zu verstehen, dass die eigene persönliche Bindungsentwicklung überhaupt mit der beruflichen Wahrnehmung und Identifizierung von Bindungsstörungen zusammenhängen kann, bleibt aus meiner Sicht wesentlich für den Umgang mit betroffenen Kindern und Jugendlichen. Diese Feststellungen begründen meines Erachtens die Grundlage eines professionellen Zugangs, dem das Potenzial eines präventiven, aber auch spezifisch hilfreichen Umgangs mit Kindern und Jugendlichen mit »Frühstörungen« innewohnt.

13 Ich verweise in diesem Zusammenhang auf die Untersuchung zur Bindungsqualität von Psychotherapeutinnen und -therapeuten (Eckert, 2008, S. 332ff.) Auch wenn in dieser Untersuchung ermittelt wurde, dass Psychotherapeutinnen und -therapeuten mehrheitlich nicht über ein sicheres Bindungsmuster verfügen, kann eine hilfreiche psychotherapeutische Arbeit gelingen, sofern die Bereitschaft zu einem reflektierten und konstruktiven Umgang mit der eigenen Bindungsproblematik und die Fähigkeit, der Patientin bzw. dem Patienten eine »sichere Basis« in der therapeutischen Beziehung zur Verfügung zu stellen, bestehen (Eckert, 2008, S. 347).

## 3.3 Psychotraumatologie – Persönlichkeitsentwicklungsstörung nach Frühtraumatisierung

Eine Traumatisierung wird grundsätzlich definiert als »vitales Diskrepanzerlebnis zwischen bedrohlichen Situationsfaktoren und den individuellen Bewältigungsmöglichkeiten, das mit Gefühlen von Hilflosigkeit und schutzloser Preisgabe einhergeht und so eine dauerhafte Erschütterung von Selbst- und Weltverständnis bewirkt« (Fischer & Riedesser zit. n. Burchartz, 2019, S. 45). Traumatisierungen betreffen notwendig die Unvereinbarkeit zweier Merkmale: zum einen bedrohliche Einwirkungen auf einen Erlebenskontext und zum anderen die subjektiven Möglichkeiten, mit diesen Bedrohungen auf unterschiedlichen Ebenen (somatisch, emotional, kognitiv) integrativ aufnehmend umzugehen. Letztere Komponente verweist auf den Zusammenhang von Trauma, Bindung und Entwicklung, denn insbesondere bei frühen Traumatisierungen von Kindern und Jugendlichen werden deren fundamentale Grundbedürfnisse nach Bindung (vgl. Kap. 3.2 in diesem Buch), Sicherheit, Schutz und Geborgenheit beschädigt, das Gefühl der Unversehrtheit verletzt und damit die weitere Entwicklung gefährdet.

Im Gegensatz zu körperlichen Befunden gibt es bei psychischen Erkrankungen meist wenig Auskunft darüber, wodurch ein Störungsbild entstanden ist. Eine Ausnahme bilden mit Traumatisierungen assoziierte psychische Störungen und Auffälligkeiten wie beispielsweise im gängigen Diagnosemanual der ICD-10, da in diesen Fällen per Definition der Zusammenhang zwischen der Symptomatik und einem spezifischen als traumatisch erlebten Ereignis unbedingt identifiziert werden muss. Das bedeutet, dass die psychischen Störungen immer als direkte und ursächliche Folge des traumatischen Ereignisses oder der kontinuierlichen traumatischen Situation betrachtet werden. Allerdings gestaltet sich wiederum die Vorhersage, wie ein Mensch auf erlebte traumatische Erfahrungen reagieren wird, als äußerst kompliziert – trotz einer zunehmend differenzierten Traumatypologie mit entsprechenden empirisch fundierten Annahmen über posttraumatische Folgeerscheinungen.

Ergänzend lenkt die neurobiologische Sichtweise den Blick auf das Potenzial tiefgreifender und anhaltender Veränderungen hirnphysiologischer Prozesse und Strukturen sowie den massiven Einfluss von Trauma auf die neuronale Entwicklung, der mit der Form und subjektiven Verarbeitung der Traumatisierung variiert (vgl. Hüther, 2019, S. 101ff.). Unterschiedliche Zugänge erlauben es dabei, eine Traumatisierung jeweils unter Berücksichtigung von Dauer, Intensität, Zeitpunkt, Häufigkeit, Verursacher, etc. darzustellen und zu klassifizieren (vgl. Burchartz, 2019). In der Psychotraumatologie werden zwei Formen voneinander unterschieden: Das Typ I-Trauma umfasst Ereignisse, die unerwartet und plötzlich auftreten und eine akute Lebensgefahr darstellen. Das Typ II-Trauma beschreibt traumatische Ereignisse, die andauern, sich wiederholen und meist mit Todesangst, Ohnmacht, Hilflosigkeit, Scham und Demütigung einhergehen.

Von besonderem Interesse im Zusammenhang mit frühen Störungen bei Kindern und Jugendlichen sind die Traumatisierungen, die in der psychotraumatologischen Klassifikation aus meiner Sicht nur unzureichend berücksichtigt werden hinsichtlich ihrer Einbettung im täglichen Erleben der Betroffenen und ihrer weitreichenden Folgen für die Entwicklung auf unterschiedlichen Ebenen – vor allen Dingen aber hinsichtlich der Identitätsentwicklung. Um sich diesem Phänomen weiter anzunähern scheint es notwendig, auf die Inhalte eines Typ III-Trauma Begriffs hinzuweisen, der den Beziehungs- und Bindungsaspekt und die daraus erwachsenden Einflüsse auf die weitere Entwicklung deutlicher macht:

> »Die Auswirkungen länger andauernder Beziehungstraumata insbesondere in früher Kindheit (Gewalt, sexueller Missbrauch, Vernachlässigung, Missachtung, usw.) und die komplexen Störungsbilder, die daraus resultieren lassen sich mit den Kriterien der PTBS nur ungenügend, wenn überhaupt erfassen.« (Burchartz, 2019, S. 46)

Begriffe wie »komplexe posttraumatische Belastungsstörung« oder »Entwicklungsstörung nach Frühtraumatisierung« hingegen weisen auf die Schwere, Vielschichtigkeit sowie die potenziell schädigenden Einflüsse auf die weitere Persönlichkeits- und Identitätsentwicklung hin (Burchartz, 2019).[14] Diese zeigen sich, Gast und Wabnitz zufolge und durch eine Vielzahl von empirischen Studien belegt, in dissoziativen Symptomen und Störungen, welche die spätere gesamte Persönlichkeit umfassen und in einer »Dissoziativen Identitätsstörung« münden können (Gast & Wabnitz, 2017, S. 63ff.).

14 Gast und Wabnitz weisen auf ein Dilemma der Betroffenen hin, in dem sich die Verleugnung des traumatischen Geschehens und der Wunsch, es zu realisieren und auszusprechen, gegenüberstehen. Dieser Konflikt bildet sich auch gesellschaftlich mit der Tendenz zur Tabuisierung ab (Gast & Wabnitz, 2017, S. 12).

Eine Konzeptualisierung dieser Überlegungen schaffte bereits Massud Khan (1977) mit der Begrifflichkeit der »kumulativen Traumata«. Das Konzept des kumulativen Traumas bezieht sich auf Kinder, die über einen langen Zeitraum hinweg kontinuierlich auf bindungsspezifische Versorgung verzichten und die Zurückweisung überlebenssichernder Bindungsbedürfnisse ertragen müssen (vgl. Khan, 1977). Die als »subtraumatisch« bezeichneten Ereignisse werden nicht nur als additive Anhäufung von Belastungen wahrgenommen, sondern machen die Intensität und Qualität der Traumatisierung im Versagen der Bindungsperson(en) fest, das Kind durch ein Gelingen früher Interaktion ausreichend vor traumatischer Einwirkung zu schützen; der Mangel an Schutz und dem Gefühl von Sicherheit in der Bindungsbeziehung selbst wird als ein auf das Kind einwirkendes Trauma verstanden. Laut Bindungstheorie schützt die Bindungsbeziehung, die auf der Kommunikation, Synchronizität und Reziprozität früher Interaktionen zwischen Bindungsperson und Säugling basiert, den Säugling vor überflutenden Umweltreizen (vgl. Brisch, 2020, S. 59). Wenn über einen längeren Zeitraum hinweg, während dessen grundlegende und für das weitere Leben prägende Entwicklungsschritte bewältigt werden müssen, außerdem traumatische Belastungen stattfinden, ist der hemmende Einfluss auf die Entwicklung offensichtlich. Die schädigende Wirkung ist meist von längerer, evtl. chronischer Dauer, und übt ihren anhaltenden Einfluss auf die hirnorganische und psychische Entwicklung aus (vgl. Gast & Wabnitz, 2017, S. 80).

Mit seinem Buch *Vernachlässigung* (2022) macht Kai von Klitzing deutlich, dass unterlassendes oder mangelhaftes Fürsorgegeschehen als solches eine Misshandlungserfahrung darstellt. Frühe Traumatisierungen bedeuten demzufolge nicht nur aktive Handlungen der Bindungsfiguren, die sich gegen den Säugling/das Kleinkind richten, sondern umfassen in dieser Lebensphase auch das Ausbleiben adäquat-abgestimmter emotionaler und physischer Versorgung. So kann sich frühe Traumatisierung auf passive Weise vollziehen.

Allerdings scheint es oftmals schwierig, frühe, anhaltende und komplexe Traumatisierungen als solche zu identifizieren. Komplex gestalten sich darüber hinaus auch die Formulierung der – aus meiner Sicht – bedeutsamen Wesensmerkmale dieser Traumatisierungen, ihres folgenreichen destruktiven Potenzials für Entwicklung und Persönlichkeit, und wie dieses frühe Erleben des Anderen im Rahmen von Übertragung und Gegenübertragung wahrgenommen und gedacht werden kann.

So treffen wir gelegentlich in der Praxis auf Kinder und Jugendliche, die augenscheinlich aus Familien stammen, in welchen Erfahrungen wie Misshandlung, Gewalt und Missbrauch – trotz detektivischen Bemühens – partout nicht festzustellen sind, aber die schwerwiegende Symptomatik bzw. Entwicklungsstörung dennoch eine komplexe Frühtraumatisierung vermuten lässt. Insbesondere bei Jugendlichen mit frühen Störungen scheint es meines Erachtens allein mit Betrachtung der Symptom- und Verhaltensebene beim Auslassen ätiopathogenetischer sowie die Bindungsentwicklung betreffender biografischer Überlegungen nur eingeschränkt möglich, das Leid und oftmals schwierige Beziehungsverhalten als Folge einer Frühtraumatisierung wahrzunehmen – zumal entsprechende Klassifizierungen diese tiefgreifenden Zusammenhänge nicht ausreichend abzubilden vermögen. Hinzu kommt, dass es sich auf der deskriptiven Ebene häufig schwierig gestaltet, das »Traumatische« im Sinne einer »Täterschaft« innerhalb der Familie eindeutig identifizieren zu können. Aus meiner Sicht ist es aufgrund dieser Schwierigkeiten durchaus nachvollziehbar, dass in der Praxis tätige Fachleute oftmals einen traumaspezifischen Behandlungsansatz für diese Kinder und Jugendlichen präferieren. Als problematisch anzusehen ist jedoch, dass die spezifischen therapeutischen Interventionen meist auf der Vorstellung beruhen, Traumatisierungen als abgrenzbare bedrohliche Ereignisse zu begreifen. In unserem Kontext verhält es sich jedoch meist anders:

> »Traumatische Erfahrungen können ein Leben völlig verändern, nichts ist mehr so wie vorher. Wenn der Betroffene Glück hat, gibt es einen Anfang und ein Ende. Also ein Leben vor dem Trauma und eines danach, die Erfahrung der Sicherheit konnte vorher gemacht werden.« (Garbe, 2015, S. 22)

Das Dilemma mangelnder Abgrenzbarkeit traumatischer Ereignisse von »Normalität«, eines fehlenden »Vorher« und »Nachher«, bewirkt aus meiner Sicht allerdings oftmals das zusätzliche »Trauma« der mangelnden Sensibilität und traumaspezifischen Versorgung für betroffene Kinder und Jugendliche. Es ist, als ob man mit einem Schraubenschlüssel, der einfach nicht passt, etwas aufzudrehen versucht – nur weil der allgemeine Bezug zwischen Schraubenschlüssel und Schraube vernünftig und erfolgversprechend klingt. Selbst bei traumabasierten dissoziativ strukturellen Störungsbildern, die oftmals auch als solche identifiziert und diagnostiziert werden können, besticht die Annahme, es gebe eine psychotherapeutische Technik, die einen sicheren Umgang mit den tief verwurzelten dissoziativen Zuständen erlauben würde.

Vermutlich gestaltet es sich als schwierig, die Perspektive von objektiv auszumachenden traumatischen Ereignissen hin zu traumatischem Erleben zu wenden. Diese Schwierigkeit sehe ich u. a. als Grund dafür, warum Kinder und Jugendliche mit frühen Störungen in ihrer Entwicklung auf wohlgemeinte, klassische Traumabehandlung oftmals mit Verweigerung und Entzug reagieren. Die Notwendigkeit und das Bemühen um einen zeitnahen und hilfreichen Umgang mit frühtraumatisierten Kindern steht aus meiner Sicht für viele Fachleute außer Frage. Dennoch scheint, wie oben dargestellt, das Leid traumatisierter Kinder schwer zu fassen und die Qualität ihrer Traumatisierung schwer zu identifizieren; die angebotenen Maßnahmen fruchten scheinbar auch wenig, obgleich Ansätze spezifisch psychotraumatologischer Behandlung und Interventionen in Psychotherapie und Pädagogik zur Verfügung stehen. Und selbst wenn traumatische Ereignisse identifiziert werden können, gestaltet es sich oft äußerst problematisch, sie traumatherapeutisch zu behandeln, da die biografischen Parameter des Aufwachsens und der Frühgeschichte für die Möglichkeit traumatischer Verarbeitung eine wesentliche Rolle spielen. Frühe, andauernde und komplexe Traumatisierungen kommen nämlich oftmals maskiert in einer stagnierenden Persönlichkeitsentwicklung betroffener Kinder und Jugendlicher zum Ausdruck. Dieses Verständnis von Frühtraumatisierung ist mit der Persönlichkeit des Kindes und der/des Jugendlichen scheinbar untrennbar verflochten (vgl. auch De Masi, 2022, S. 57). In diesem Fall bildet die Beziehungsgestaltung, das Erleben des zwischenmenschlichen Kontaktes, den wesentlichen Zugang im Sinne einer verantwortungsvollen Präsenz – als Gegenüber, das sich in einer therapeutischen Beziehung zur Verfügung stellt:

> »Tatsächlich gibt es nichts praktischer und integrativer wirkendes, als die therapeutische Beziehung zu einem festen Bestandteil der Arbeit mit Patienten, die von anderen stark verletzt wurden, zu machen.« (Steele et al., 2021, S. 9)

Das vermutete traumatische Erleben lässt sich – auch im pädagogischen Setting – im Rahmen der Beziehung erfahren; es zeigt sich in Begegnungen mit den »Anteilen« kindlicher Persönlichkeit, die zunächst nicht als solche getrennt, identifiziert und reflektiert werden können. Es scheint als dem Kind oder der/dem Jugendlichen zugehörig, als »Normalzustand« empfunden zu werden, als Teil einer fragmentierten Identität aufzutreten, die zunächst keinen Anlass oder Möglichkeit zur Differenzierung von gesunden Anteilen gibt. Daraus ergibt sich die Notwendigkeit eines forschenden und verstehenden Beziehungsangebots mit dem Blick auf die durch frühe Traumatisierungen vereitelten potenziellen Entwicklungsmöglichkeiten. Es bedarf eines Zugangs »hermeneutischer szenischer Erlebnisanalyse« mittels »interaktiver Erkundung« (Dammasch zit. n. Burchartz, 2019, S. 5). Erst dann kann sich aus meiner Sicht die Chance zu einer »posttraumatischen Entwicklung« (vgl. Hopf in einem Vortrag) entwickeln (vgl. auch Hensel, 2017).

### *3.3.1 Bedeutsame Wesensmerkmale der frühen Traumatisierung*

> »Je jünger ein Mensch von einem Trauma getroffen wird, desto gefährdeter ist die Psyche, weil das ICH seine Fähigkeiten zur Realitätsprüfung und Antizipation noch nicht entwickelt hat und noch keine Strukturen zur Verfügung stehen, innerhalb derer das Trauma bearbeitet werden könnte.« (Diepold, 1996, S. 76)

Ereignisse wie Verlust und Trennung von primären Bezugspersonen durch Abwesenheit, Tod, oder Krankheit, Mangel an Zuwendung, häufig wechselnde Bezugspersonen sowie Streit, Missbrauch und Gewalt in der Familie sind dann von entwicklungstraumatischer Qualität, wenn sie auf ein kleines Kind treffen, dessen innerpsychische Verfassung weder dazu in der Lage ist, dieses Geschehen abzuwehren, noch in eine bestehende psychische Struktur einzuordnen und aufzunehmen. Die massive Gefährdung der Psyche resultiert demzufolge aus der mangelnden Fähigkeit des Kindes, sich in irgendeiner Form zu schützen und Widerstand zu leisten, weil die dafür notwendigen Strukturen zur Symbolisierung, Differenzierung und Verbalisierung schlichtweg noch nicht ausgebildet sind. Als Folgen werden diffuse Spannung »mit primitiven Generalisierungen der sensomotorischen Schemata [...] und ein reaktives Auslösen von Handlungsmustern wie beispielsweise Schreien, Strampeln, Abwenden und eben Erregungszustände« benannt (Diepold, 1996). Das frühe Erleben eines Traumas ist folglich nicht nur als Erinnerungsspur im Gedächtnis hinterlegt, sondern auch konstitutiv somatisch als innere Spannung, Erregung oder Unruhe verankert. Aufgrund der rudimentären Ausbildung entsprechender Strukturen kann es auch bei geringen Einwirkungen zu traumatischen Erregungen kommen; Reize werden als überflutend erlebt und bleiben als diffuser Spannungszustand im Physischen repräsentiert (vgl. Burchartz, 2019, S. 20).

Susan Coates fand durch ihre Forschungen heraus, dass bei kleinen Kindern sehr frühe Traumatisierungen schon zum Zeitpunkt der traumatischen Einwirkung in Repräsentationen transformiert werden. Diese Kinder erleiden daher ein Trauma nicht nur während des Ereignisses selbst, sondern erfahren es auch später als affektives und somatisches Erleben immer wieder. Traumatische Repräsentationen in Gestalt quälender Affekte und somatischer Beanspruchung suchen das kleine Kind wiederholend heim; sie können aber auch als Reinszenierungen auf der Verhaltensebene wiedererlebt werden. Coates beobachtete, dass das kleine Kind im Laufe des Aufwachsens Versuche unternimmt, mit den ihm zur Verfügung stehenden Ausdrucksmöglichkeiten das traumatische Geschehen im Kontext eines Beziehungsgeschehens mit den Bezugspersonen zu reinszenieren, und auf diese Weise der Verarbeitung zugänglich zu machen (vgl. Coates, 2018, S. 994). Dies führt zu dem Schluss, dass bereits in der vorsprachlichen Entwicklungsphase traumatische Ereignisse episodisch repräsentiert und gespeichert sind, einer Wiederholung unterliegen sowie zur Verarbeitung die fundamentale Unterstützung der frühen Bezugspersonen benötigen. Die Abhängigkeit von den Bezugspersonen gründet hierbei auf der Unfähigkeit des Kindes, sich selbst vor überflutenden Reizeinwirkungen schützen oder diese in irgendeiner Art und Weise kontrollieren, steuern, beeinflussen oder abwenden zu können. So ist der Mensch zu Beginn seines Lebens auf die Fähigkeit seiner Bezugspersonen angewiesen, Erregungs- und Spannungszustände »lesen«, Affekte regulieren und u. a. durch ein haltendes Containment beruhigen zu können. Das bedeutet, dass bedrohliche Einflüsse insbesondere dann als traumatisch auf die junge Psyche einwirken und entsprechende Folgen hervorrufen, wenn es an sicherheitsspendenden Primärbeziehungen mit entsprechender Schutzfunktion mangelt.

Hintergründe des Scheiterns dieser primärbeziehungshaften Aufgabe liegen, wie bereits besprochen, u. a. in eigenen Traumatisierungen der Fürsorgepersonen, in der transgenerationalen Weitergabe von unzulänglich verarbeiteten Traumata und in den mütterlichen und väterlichen Projektionen von unerträglichen Gefühlsintensitäten auf das ausgelieferte und schutzlose menschliche Wesen. Zum einen kann es sich demzufolge um traumatische Erfahrungen der Bezugspersonen handeln, die nicht verarbeitet und integriert werden können, und fundamental schädigenden Einfluss auf die primäre Bindungsbeziehung ausüben. Zum anderen können die Traumatisierungen durch die Bindungsfiguren, auf die das Kind existentiell angewiesen ist, selbst verursacht werden. Die daraus entstehenden katastrophalen Auswirkungen untergraben das Entwicklungspotenzial und den Entwicklungsverlauf des Kindes, und üben einen nachhaltigen Einfluss auf sämtliche Bereiche der kindlichen psychischen Entwicklung aus, insbesondere aber auf die Selbstentwicklung. Dieses Geschehen wiederum hemmt die zukünftige Entwicklung psychischer Strukturbildung.

Wie in den vorangegangenen Kapiteln dargestellt, ist das kleine Kind existentiell auf eine verstehende, haltend-mentale und körperliche Vermittlung durch seine primären Bezugspersonen angewiesen. Von diesem Vermögen der Bindungspersonen abhängig etablieren sich im Laufe der Entwicklung das Körper-, Selbst- und Objektbild durch spiegelnde, reziproke, synchrone und kontinuierliche Antworten im Kontext interaktiver Beziehungserfahrungen. Die entsprechenden internalisierten Repräsentationen bilden dann die Grundlage zukünftiger Beziehungs- und Kontaktgestaltungen sowie der Entwicklung des Selbst- und Objektbildes; sie dienen der Regulierung des Verhaltens und der Affekte, der Gestaltung von Intimität und Beziehungen, dem Gefühl des Vertrauens, und konstituieren die Erwartungen an die Welt und an Andere. So findet ein frühtraumatisches Geschehen als eine zeitweise oder dauerhafte fundamentale Erschütterung ihren Niederschlag in einem Mangel an »Urvertrauen« in mitmenschliche Beziehungen und einem Misstrauen gegenüber der Umwelt sowie in einer Stagnation von Entwicklung überhaupt. Gute, verlässliche und hilfreiche Beziehungsrepräsentanzen können nicht internalisiert werden, »stattdessen wird Gefahr und Unberechenbarkeit inkorporiert, und die entscheidende Lebenserfahrung ist Unsicherheit und Bedrohung mit einem inneren Szenarium. [… D]as Trauma hat die gesamte Welt des Kindes geformt.« (Diepold, 1996, S. 78) So wird die Traumatisierung als integraler Bestandteil des Selbst, als »traumatische Identität« empfunden (Diepold, 1996, S. 78). Angst, Schmerz und Einsamkeit werden als Normalität erlebt. Diese Beschreibung lässt eine Entwicklung vermuten, die als traumatische Selbstentwicklung verstanden werden kann und vorrangig dem psychischen wie physischen Überleben dient. Der weitere Entwicklungsverlauf unterliegt demzufolge überlebenssichernden Prinzipien und erzwingt die Aufrechterhaltung spezifischer Abwehrmaßnahmen. Arne Burchartz fasst dieses traumatische Geschehen als Prozess auf, und fügt ihm eine psychodynamische Perspektive an:

> »Dadurch wird ein psychodynamischer traumatischer Prozess in Gang gesetzt, mit Hilfe dessen der Betroffene sein psychisches Überleben zu sichern versucht, dies jedoch unter weiteren sekundären Funktions- und Persönlichkeitsstörungen und einhergehend mit psychopathologischen Symptomen.« (Burchartz, 2019, S. 45)

### *3.3.2 Auswirkungen früher Traumatisierung auf die Persönlichkeitsentwicklung*

Im Zusammenhang mit Entwicklungstraumatisierungen soll hier für ein Verständnis geworben werden, welches die aus meiner Sicht verfehlte Dichotomie von Persönlichkeit und Traumafolgeerscheinungen infrage stellt. Frühe Traumatisierungen gefährden fundamental die Selbst- und Identitätsentwicklung des jungen Menschen, wirken sich massiv auf sämtliche zukünftige Lebensbezüge aus, und bilden eine Quelle von Leid und psychischer Erkrankung. Je früher und länger die Traumatisierungen wirken, desto tiefgreifender werden die hirnorganischen Veränderungen verankert (vgl. Hüther, 2019, S. 100ff.).

Wie bereits besprochen mangelt es meist an der Möglichkeit, das traumatisierende Ereignis objektiv eingrenzen zu können, noch können ein Vorher oder Nachher der traumatischen Situation ausgemacht werden; das traumatisierende Umfeld durchdringt sozusagen das gesamte Aufwachsen des kleinen Kindes. Angst und Schmerz sind somit essentielle Teile des Selbsterlebens, und es kann sich kein kohärentes Selbst mit einem Gefühl der Ich-Identität entwickeln. Das Trauma ist als integrativer Bestandteil der Psyche zu verstehen, das szenische und repräsentative Wiedererleben des traumatischen Zustands scheint allgegenwärtig als emotionale Realität des Kindes.

> »Die Seele kann absolute Ohnmacht, Hilflosigkeit und dauerhaften seelischen Schmerz nicht repräsentieren und ist als Überlebensstrategie darauf angewiesen, sei es in Schuldgefühlen, sei es in sich zwanghaft wiederholenden Handlungen, sich selbst zum aktiven Gestalter des Erlebens umzukonstruieren.« (Dammasch zit. n. Burchartz, 2019, S. 7)

Vor diesem Hintergrund vollzieht sich das Überleben zwangsläufig in der Ausbildung von existentiell notwendigen Abwehr- und Überlebensstrategien, die vorrangig nicht im Dienst der Entwicklung, sondern vielmehr der »Existenzerhaltung« stehen. Dissoziation als Fähigkeit, sich im Alltagsbewusstsein des Unerträglichen durch Abspaltung zu entledigen, dient dieser Abwehr.

Tiefgreifende und nachhaltige Spuren hinterlässt diese Abwehrfunktion dann, wenn die Gefahrensituationen nicht enden wollen, weil sie beispielsweise im Sinne eines Traumatisierungsmilieus (vgl. Garbe, 2015) konstitutiv in abhängige Primärbeziehungen und die frühe Umwelt eingebettet sind. Traumatische Erfahrungen führen insbesondere in der frühen Kindheit zu tiefgreifenden Brüchen und Rissen:

> »Die Sollbruchstellen in der Persönlichkeit der Menschen befinden sich als eine Art Spalten zwischen den verschiedenen biologisch verankerten Systemen, die der Bedürfnisbefriedigung oder Überlebenssicherung dienen. Bei günstigen Lebensbedingungen verbinden und vernetzen sich im Laufe der Entwicklung die verschiedenen Systeme und Subsysteme miteinander – eine wichtige Voraussetzung für ein subjektives Gefühl von Einheitlichkeit oder Konsistenz im Identitätserleben. Belastende oder traumatische Lebensereignisse, insbesondere in der Kindheit, können diese Vernetzung behindern oder unmöglich machen.« (Gast & Wabnitz, 2017, S. 18)

Dissoziationen werden auf diese Weise zur dauerhaften Bewältigungsstrategie, die unbewusste – der bewussten Steuerung überhaupt nicht zugängliche – Aufspaltung der Persönlichkeit und des Bewusstseins sichert das Überleben.

> »Die Dissoziation ist also ein Versuch, wenn eine Flucht schon nicht äußerlich gelingt, doch wenigstens innerlich vor dem Schrecken davonzulaufen.« (Burchartz, 2019, S. 87)

Dissoziationen provozieren ein Erfahren von Depersonalisation und Derealisation, sorgen damit für die »Zerschlagung des Zusammenhangs« von realem Erleben und den damit assoziierten Emotionen und Affekten, so dass die Realität als fragmentiert abgebildet wird (vgl. Burchartz, 2019, S. 88). Dies führt in eine innere Isolation, beschreibt eine Unmöglichkeit des Selbst, sich als Ganzes zu erfahren und sich mit sicherheitsspendenden Objekten und einer sicheren Umwelt zu verbinden. Empfindungen, Motivationen, Emotionen und Gedanken scheinen, jeweils mit eigenem Ich-Erleben, getrennt voneinander zu stehen. Zustände von lauernder Angst, Ohnmacht und Hilflosigkeit entbehren einer Vorstellung von Sicherheit und Geborgenheit. Oftmals scheinen die inneren Brüche und Risse sich derart in der Persönlichkeit der Kinder und Jugendlichen abzubilden, dass wir durch eine »diagnostische Brille« betrachtet unterschiedlichen »Zuständen« bzw. »Anteilen« gegenüberstehen, die sich der Steuerung, Regulierung und Bewusstheit des Kindes bzw. der/des Jugendlichen entziehen. Kinder, die traumatischem Erleben in unterschiedlichen Formen ausgeliefert sind, zeigen ein hohes Risiko chronisch an dissoziativen Störungen zu erkranken oder dissoziative Symptome zu zeigen.

> »Bei komplexen dissoziativen Störungen, insbesondere bei Dissoziativer Identitätsstörung finden sich in ca. 90% schwere frühkindliche Traumatisierungen in Form von sexueller körperlicher und emotionaler Gewalt. Traumatisierte Kinder kommen in einer traumatogenen Umwelt in ihrem Alltag besser zurecht, wenn sie traumatische Erfahrungen konsequent ›ausblenden‹.« (Gast & Wabrich, 2017, S. 62)

Gast und Wabrich weisen auf der Grundlage vieler Studien auch darauf hin, dass emotionale Vernachlässigung als traumatisches Bindungsgeschehen eine vergleichbare Rolle spielen (Gast & Wabrich, 2017). Somit sind diese Kinder weniger auf die Bewältigung entsprechender Entwicklungsaufgaben konzentriert, sondern einer psychischen Dynamik ausgeliefert, die mit entsprechenden »Notfallmaßnahmen« das äußere wie innere Überleben sichern und vor dem psychischen Untergang retten soll (vgl. Burchartz, 2019, S. 86). Die frühe Beeinträchtigung der Entwicklung durch Abwehrmaßnahmen bringt ein expansives Spektrum an Agieren mit sich, das nur schwer nachvollziehbar erscheint und bei Anderen für Orientierungslosigkeit sorgt. Je nach individueller Ausgestaltung der Abwehr- und Überlebensstrategie zeigen diese Kinder und Jugendlichen ein komplexes und nachhaltiges Leid, welches sich durch die gängigen diagnostischen Klassifikationssysteme schwerlich fassen lässt:

> »Besonders häufig kommt es zu Störungen des Sozialverhaltens, zu aggressiv-destruktiven Handlungen gegen andere oder gegen sich selbst. Die Kinder zeigen Störungen in ihrer Affektregulation mit Zuständen von Betäubung und Übererregung, häufig gepaart mit impulsivem und riskantem Verhalten. Sie sind in ihrer Selbstwahrnehmung und in ihrer Wahrnehmung von anderen gestört und haben Schwierigkeiten, zwischen sich und anderen Grenzen zu ziehen und aufrechtzuerhalten. Oft zeigen diese Kinder Bewusstseinsveränderungen, Amnesien, Hypermnesien, Dissoziationen, Depersonalisations- und Derealisationsphänomene, Flashbacks und Alpträume. Typisch sind weiterhin korrupte Wertesysteme und brüchige Normen sowie generell fehlende Orientierungen. Häufig weisen sie schwere Lern-, Aufmerksamkeits- und Kontaktstörungen auf.« (Hüther, 2019, S. 103f.)

Dorothea Weinberg (2012) verweist in ihrem Konzept »Komplexe Entwicklungsstörung nach Frühtraumatisierung« auf die tiefgreifenden Auswirkungen früher Traumatisierungen. Als spezifisches Kennzeichen dieses Störungsbildes benennt sie die Beeinträchtigung von sieben Entwicklungsbereichen des Kindes: tiefe Bindungsproblematik, negatives Selbstkonzept, Verweigerung gegenüber Anstrengung, mangelhafte Verhaltenskontrolle, defizitäre Affektkontrolle, dissoziatives Erleben sowie Symptome des Wiedererlebens (vgl. Weinberg, 2012). Sie merkt an, dass häufig eine ADHS-Diagnose vergeben werde, wobei die massiven Einschränkungen der einzelnen Entwicklungsbereiche vernachlässigt werden. Obgleich die Symptomatik, wie sich gezeigt hat, im Kindes- und Jugendalter schwer zu fassen ist, scheint der direkte pathogene Einfluss von Trauma auf spätere psychische Erkrankungen, insbesondere die Entwicklung einer Persönlichkeitsstörung, deutlich (Dulz et al., 2017). Burchartz schlägt vor, das vielgestaltige Folgephänomen früher Entwicklungstraumatisierung als eine »durch Traumatisierungen gestörte Persönlichkeitsentwicklung« zu benennen (Burchartz, 2019, S. 107). Diesen Begriff halte ich für sehr treffend, da er sowohl auf den Beziehungsaspekt der Traumatisierung als Bindungstraumatisierung als auch auf die weitreichenden intrapsychischen Folgen eines pathologischen, strukturellen Entwicklungsverlaufs des Kindes verweist.

### *3.3.3 Psychoanalyse und Trauma*

Der psychodynamische Blick erlaubt in diesem Zusammenhang eine Vertiefung, indem er die innere Objektwelt des Kindes betrachtet, was aus meiner Sicht dabei hilft, das pathologische Entwicklungsgeschehen als Verarbeitungsversuch der Traumatisierung zu verdeutlichen. Diese Perspektive verknüpft die Traumatisierung mit intrapsychischen Objektbeziehungen und den intrapsychischen Reaktionen als Konsequenz dieser Einwirkungen. Das unlösbare Dilemma des Kindes besteht in seiner Abhängigkeit und fundamentalen Angewiesenheit auf die primären Bezugspersonen, vor denen es sich aber gleichzeitig immer wieder auf rudimentäre Art und Weise schützen muss, um nicht erneut der Gefahr der Traumatisierung ausgeliefert zu sein. Wie bereits mehrfach beschrieben, bilden Kinder im Laufe ihrer Entwicklung aus internalisierten Erfahrungen mit Bezugspersonen Repräsentanzen aus, die die Selbstentwicklung konstituieren und die Grundlage für zukünftige Beziehungs- und Kontaktgestaltungen bilden. Somit stellen sich die Fragen, wie sich die Internalisierung eines Objekts gestaltet, wie dieses Objekt beschaffen sein mag und wo es in der inneren Objektwelt verortet ist als ein Objekt, das zur Entwicklung notwendig gebraucht wird, aber gleichzeitig zerstörerisches Potenzial ausübt. Frühe Traumatisierungen wirken auf inneres Objektgeschehen massiv ein und verändern dadurch die intrapsychische Objektwelt im Dienst der Abwehr und des Überlebens durch traumaspezifische Introjektionen, Identifikationen und Projektionen.

Introjektionen beschreiben ein Geschehen, bei welchem eine reale Person und deren Eigenschaften mittels Identifizierung und Internalisierung partiell im Selbst aufgenommen werden. Sie werden durch subjektive Beziehungserfahrungen mit dem Objekt konstituiert und dienen der Konsolidierung, dem Wachstum und der Erweiterung der Selbstanteile, der Identitätsreife sowie kognitiver, sozialer und emotionaler Erfahrungen (vgl. Burchartz, 2019, S. 96f.). Es handelt sich um einen assimilierenden, auf Gegenseitigkeit zwischen Kind und Bezugsperson beruhenden Prozess der Selbstentwicklung des Kindes (vgl. oben). Anders hingegen verhält es sich bei der Identifikation mit einem Aggressor:

> »Bei der Identifikation mit dem Aggressor hingegen kommt es zu dieser Erweiterung nicht – sie führt allenfalls zu einer Unterwerfung unter die gewalttätige Beziehungsstruktur, die nicht verändert werden kann. Eine Assimilation in das Ich im Sinne einer progressiven Veränderung findet gerade nicht statt, das Kind bleibt in seiner Ich-Entwicklung erstarrt und fixiert auf die traumatische Szene, die unverarbeitet – allenfalls im Sinne des Wiederholungszwangs stets erneut aufgelegt wird.« (Burchartz, 2019, S. 97)

Die Identifikation mit einem Aggressor dient daher als Maßnahme, um sich vor unangenehmen traumatisierenden Einwirkungen und Gefühlslagen zu schützen. Das Kind übernimmt den Anteil des Objekts, vor dem es sich ängstigt, mit dem Gewinn, die Angst selbst nicht mehr erleben zu müssen. Es stellt sich auf das traumatisierende Objekt ein, fokussiert auf sein Verhalten, seine Stimme und Impulse, Mimik und Gestik sowie das affektive Klima der Begegnung, und nimmt unbewusst Beziehungsmuster, Haltungen und Vorstellungen bezüglich des traumatisierenden Objekts auf (vgl. Garbe, 2015, S. 124ff.).

> »Ohne den Täter, der gleichzeitig Bindungsobjekt ist, kann das Kind nicht überleben und dafür tut es alles.« (Garbe, 2015, S. 126)

Dieser Abwehrvorgang verhindert den Verlust von einem Gefühl der Kohärenz und unterstützt die Sinnhaftigkeit eines Geschehens, welches aus meiner Sicht die Quadratur des Kreises darstellt; »es findet eine Erklärung, einen Sinn für die Traumatisierung. Das Kind verbündet sich auf diese Weise mit dem Täter und erhält sich so eine Beziehung zu ihm« (Burchartz, 2019, S. 95).

Dieser existentiell bedeutsame Abwehrvorgang hat zur Folge, dass auch die Schuld des Täters identifikatorisch vom Kind aufgenommen wird, womit gleichzeitig die Beziehung des Kindes zur traumatisierenden Bezugsperson erhalten bleibt. Die intrapsychische Einarbeitung destruktiv eindringender Introjekte begünstigt somit einerseits die Selbstentwertung und -verachtung vor dem Hintergrund der Schuldübernahme des Täters, und andererseits die Teilhabe an der Überlegenheit, Dominanz, Gewalt und Stärke des Täters als narzisstische Aufwertung im Dienst der inneren Stabilisierung des Kindes. Täterintrojekte sind wie Fremdkörper im eigenen Selbst untergebracht, ohne der Selbstentwicklung zu dienen. Garbe (2015) führt nach Marks verschiede Formen von Täterintrojekten an: Das Introjekt des gewalttätigen Täters wird differenziert von sexualisierten und kontrollierenden Täterintrojekten. Zudem ist von einem Introjekt die Rede, welches das innere Kind vernichten will:

> »Es zeigt sich in gnadenloser Kritik, unmenschlicher Entwertung und im Zynismus. Es entsteht nicht nur durch die Nahtod-Erfahrung während der Misshandlung durch die Bezugspersonen, sondern kann auch Folge von realen Tötungsversuchen durch eine Bindungsperson sein (infantizide Bindung).« (Garbe, 2015, S. 127)

Vor dem Hintergrund einer Entwicklungstraumatisierung mündet dieses Geschehen grundsätzlich in der Abwehr leidvollen Ausgeliefertseins und sorgt gleichzeitig für den Erhalt der Bindung zum Täter. So haben Täterintrojekte ein Eigenleben im Verborgenen, finden ihre Gestalt in sich wiederholenden Beziehungsdynamiken und begegnen so in der Reinszenierung der inneren Objektwelt.

Neben Introjektionen sorgen auch Projektionen als Abwehrvorgang dafür, sich unerträglichem Erleben von Angst zu entledigen; unbewusst werden dabei Affekte und Impulse in einem Gegenüber untergebracht, auf es übertragen. Nach Bion (2020) bildet sich eine mangelnde Versorgung im Sinne einer Vernachlässigung durch die primäre Bezugsperson in der intrapsychischen Objektwelt des Kindes nicht nur durch ein »fehlendes Objekt« ab, sondern

– bedingt durch das Versagen – als Präsenz eines vernichtenden und verfolgenden Introjektes (vgl. Bion, 2020). Erfahrungen unerträglicher Frustration, die Bion als Beta-Elemente bezeichnet, erzeugen Verfolgungs- und Vernichtungsängste, die mittels projektiver Prozesse abgespalten und ausgeschieden werden müssen und eigentlich einer Transformation bedürften. Bion fasst dieses Geschehen als unbewusste Kommunikation zwischen Bezugsperson und Säugling auf, in welcher die Bezugsperson dem Säugling durch Aufnahme, Containment und Transformation der Elemente dazu verhelfen kann, die projizierte unerträgliche Erfahrung für sich allmählich in eine erträgliche zu verwandeln. Steht dieses Containment durch eine liebende Bezugsperson dem Kind nicht zur Verfügung, befindet sich dieser Prozess von Spaltung und Projektion in fortwährender Wiederholung.

#### *3.3.4 Erfahrungszugänge in einem Beziehungskontext*

Entwicklungstraumatisierungen sind im Unbewussten angesiedelt, wirken nachhaltig und tiefgreifend, bilden sich im neurobiologischen System ab und zeigen sich insbesondere im interaktiven Geschehen. Vor diesem Hintergrund sind wir mit kindlichen und jugendlichen Persönlichkeiten konfrontiert, die sich durch unbewusste Abwehr- und Überlebensstrategien auszeichnen. Wir haben mit Täterintrojekten unterschiedlicher Formen zu tun (vgl. Garbe, 2015, S. 127), mit Projektionen und Wünschen sowie Widersprüchlichkeiten, bei welchen uns der Blick für einen kohärenten, sinnvollen Zusammenhang der Handlungen der Kinder und Jugendlichen meist verloren geht. Im pädagogischen Rahmen begegnen uns junge Menschen, die oftmals mit »Un«-Zuschreibungen wie »Unerziehbarkeit« und »Unbeschulbarkeit« versehen sind, und anhand ihres aggressiven, verweigernden, destruktiven, getriebenen, diffusen und gefühlskalt wirkenden Verhaltens bewertet werden. Kinder, aber insbesondere Jugendliche scheinen im Laufe ihres Aufwachsens durch Projektionen mit verschiedenen Personen und Institutionen (wie Schule und Jugendamt) derart verstrickt, dass ihnen im Dienst des Überlebens die Distanzierung zur frühkindlichen Traumatisierung nahezu optimal gelingt. Diese Beobachtungen scheinen daher oftmals eher kennzeichnend für eine frühe Entwicklungstraumatisierung zu sein, bei der sich die Verknüpfung von skurrilem, oftmals aggressivem und selbstschädigendem Verhalten mit der frühen Traumatisierung weder für den Beobachter noch für die betroffenen Kinder bzw. Jugendlichen offenbart.

»In Folge der Dissoziation sind die traumatischen Ereignisse dem Bewussten des Betroffenen entzogen, d. h. sie können nicht bewusst erinnert werden – allenfalls sind implizite Erinnerungsspuren im Fühlen, Erleben und Verhalten zu erkennen.« (Burchartz, 2019, S. 88)

Im Zustand traumatischen Angsterlebens kann eine Erfahrung in der Regel nicht zeitlich, örtlich, situativ und persönlich eingeordnet sowie mit affektivem Erleben verknüpft, erinnert und erzählt werden (vgl. oben). Vielmehr vollzieht sich meist eine Fragmentierung des Erlebens, der eigenen Person, des eigenen Körpers und der Realität, die sich meiner Erfahrung nach in Menschen, die mit betroffenen Kindern und Jugendlichen in einem Beziehungskontext stehen, widerspiegelt. Denn in der Beziehungsgestaltung lassen sich Spuren entdecken, die auf Veränderungen hirnorganischer Strukturen gründen, im unbewussten Gedächtnis verankert sind und sich immer wieder in interaktiven Handlungen wie beispielsweise im Spielen zeigen. Susan Coates beobachtete bei unter Dreijährigen frühtraumatisierten Kindern spezifische Reaktionsweisen im Spiel:

»Wiedererleben, emotionale Betäubung (vermehrter sozialer Rückzug, reduziertes Affektspektrum, vorübergehender Verlust von erworbenen Fertigkeiten, Einengung der Spielaktivität) und Hyperarousal mit Albträumen, Schlafstörungen, Aufmerksamkeitsproblemen, Hypervigilanz und überstarken Schreckreaktionen.« (Coates, 2018, S. 997f.)

Und weiter heißt es, dass das körperliche Erinnern im Gedächtnis die psychische Entwicklung beeinflusst, was sich u. a. sichtbar und messbar im Spielverhalten des Kindes abbildet:

»Das posttraumatische Spiel kleiner Kinder ist vom gewöhnlichen Spiel leicht zu unterscheiden: es scheint einem zwingenden inneren Dialog zu folgen und lässt sich als repetitives Nachspielen des Traumas begreifen. [...] Häufige Folgewirkungen eines Kindheitstraumas sind außerdem neu auftretende Symptome, insbesondere phobieartige Ängste oder Aggressivität, die vor dem traumatischen Ereignis nicht vorhanden waren.« (Coates, 2018, S. 998)

Neben der Möglichkeit, Wiederholungen traumatischer Zustände im Spiel des kleinen Kindes zu beobachten, sehe ich es als erforderlich, den Blick gezielt auf eine psychodynamisch fundierte Wahrnehmung interaktiver Beziehungen im Rahmen von Übertragung und Gegenübertragung zu richten. Denn frühe Entwicklungstraumatisierungen finden ihren Niederschlag nicht nur im Verhalten sowie in psychischen und psychosomatischen Erkrankungen, sondern inszenieren sich in der Begegnung und den Beziehungen zwischen den früh entwicklungstraumatisierten Kindern und Jugendlichen und diversen Institutionen, Fachleuten, und Pflege- oder Adoptiveltern. Das psychodynamische Konzept der Übertragung und Gegenübertragung ermöglicht es, mit Blick auf das intrapsychische Geschehen einen unbewussten kommunikativen Austausch zwischen Menschen anzunehmen, der jenseits vernünftiger und realitätsgerechter Handlungen besteht, und dennoch den Sinn dieses Handelns erschließen lässt. Diese beziehungsbasierte Herangehensweise erlaubt eine Identifikation entwicklungstraumatisierenden Geschehens bei betroffenen Kindern und Jugendlichen, die womöglich vor Enttäuschungen und emotionaler Abkehr zu schützen vermag. Denn meist nehmen entwicklungstraumatisierte Kinder und Jugendliche ein warmherziges und bindungsausgerichtetes Beziehungsangebot als derart bedrohlich wahr, dass sie dieses mit destruktiven Angriffen bekämpfen müssen:

> »Viele vermeintliche ›Systemsprenger‹ gehen umso massiver in die Konfrontation, je ›besser‹, beziehungsorientierter und strukturierter das Angebot ist!« (Baumann, o. J.)

Entwicklungstraumatisierte Kinder und Jugendliche zerstören liebevolle Beziehungen obwohl genau diese doch die Grundlage für und Chance auf Entwicklung und Heilung bieten. Dieses scheinbar widersprüchliche Doppelspiel hinterlässt Spuren beim Gegenüber, motiviert zum Rückzug, zur Bekämpfung oder zu Rettungsversuchen. Es handelt sich aus meiner Sicht um das Auftreten angstvoller Zustände, die von besonderer Gestalt und emotionaler Intensität sind, die weder beim Kind oder der/dem Jugendlichen noch beim Gegenüber kognitiv oder emotional eingeordnet werden können, sich durch Überflutung und dem Unvermögen zu denken auszeichnen, oft zu Gefühlen der Hilflosigkeit und Wut führen, und schließlich in einem Impuls agieren zu müssen münden. Dieses Beziehungsgeschehen erinnert mich an meine vielfältigen Begegnungen mit Fachleuten unterschiedlicher Bereiche, von denen manche abweisende und das Trauma verleugnende Reaktionen zeigen, andere sich das »Trauma verwaltend« und »professionell distanziert« geben, und nicht zuletzt solche, die sich unaufhörlich und mitunter selbstzerstörerisch der Errettung dieser Kinder und Jugendlichen verschrieben haben. Zudem stoße ich immer wieder auf Fachleute, die den vermutlich frühtraumatisierten Kindern und Jugendlichen aufgrund ihres Verhaltens vehement »böse« Absichten unterstellen, ohne im Umgang mit ihnen ihre eigenen Enttäuschungen und Frustrationen formulieren zu können oder gar zu wollen. Ich habe den wiederkehrenden Eindruck, dass es um einen verzweifelten Kampf geht, darum, Recht oder Unrecht zu haben – und vielleicht sogar um das Bemühen, die traumatisierende Biografie des Kindes oder der/des Jugendlichen zu übersehen.

Yecheskiel Cohen beschreibt in seinem Werk *Das traumatisierte Kind* (2017) ein unbewusstes Beziehungsgeschehen, welches sich zwischen entwicklungstraumatisiertem Kind und den Personen des Betreuungsteams der therapeutischen Institution konstelliert, und dessen heilvoller Prozess mittels supervisorischer Analyse von Übertragung und Gegenübertragung dargestellt wird. Es zeigt sich in einer Fantasie – die Cohen (nach Smith) die »goldene Fantasie« nennt – die gerade zu Beginn des Kontakts den dringenden und absoluten Wunsch des entwicklungstraumatisierten Kindes birgt, »daß in einer durch Vollkommenheit geheiligten Beziehung allen Bedürfnissen entsprochen« (Smith, 1977 zit. n. Cohen, 2017, S. 61) werden könne. Und weiter heißt es: Diese »ist stets passiv, stets mit der Überzeugung verbunden, daß es irgendwo in dieser großen, grenzenlosen Weite namens Welt eine Person gebe, die imstande ist, die eigenen Bedürfnisse voll und ganz zu befriedigen« (Smith, 1977 zit. n. Cohen, 2017, S. 61).

Übertragungs- und Gegenübertragungsgefühle entstehen Cohen zufolge in jeglicher therapeutischen und pädagogischen Situation, allerdings gewinnt dieses Geschehen an Intensität und Dynamik, wenn es sich um früh traumatisierte Kinder und Jugendliche handelt. Er beschreibt den unbewussten Prozess eines sich wechselseitig bedingenden Übertragungs- und Gegenübertragungsgeschehens, welches durch das Beziehungsangebot mit entsprechendem Schutz vor weiterer Traumatisierung ausgelöst wird. In der ersten Phase dieses Prozesses überträgt zunächst das Kind seinen ursprünglich an die Bezugspersonen gerichteten Wunsch nach uneingeschränkter Bedürfnisbefriedigung (die bereits erwähnte »goldene Fantasie«) an die betreuende Person. Dieser für das Kind existentiell bedeutsame Wunsch wird von der betreuenden Person aufgenommen und ruft in der zweiten Phase im Sinne der komplementären Gegenübertragung das Bedürfnis hervor, die Erwartungen des Kindes zu erfüllen.

Dadurch werden beim »Betreuer und Beschützer« Omnipotenzgefühle geweckt, das Kind beschützen, lieben und umsorgen zu können.

> »Bei den ersten Treffen zwischen dem Therapeuten und dem misshandelten Kind bildet sich eine komplementäre Gegenübertragung aus, das heißt eine Identifizierung des Therapeuten mit dem internalisierten Objekt, das die ›goldene Fantasie‹ des Kindes in die Tat umsetzen wird. Außerdem projiziert er die Komponente seines Selbst, die die Erfüllung seiner eigenen ›goldenen Fantasie‹ anstrebt, auf das Kind. Er möchte ihm also das geben, was er sich selbst wünscht.« (Smith, 1977 zit. n. Cohen, 2017, S. 66)

Nach Cohen ergänzen sich auf diese Weise beide Beteiligten, zumal die betreuende, beschützende und versorgende Person narzisstische Aufwertung gegenüber den elterlichen Bezugspersonen erfährt, die eklatant in ihrem Versorgungsauftrag versagt und/oder misshandelnd oder missbräuchlich gehandelt haben. Einen abrupten Zusammenbruch dieses wechselseitigen unbewussten Kommunikationsgeschehens gegenseitiger Wunscherfüllung erfährt die Beziehungsdynamik schließlich unter anderem deshalb, weil die »goldene Fantasie« vor allem bei früh traumatisierten Kindern und Jugendlichen eigentlich an die elterlichen Bezugspersonen gerichtet ist. In einem psychodynamischen, bindungstheoretischen und psychotraumatologischen Verständnis ist es nachvollziehbar, dass Kinder ihr Bedürfnis nach Nähe, Versorgung und liebevoller Begleitung wiederholt und – wenn auch unbewusst – gezielt an die Eltern richten, obgleich diese dem Kind die schweren Traumatisierungen beigebracht haben. Es zeigt sich eine Unfähigkeit des Kindes, von dieser tragenden Sehnsucht abzulassen, zumal das Kind oder die/der Jugendliche zwangsläufig die Frustration seiner absoluten Bedürfnisbefriedigung erfährt, vor allem weil es dabei eine passive Haltung einnimmt (Smith, 1977 zit. n. Cohen, 2017, S. 71ff.). Aus dem Gefühl der Unerträglichkeit dieser Frustration sowie dem Festhalten an der Wunscherfüllung durch die primären (und traumatisierenden) Bezugspersonen setzen Spaltungsprozesse ein; die versorgende Person wird abgelehnt, sogar bekämpft. Diese Dynamik ist vorrangig dem Vorhandensein eines Täterintrojekts im Kind oder im Jugendlichen geschuldet, denn wenn die Bindungs- und Versorgungsbedürfnisse aktiv von einem anderen eingefordert werden, entspricht das einem Verrat an den Eltern und verhindert letzten Endes die Illusion, doch von ihnen versorgt und geliebt werden zu können. Dies kommen einem

Aufgeben und Vernichten des Selbstobjekts gleich, das als Täterobjekt in der intrapsychischen Matrix internalisiert ist.

> Wenn Kinder eine schmerzliche Beziehung besetzt haben, »ziehen« sie paradoxerweise den mißhandelnden Elternteil einem freundlich gesonnenen Fremden oder nicht verschwisterten Gleichaltrigen vor. Außerdem kann sich ein mißhandeltes Kind später mit dieser aggressiven Seite des Elternteils identifizieren. [... ] Wenn es nun ein solches Introjekt, wie negativ es auch sei, aufgeben soll, käme dies der Aufgabe eines integralen, »beschützenden Teils« des Selbst gleich, denn das negative Introjekt ist zu einer Komponente des kohäsiven Selbst (Ich und Über-Ich) geworden. (Cath & Cath zit. n. Cohen, 2017, S. 70)

Die intrapsychische Spaltung des Kindes provoziert einerseits die Idealisierung traumatisierender **Täterschaft (Eltern)** und andererseits die aggressive Ablehnung der Versorgung sowie der versorgenden Betreuungspersonen. Frustration, Ablehnung, Wut und destruktives Agieren werden vom Kind an die Betreuungsperson gerichtet, und entstehen innerhalb dieser Dynamik auch auf Seiten der Betreuungsperson. Als eine komplementäre Gegenübertragung verstanden ist die betreuende Person – nun mit dem Täterintrojekt identifiziert – geneigt, die Rolle der Täterschaft (Bezugspersonen) anzunehmen. Folgt man dieser intrapsychischen und interpersonellen Dynamik, ist spätestens an diesem Punkt eine Situation eingetreten, die meist in der Beendigung einer Psychotherapie, stationären Unterbringung, oder eines Pflegeverhältnisses mündet, und zudem die oben erwähnten »Un-wörter« als Eigenschaftskatalog frühgestörter Kinder und Jugendlicher bestätigt.

> »Je heftiger diese Gegenübertragung und je weniger Kontrolle und Supervision angeboten werden – Verfahren, die die Funktionen der Gegenübertragung zu diagnostizieren erlauben –, desto größer ist die Gefahr, dass das Kind vorzeitig entlassen wird.« (Cohen, 2017, S. 73)

### *3.3.5 Persönlicher Zugang*

In meiner psychotraumatologischen Weiterbildung vor vielen Jahren waren Traumata bereits mit einem ansteckenden Potenzial ausgestattet. Dieses Phänomen konnte ich bei mir selbst aber auch bei anderen wahrnehmen, scheint es doch Kommunikationswege zu geben, die sich in unbewussten Bahnen bewegen und im Gegenüber landen. Eine Identifikation früher Entwicklungstraumatisierung sollte aus meiner Sicht insbesondere auf der unbewussten Beziehungsebene im Rahmen von Übertragung und Gegenübertragung ermittelt werden, nachdem das der Traumatisierung inhärente Gefühl existentieller Angst mittels projektiver Identifikation erfahren werden kann. Zugleich kann die Wahrnehmung dieser Ebene das Leid wesentlich lindern und womöglich eine Entwicklungskatastrophe verhindern; auch in diesem Zusammenhang gilt meines Erachtens eine frühe Bestimmung als wertvolles Mittel, pathologischen Entwicklungen adäquat zu begegnen und ein heilsames Geschehen zu begünstigen. Dieses heilsame Geschehen erfordert im therapeutischen und erzieherischen Umgang mit frühgestörten Kindern und Jugendlichen Geduld und Zeit, und beschränkt sich zeitweise auf das Aushalten der projizierten hässlichen, gewaltvollen, destruktiv emotionalen, präverbalen und nicht symbolisierten Zustände der betroffenen Kinder und Jugendlichen. Die notwendige und hilfreiche Suche nach dem »sicheren Ort« – als Standardübung traumatherapeutischer Intervention – und seine Verankerung im Außen vernachlässigt womöglich die Vorstellung, dass ein sicherer Ort einer Verknüpfung mit einem internalisierten guten inneren Objekt bedarf; nur so kann ein Gefühl der Sicherheit und des Vertrauens in andere Menschen entstehen und wachsen, und dazu braucht es authentische, aushaltende und liebevolle Beziehungen zu Anderen. Es braucht Menschen, die sich diesem Behandlungs- und Beziehungsprozess als Gegenüber zur Verfügung stellen, und die sowohl die intrapsychische als auch die interpersonelle Dynamik eines entwicklungstraumatisierenden Geschehens berücksichtigen und unter Einbeziehung eigenen Erlebens reflektieren können.

Der psychodynamisch ausgerichtete Zugang auf die Bindungstheorie und Psychotraumatologie bietet die Chance, in einer Beziehungsgestaltung mit frühgestörten Kindern und Jugendlichen inter- und intrapsychische Spaltungsmechanismen als Überlebensstrategien zu identifizieren, eigene Motive des Handelns anzuerkennen sowie eigene Impulse des Agierens zu verstehen, ohne diesen nachgeben zu müssen. Die eigene Verstrickung mit dem Gegenüber erlaubt es auf diese reflexive Weise die von Cohen angeführte, auf Illusion basierende und das Überleben sichernde »goldene Fantasie« des Kindes oder Jugendlichen in eine realistische Beziehungsgestaltung zu verwandeln, und dabei selbst psychisch gesund zu bleiben.

# 4. Therapeutische und pädagogische Behandlungsansätze als Modelle des Zugangs

Dieses Kapitel widmet sich nun professionellen institutionellen und psychotherapeutischen Zugängen zu frühgestörten Kindern und Jugendlichen, die klinisch-theoretische, entwicklungspsychologische und psychodynamische Ansätze mit gelebter Praxis und Erfahrungsnähe verknüpfen – erfolgreich, wie ich meine –, und dabei nichts an Aktualität einbüßen. Die psychodynamischen Konzeptionen, die ich hier ausführlich vorstelle, beziehen sich sowohl auf die psychotherapeutische Behandlung von »Frühstörungen« als auch auf den Umgang im stationären wie ambulanten Setting der Jugendhilfe.

Ich möchte an dieser Stelle zwei psychodynamisch arbeitende Modellprojekte bzw. Institutionen vorstellen, welche die Trennung von psychotherapeutischem und stationärem Jugendhilfesetting weitestgehend aufgeben und es aus meiner Sicht vermögen, die bestehende Kluft erfolgreich zu überbrücken. Da mein persönlicher Zugang geprägt ist von Nähe und einem Einlassen auf die Kinder und Jugendlichen im Rahmen therapeutischer Jugendhilfe, haben sich diese Konzeptualisierungen für meine persönliche Arbeit, theoretischen Überlegungen, Reflektieren und Handeln als äußerst hilfreich erwiesen. Sie haben mich zum Halten und Aushalten anstelle von Resignation inspiriert und motiviert. Die Idee, diesen Kindern und Jugendlichen hilfreich und heilsam zur Seite stehen zu wollen, sie durch Teilhabe zu begleiten, zu »halten und auszuhalten« (Ronald Hofmann), »sich zur Verfügung zu stellen« und sie gar noch zu »lieben« (Yecheskiel Cohen) benötigt aus meiner Sicht eine tiefenfundiert-theoretische, selbstreflexive, mutige und teils unbequeme Auseinandersetzung – mit den Kindern und Jugendlichen, den Institutionen und auch mit sich selbst. Bei der Lektüre der Konzeptualisierungen praktischer Jugendhilfe von Cohen (2017) und Hofmann (2002) bin ich immer wieder fasziniert und inspiriert von den kreativen Verknüpfungen zwischen dem Beziehungserleben im Kontakt mit den Kindern und Jugendlichen als geteiltes Erleben sowie den Falldarstellungen der Kinder und Jugendlichen und deren Einbettung in theoretisch bedeutsame Zusammenhänge, die Anlass zur Reflexion bieten. So besteht die Möglichkeit, »eine neue Welt zu eröffnen«, eine Welt, die für mich Erweiterung schafft, meine Neugierde stillt und auch herausfordernde Fragen beantwortet. Darüber hinaus birgt die Lektüre auch eine Wiederentdeckung eigener Haltungen und eigenen Denkens, und spiegelt einen vertrauten Umgang mit den Kindern und Jugendlichen wider, der mich an eigene Erfahrungen und Zugänge im Rahmen der von mir gegründeten Jugendhilfeeinrichtung erinnert.

In diesem Zusammenhang halte ich auch die Beschäftigung mit ausgewählten psychotherapeutischen Behandlungsansätze für äußerst hilfreich für den praxisnahen und supervisorischen Umgang mit betroffenen Kindern und Jugendlichen. Zwei dieser Behandlungsansätze sollen im Anschluss an die beiden Konzeptualisierungen institutioneller Jugendhilfe vorgestellt werden. Grundlage beider Behandlungsansätze bilden die Annahmen eines frühen Entwicklungsgeschehens, das charakteristische Psychopathologien der Persönlichkeitsentwicklung hervorbringt, die »Borderline-typische« Störungsqualitäten hinsichtlich der Identität und Abwehr aufweisen. Im Mittelpunkt der Behandlungen stehen zum einen Transformationen struktureller Momente der Persönlichkeit, der Identität, des Selbstempfindens und der Mentalisierung, sowie zum anderen die interpersonelle Dynamik, d.h. die Form des Beziehungskontaktes zwischen Psychotherapeutinnen bzw. -therapeuten und Patientinnen bzw. Patienten. Die Literatur zu den psychotherapeutischen Behandlungszugängen ist reich an Falldarstellungen, die meines Erachtens zur Inspiration dafür dienen, den Rahmen entweder zu erweitern oder gar zu wechseln. Dies wird noch dadurch verstärkt, dass die Behandlungsansätze durchaus in den Alltag der Jugendhilfe Eingang finden und auch in diesem Kontext u.a. als reflexiver Hintergrund tiefgreifend beschäftigen können.

## 4.1 *Bindungsgestörte Kinder und Jugendliche mit einer Borderline-Störung* (Ronald Hofmann, 2002)

In Kapitel 2 wurde bereits anhand von Ronald Hofmanns Buch (2002) die spezifische Dynamik dargestellt, die sich im Erleben und Verhalten frühgestörter Kinder und Jugendlichen zeigt, und die man im Sinne des Verstehens diagnostisch erfassen kann. Es wäre vermutlich vermessen, das Buch als »Praxisbuch für Therapie, Betreuung und Beratung« zu konzeptualisieren, nachdem

Hofmann doch auf wissenschaftlicher Basis die sich noch in Entwicklung befindlichen Kinder mit einem psychischen Zustandsbild anhaltender charakteristischer Verhaltensmuster in die Nähe einer Persönlichkeitsstörung vom Typ »Borderline« rückt. Außerdem hebt er – zumindest implizit – die Trennung von psychotherapeutischer Behandlungspraxis und stationärer Jugendhilfe auf. Meine Auseinandersetzung mit seinem erkenntnisreichen Buch ließ mich viele Zusammenhänge identifizieren und überzeugte mich im Sinne eines Wiederfindens meiner eigenen täglichen pädagogisch-therapeutischen Arbeit – und die Inhalte des Buches repräsentieren somit auch einen sehr persönlichen Zugang. Hofmanns Auslegungen fanden ihren Niederschlag u. a. in der psychodynamisch-bindungsausgerichteten Konzeption der im Jahr 2009 von mir und meinen Mitarbeitenden gegründeten therapeutischen Familienwohngruppe »Groß Werden« gGmbH. Als bedeutsam und hilfreich erfuhr ich die ausführliche Darstellung der frühen Entwicklung als vermuteten psychischen Hintergrund für schwer nachvollziehbare Handlungen und Haltungen frühgestörter Kinder und Jugendlicher gegenüber sich selbst und Anderen im Beziehungsgeschehen. Hoffman beschreibt diese Zusammenhänge auf eine liebe- und respektvolle sowie professionelle Weise. Er verortet die dominierende Not der Betroffenen insbesondere im Beziehungsgeschehen, so dass die Bedeutung der Betreuung, der Beziehungsgestaltung und des Kontaktes für das Betreuungs- und Behandlungspersonal als »höchste Herausforderung persönlicher Art« identifiziert werden (vgl. Hofmann, 2002, S. 13).

Angesichts relevanter Forschung scheint es evident, dass es im Umgang mit Kindern und Jugendlichen mit »frühen Störungen« nicht an wissenschaftlicher Expertise oder Legitimation mangelt, sondern vielmehr an der Antizipation und der Bereitschaft zur womöglich kostspieligen Umsetzung in institutioneller Praxis.[15] In den Darstellungen wird nachvollziehbar, wie sich therapeutische Wirksamkeit durch wissenschaftliche fundierte Auseinandersetzung in der Praxis entfalten kann. Letztlich ist Hoffmans Mut zu würdigen, sich bereits in dieser Zeit vom Mainstream der psychotherapeutischen

15 Ich übe hier keineswegs Kritik an der Notwendigkeit, steigende Kosten in der Jugendhilfe zu berücksichtigen; allerdings sehe ich die Diskrepanz zwischen wissenschaftlicher Expertise und ihrer mangelhaften Umsetzung oder gar Missachtung sowie die Verschärfung »un«-betreubarer, -beschulbarer, -behandelbarer Kinder und Jugendlicher auf dem »Jugendhilfemarkt« als potenzielle Quellen einer Kostenexplosion, die zumindest im Vorfeld Beachtung finden sollte und so eventuell gemildert werden könnte.

Behandlungspraxis und Versorgung in stationärer Jugendhilfe abzugrenzen. Er lenkt besondere Aufmerksamkeit auf die Qualität der Beziehungsgestaltung, da konventionell konzipierte Betreuungssysteme zu versagen drohen, was wiederum zu einem »Betreuungs- und Behandlungstourismus zwischen Jugendhilfe, Psychiatrie und Justiz« führt (Hofmann, 2002, S. 16). Ständige Abbrüche von Betreuung sind nicht nur zu bedauern, sondern chronifizieren die zugrundeliegende Bindungsstörung (Hofmann, 2002, S. 16).

Ronald Hofmann bezieht eine aus meiner Sicht für betroffene Kinder und Jugendliche sehr hilfreiche Position, die einen verstehenden Zugang jenseits von diagnostisch-klassifikatorischer und Verhaltensebene erlaubt, einen heilsamen und nachhaltigen Beziehungsumgang für »Behandler und Betreuer« ermöglicht, und eigene Erfahrungen in therapeutischer Praxis und Jugendhilfe abbildet. Bereits in der Widmung seines Buches enthüllt er in einer beeindruckenden Prägnanz die Erlebensweise und existentielle Not »frühgestörter« Kinder und Jugendlicher, und bringt diese auf den Punkt:

> »Dieses Buch widme ich [...] all denen, die durch Mangel an Bindung und durch traumatische Erlebnisse um das Glück ihrer Kindheit gebracht wurden, deren Enttäuschungen und Ängste, in verzweifelte Wut umgeschlagen, ihnen genau das verwehrten, was sie um jeden Preis zu erreichen hofften – das Gefühl von vertrauter Nähe, stabilem Schutz und sicherer Geborgenheit bei anderen Menschen.« (Hofmann, 2002, S. 13)

Der Inhalt dieser Widmung erinnert an viele Kinder und Jugendliche, deren vermutetes, aus der Biografie konstituiertes und tief verankertes Bedürfnis nach Schutz und Nähe von einer massiven Ambivalenz geprägt ist, die der Befriedigung des Bedürfnisses entgegenwirkt. Obwohl sie sich ihren jeweiligen Verhaltensweisen und Inszenierungen oft unterschiedlich zeigen, so scheint doch die wiederkehrende und vermutlich hilflos machende Erfahrung fundamentaler Ablehnung durch Menschen in unterschiedlichen Institutionen und aus unterschiedlichen Gründen die gleiche zu sein.

In diesem Zusammenhang denke ich an eine damals 14-jährige Jugendliche in unserer therapeutischen Familienwohngruppe, die einerseits durch massiv fremdaggressives und gewalttätiges Verhalten auffiel, so dass sie des Öfteren von Mitarbeitenden körperlich gehalten werden musste, es andererseits aber immer wieder vermochte, mit einem gewissen Liebreiz und verzweifelt nach Nähe und Kontakt zu suchen. In der Außenwelt traf diese Suche allerdings letztlich meist auf Zurückweisung und Ablehnung, was oft ein destruktives Ausagieren nach sich zog. Eher selten kam es – meist auf ihren eigenen Wunsch bzw. selbst initiiert – zu stationären Einweisungsversuchen in die Kinder- und Jugendpsychiatrie als einem Fantasierten Ort, an dem es einen Platz für sie gäbe, wo sich die Dynamik allerdings auch wiederholte. Regelmäßig wurde sie enttäuscht, da sie gar nicht erst stationär aufgenommen wurde. Einmal lehnte der Kinder- und Jugendpsychiater eine Aufnahme mit der Begründung ab, dass die Jugendliche nicht psychisch krank sei – obwohl sie sich selbst und Andere verletzt sowie Vandalismus an Autos betrieben hatte und verzweifelt den Wunsch äußerte, aufgenommen zu werden. Daraufhin fragte sie höflich nach, wer denn dann psychisch krank sei, wenn nicht sie. Der Psychiater antwortete, dass für ihre Art von psychischer Störung oder Erkrankung in der Kinder- und Jugendpsychiatrie leider kein Platz sei – solche Störungsbilder würden alle nur »hilflos« machen.[16]

Laut Hofmann erlaubt es die Anerkennung einer Borderline-Persönlichkeitsorganisation mit entsprechender Beziehungsdynamik auch bei Kindern und Jugendlichen, Überlegungen hinsichtlich adäquater Betreuungs- und Behandlungsformen anzustellen (vgl. Kap. 2.2 in diesem Buch). Hofmann zufolge bewegt sich das Störungsbild innerhalb eines innerpsychischen Bezugssystems und bedarf eines spezifischen pädagogisch-therapeutischen Zugangs, um eine Behandlung bzw. einen heilvollen Umgang zu ermöglichen. Wie bereits mehrfach angedeutet erweist sich der betreuerische Umgang oftmals als frustrierend und verwirrend, und mündet vielfach in persönlichen Verstrickungen, Gefühlen der Hilflosigkeit und Wut.

> »Solche Prüfungen der Haltefähigkeit verlaufen für die betroffenen Bezugspersonen sehr persönlich, gezielt und mit einer hundertprozentigen Trefferrate bezogen auf eigene Defizite, Kränkungen und Befindlichkeiten.« (Hofmann, 2002, S. 183)

Dem setzt Hofmann einen Betreuungs- und Behandlungsansatz entgegen, bei welchem die »Haltefunktion« dominiert – und zwar auf sämtlichen Ebenen des Umgangs mit den betroffenen Kindern und Jugendlichen, und daher verstanden als »multimodale Betreuung«. Das vom ihm präzise und ausführlich

16 Im Vordergrund dieses Beispiels steht die Erfahrung der Jugendlichen, die ihre Hoffnung auf einen Ort richtete, den sie als für ihr Leid »zuständig« identifiziert hatte. Es geht nicht um Kritik an der Person des Psychiaters oder der Institution.

dargestellte Störungsbild basiert auf einem unzureichend und ungünstig verlaufenden Bindungsgeschehen. Dieses zieht schwerwiegende affektive und emotional-reflexive Regulationsstörungen nach sich und macht eine Be- und Entgegnung erforderlich, die eine entwicklungspsychologische Sicht einnimmt und das wesentliche Charakteristikum einer Bindungsbeziehung ausmacht und repräsentiert:

> »Die Notwendigkeit der interdisziplinären Zusammenarbeit ist in diesem Rahmen nicht nur eine populistische Forderung, die sich gut anhört, sondern eine sich aus dem Störungsbild ergebende grundlegende bindungsstabilisierende Forderung, die sich aus den Phänomenen der reflexiv-emotionalen Regulationsstörungen [...] ableitet.« (Hofmann, 2002, S. 226)

Der wesentliche Behandlungs- und Betreuungsansatz liegt im Halten und Aushalten:

> »Das Halten ist der wesentlichste Teil der therapeutischen und pädagogisch-betreuerischen Beziehung und damit der personellen Grundhaltung zu borderlinegestörten Kindern und Jugendlichen. [...] Halten beschreibt die Fähigkeit und eine innere Haltung als individuelle nichtlernbare Therapie- und Erziehungskompetenz.« (Hofmann, 2002, S. 229)

Ronald Hofmann beschreibt dieses Halten als bedingungsloses Positionieren, Schützen und Eintreten für diese Kinder und Jugendlichen; »Liebe trotz Begrenzung, Liebe trotz eigener Wut, Angst, Demütigung, Hilflosigkeit« (Hofmann, 2002) mit der sinnvollen Bestimmung, durch ein emotionales Nachholen die Bindungsstabilität zu erringen und zu erleben.

Unabhängig von der Form der Verabschiedungen und Trennungen aus dem stationären oder ambulanten Jugendhilfebereich habe ich die Erfahrung gemacht, dass die betroffenen Kinder und Jugendlichen, zu denen eine Bindungsbeziehung entwickelt worden war, immer wieder den Kontakt suchen, um sich zu zeigen.

## 4.2 *Das traumatisierte Kind. Psychoanalytische Therapie im Kinderheim* (Yecheskiel Cohen, 2017)

Auch Cohens Buch scheint – aus psychotherapeutischer Sicht, zumindest – einen ungewöhnlich nahen Zusammenhang zwischen stationärer Jugendhilfe und therapeutischer Behandlung herzustellen, und gipfelt in dem Ansatz »das Heim als Behandlungsmethode« zu betrachten (Cohen, 2017, S. 9). Diese Verknüpfung ist meines Wissens einmalig und direkt mit Yecheskiel Cohen als Begründer der entsprechenden Methodik identifiziert. Der Psychoanalytiker Cohen verbindet seine jahrelangen, umfangreichen theoretischen und praktischen Erfahrungen mit Reflexionen über ein mit frühgestörten Kindern und Jugendlichen geteiltes Leben. Auf dieser Basis hat er ein Behandlungskonzept entwickelt, das am »B'nai B'rith Residential Treatment Center« in Jerusalem kontinuierlich seine heilsame Wirkung entfaltet, heute unter dem Namen »Jerusalem Hills Therapeutic Center«. Es wurde 1943 gegründet und von Cohen mehr als 30 Jahre lang geleitet. Sein Therapiekonzept ist in einer – wie ich finde – ergreifenden DVD[17] festgehalten, die eingangs filmisch das Konzept der Einrichtung auf den Punkt bringt: »Die Geschichte einer einzigartigen Therapie, [...] wenn Wissenschaft auf Intuition trifft, [...] und Liebe auf Professionalität, [...] dann können Wunder geschehen [...].«

Der Zugang Cohens als Person zu den betroffenen Kindern und Jugendlichen, der sich im Film in wenigen Worten eindrücklich widerspiegelt, fasziniert mich auf sehr persönliche Weise. Er findet Ausdruck in Cohens authentischer, intuitiver und liebevoller Beziehungsgestaltung und -haltung gegenüber den Kindern und Jugendlichen, seinem bifokalen Ansatz – pädagogisches Handeln und psychodynamisches Verstehen bilden eine Einheit – und fundiertem theoretischen Wissen, das er sich mit einer fragenden Haltung in einem Abstimmungsprozess problembezogen aneignete. Seine Überlegungen und sein praktischer Bezug fußen auf Donald W. Winnicotts Werken, die einen gelungenen und stimmigen Bezug psychoanalytischen Denkens mit dem Blick auf die Innenwelt frühgestörter Kinder und Jugendlicher erlauben. Zudem vermag es der Autor, in seinen Überlegungen die Bedeutung einer

17 Herausgegeben von der Ärztlichen Akademie für Psychotherapie von Kindern und Jugendlichen, München, 2014. Einlage in Cohen, 2017..

professionell gestalteten Nähe[18] zu diesen Kindern und Jugendlichen zu leben und aufzuzeigen, und diese als Konzept kontinuierlicher Bindung für die Betreuenden in einer stationären Einrichtung zu vertreten. Besonders bewegt bin ich, wenn ich an den Erfolg dieses Behandlungsformats denke, der laut Cohen bei über 70 Prozent liegt.

> »Ich liebte ›meine Kinder‹ sehr und verbrachte mit ihnen den größten Teil des Tages und der Nacht. Ich erwähnte bereits, dass die Wohnung der Betreuer in die Wohnhäuser der Kinder integriert war, so dass ich viele Stunden in ihrer unmittelbaren Nähe verbrachte. Ich versuchte, mich in die persönliche Geschichte eines jeden Kindes einzufühlen und jedem von ihnen das Gefühl zu geben, dass er oder sie besonders und einzigartig für mich waren.« (Cohen, 2017, S. 20)

Insbesondere die Qualität der Beziehungsgestaltung findet in seinem Konzept einen einzigartigen Ausdruck. Die »Angst zu lieben« sieht Cohen als Hürde an, die von beiden, sowohl dem betroffenen Kind oder der/dem Jugendlichen als auch dem Behandelnden und Betreuenden überwunden werden muss, um Gesundung und Entwicklung des Kindes zu ermöglichen. Cohen versteht diese Haltung gegenüber den betroffenen Kindern und Jugendlichen als bedeutungsvolle Erfahrungen in der Primärbeziehung, und setzt sie gleich mit Winnicotts Überlegungen zum physischen »Halten« und »Gehalten-Werden« in der frühen Säuglingszeit:

> »Von der Art und Weise, wie die Mutter ihr Baby hält, hängt so vieles ab, und ich möchte betonen, daß das richtige Halten nichts ist, was man ihr beibringen könnte; wir können sie nur unterstützen, indem wir ihr zeigen, daß sie sich auf unsere Gestaltung der Rahmenbedingungen verlassen kann, und indem wir ihr Gelegenheit geben, ihre eigenen, natürlichen Fähigkeiten ungehindert zu entfalten.« (Winnicott, 1994, S. 174)

Cohen spricht sich in seinem Werk für eine authentische Psychoanalyse von Kindern, Jugendlichen und Erwachsenen aus, »in Freundschaft und gegenseitiger Dankbarkeit« (vgl. Cohen, 2017, S. 22). Meine folgende Darstellung

18 Professionelle Nähe im Gegensatz zur – meines Erachtens – viel bemühten, gar gehuldigten »professionellen Distanz«, die zwar in der pädagogischen Literatur nicht aufzufinden ist und doch allerorts Erwähnung findet.

dieses bedeutsamen Ansatzes fußt auf der o. g. Literatur, der DVD und einem Vortrag Yecheskiel Cohens auf einer Tagung in München im November 2019.[19]

Es soll an dieser Stelle nicht darum gehen, die Organisation des Jerusalem Hills Therapeutic Center im Einzelnen auszuführen. Vielmehr möchte ich auf Cohens Verständnis psychoanalytischer Therapeutik bei frühgestörten Kindern und Jugendlichen eingehen, seinen differenzierten Blick auf die psychopathologische Struktur der sich entwickelnden Persönlichkeiten darstellen sowie die von ihm initiierte und konsequent verfolgte Umsetzung therapeutisch hilfreichen Handelns auf der Grundlage einer therapeutisch entwicklungsfördernden Haltung darlegen – ein Vorgehen, das ich als adäquate Antwort auf dieses Störungsbild verstehe.

Die Prinzipien der Behandlung und des Umgangs repräsentieren ein ganzheitliches Verständnis, das sich im Kontext von Verantwortlichkeit der Erwachsenen gegenüber dem Leid betroffener Kinder in Begegnung entwickeln können. Cohen habe die Erfahrung gemacht, dass die betroffenen Kinder über »kein existentielles Gefühl als subjektives Selbst und kein Gefühl für eine Kontinuität von Vergangenheit, Gegenwart und Zukunft« verfügten – existentielle Eigenschaften, die ein subjektives Gefühl der Identität ausmachen (Cohen, 2017, S. 29f.). Diese Erfahrung veranlasste Cohen, sein gesamtes therapeutisches Konzept auf die Unterstützung, Anregung und Pflege der Entwicklung des Selbst der untergebrachten Kinder auszurichten.

> »Als ich Winnicotts Schriften kennenlernte, traf ich selbstverständlich auf diese Idee, wenngleich er sie in verschiedenen Variationen und in poetischerer Sprache auszudrücken vermochte, die Idee nämlich, dass der Säugling fühle, er habe die Welt erschaffen, die Brust und dass dieses Gefühl notwendig ist für die Entwicklung des Selbst.« (Winnicott, 1986, zit. n. Cohen, 2017, S. 30)

Winnicotts entwicklungsdynamischer Ansatz verortet die Entstehung und Entwicklung des Selbst im frühen intersubjektiven und auf Feinfühligkeit und Entsprechung ausgerichteten Bindungsgeschehen. Versagt die Anpassung der Bezugsperson, ist diese mit Winnicott gesprochen »nicht gut genug«, bleibt das Selbst des Säuglings fragmentiert und isoliert von der Außenwelt in Form

19 Jahrestagung der Münchner Arbeitsgemeinschaft für Psychoanalyse e. V., 2019; Vortragstitel von Yecheskiel Cohen: »Der ewig(e) unbewusste Wunsch nach Verschmelzung«.

eines massiven »Zurückgezogen-Seins«. Es mangelt an der Entwicklung der Fähigkeit, Objekte libidinös besetzen zu können, der Symbolgebrauch auch im Sinne eines Umgehens mit der Welt ist einschränkt bzw. bleibt aus (vgl. Winnicott, 2006, S. 191ff.). Die Beziehung zwischen Selbst und Umwelt bleibt getrennt und gespalten; Winncott spricht von einer »Verarmung des sozialen Lebens« (Winnicott, 2006, S. 191ff.). Anstatt den »omnipotenten Gesten« des Säuglings in dieser Entwicklungszeit adäquat zu begegnen, setzt die Bezugsperson ihre »eigenen Gesten« dem sich ausdrückenden Säugling entgegen; so wird der Säugling mittels Introjektion zur Mutter bzw. werde wie die Mutter (vgl. Winnicott, 2006, S. 191ff.).

Vor diesem Hintergrund hat es sich Cohen zur Aufgabe gemacht, für die betroffenen Kinder und Jugendlichen eine umfassende institutionelle Umwelt zu schaffen, die die Möglichkeit fördert, den oben beschriebenen Vorgang der Schöpfung als »selbsterschaffend« erleben zu können. Damit spricht er sich gegen die herkömmliche Forderung nach Anpassung der betroffenen Kinder und Jugendlichen aus:

> »sondern dass es eine Welt gibt, die vorhanden ist damit das Kind, das sich in seiner seelischen Entwicklung noch im ersten Stadium seines Lebens befindet, alles bekommt, was es braucht, und das Gefühl hat, all dies selbst zu erschaffen. Die Verwirklichung der subjektiven Möglichkeiten, die Entfaltung des einmaligen Selbst des Kindes, müssen das Ziel sein, nicht aber seine Anpassung an seine gesellschaftliche Umwelt, die von Heimen oft in erster Linie angestrebt wird.« (Polsky, 1962; Grupper & Eisikovits 1986 zit. n. Cohen, 2017, S. 30)

Cohen sieht in der konzeptionellen Gestaltung dieser spezifischen Umwelt die wesentliche Aufgabe und Herausforderung der Institution. Bezugnehmend auf Winnicotts »potential space« versucht Cohen einen Lebensraum für die betroffenen Kinder und Jugendlichen insgesamt zu etablieren und individuell zur Verfügung zu stellen. Dieser begegne der pathologischen Struktur der Kinder und Jugendlichen, die sich in einer mangelnden Selbstentwicklung und einem fragmentierten Selbsterleben abbildet, auf heilsame Weise.

> »Damit meine ich den hypothetischen Bereich, der zwischen dem Kleinkind und dem Objekt (d. h. der Mutter oder einem Teil von ihr) während der Phase besteht (aber dennoch nicht bestehen kann), in der das Kind erstmals das Objekt als ›Nicht-Ich‹ ablehnt,

> d.h. also am Ende der Phase der Verschmelzung mit dem Objekt. Nach der völligen Verschmelzung mit der Mutter tritt das Kleinkind in eine Phase, in der es die Mutter vom eignen Selbst trennt und in der die Mutter das Ausmaß ihrer Anpassung an die Bedürfnisse des Kindes einschränkt, um sich selbst weitestgehender Identifizierung mit dem Kind wiederzufinden und weil sie auf das veränderte Bedürfnis des Kindes, sie jetzt als unabhängiges Wesen zu erleben, eingeht.« (Winnicott, 2015, S. 124)

Mit »potential space« umschreibt Winnicott einen Zwischen- und Übergangsraum, in welchem der kreative Prozess mentalen Selbstwerdens als »Raum der Ermöglichung« verortet ist. Dies beinhaltet den kreativen Vorgang mentaler und affektiver Besetzung von Selbst und Welt, bei der der Säugling die Welt durch die eigene Vorstellung erschafft – eine Welt, die gleichzeitig von ihm vorgefunden wird. Der »potential space« repräsentiert das gleichzeitige Vorhandensein dieser Welt und die Ermöglichung eines inneren Prozesses der Erschaffung, und verortet in diesem »Übergangsraum« die selbstreflexive Entwicklung der Wirklichkeits- und Selbstgestaltung, die konstitutiv sowohl das Selbst als auch den Anderen beherbergen.

Winnicott stellt heraus, dass »such a thing as baby« für sich allein nicht existiere – ein Säugling erlebe sich durch die »Augen der Bezugsperson«. Einer phasenspezifischen Betrachtung zufolge entspricht nach Winnicott die frühe Selbstentwicklung zufolge zu Beginn einer »absoluten Abhängigkeit« des Säuglings zur primären Bezugsperson, welche durch einen Reifungsprozess allmählich aufgegeben werden kann (Winnicott, 2006, S. 108f.). Die allmähliche Ablösung erfordert von der Bezugsperson ein »Sich-Anpassen an die Reifungsprozesse des Säuglings«, was als eine »höchst komplexe Angelegenheit« für die Eltern verstanden wird (Winnicott, 2006, S. 108f.). Als wesentliche Aufgaben fallen der primären Bezugsperson zu, das »fortdauernde Sein ihres Säuglings zu beschützen« und störende Einflüsse oder ein Versagen der Anpassung zu verhindern:

> »Jeder störende Einfluß oder jedes Versagen der Anpassung bringt im Säugling eine Reaktion hervor, und die Reaktion zerbricht das fortdauernde Sein.« (Winnicott, 2006, S. 110f.)

Donald W. Winnicott schreibt, dass das Kind in seiner Entwicklung hin zur Unabhängigkeit von der Bezugsperson allmählich fähig wird, »der Welt und all ihren Komplexitäten zu begegnen, weil es dort immer mehr von dem sieht, was in seinem Selbst schon vorhanden ist« (Winnicott, 2006, S. 117). Es beschreibt einen Weg heraus aus der Isolation hin zu »Welt«:

> »Oft entspricht das Aufwachsen des Kindes ziemlich genau dem Wieder-Unabhängig-Werden der Mutter. [...] [E]ine Mutter, die in dieser Frage der sensiblen Anpassung nicht allmählich *versagen* kann, versagt in anderer Hinsicht; sie versagt (wegen eigener Unreife oder ihrer eigenen Ängste) in der Aufgabe, ihrem Kind Gründe zur Wut zu liefern« (Winnicott, 2006, S. 111; Hervorh. d. Winnicott),

bzw. ihr die Möglichkeit zu bieten, Wut zeigen zu dürfen.

Er differenziert »zwei Rollen« der Mutter, welche die Selbstentwicklung eines Säuglings im Sinne eines »wahren und falschen Selbst« ausmachen und somit den Prozess der Selbststrukturierung ermöglichen. Eine Mutter, welche Winnicott als »gut genug« bezeichnet, sei in der Lage, den »omnipotenten Gesten« des Säuglings derart zu entsprechen, dass sich das »wahre Selbst« entwickeln kann, was einer »psychischen Geburt« gleichkommt (vgl. Winnicott, 2015, S. 189). Spontanität, Kreativität und Ausdruck des Subjekts erwachsen aus diesem existentiell bedeutsamen Beziehungsgeschehen, das Erleben des Säuglings wird dadurch mit den Ereignissen seiner Umwelt »verknüpft« (Winnicott, 2015, S. 190). Erst nach dieser Anpassungsfähigkeit der Mutter wird Winnicott zufolge Anpassung des Kindes an die Welt möglich (Winnicott, 2015, S. 195f.).

Das Phänomen einer »Unfähigkeit der Mutter, die Bedürfnisse ihres Säuglings zu spüren« (Winnicott, 2015, S. 189), diese wahrzunehmen und ihnen adäquat zu begegnen, birgt die Gefahr einer pathologischen Selbstentwicklung. Die Entstehung des »falschen Selbst« – als massive Pathologie der Selbstentwicklung zu verstehen – konstituiert sich durch ein »Säugling-zur-Mutter-Leben« (Winnicott, 2006, S. 188ff.). Winnicott zufolge baut sich das »falsche Selbst« auf der Basis von »Gefügigkeit« auf (Winnicott, 2006, S. 173). Auf dieser Grundlage erwecken Kinder den Anschein »als seien sie vielversprechend« (Winnicott, 2006, S. 76). Das »falsche Selbst« stellt sich als »real« dar, als ob es die »wirkliche Person« ist (Winnicott, 2006, S. 185). In Situationen, in denen »innere Funktionen« bedeutsam werden und die »ganze Person erwartet« wird, in »Lebensbeziehungen, Arbeitsbeziehungen und Freundschaften beginnt das falsche Selbst zu versagen« (Winnicott, 2006).

»Das falsche Selbst hat ein Hauptanliegen: die Suche nach Bedingungen, die es dem wahren Selbst ermöglichen, zu seinem Recht zu kommen. Wenn solche Bedingungen nicht zu finden sind, dann muß eine neue Abwehr gegen die Ausbeutung des wahren Selbst errichtet werden, und wenn das zweifelhaft erscheint, ist die klinische Folge Selbstmord. [...] Wenn der Selbstmord die einzige Abwehr gegen einen Verrat des wahren Selbst ist, fällt es dem falschen Selbst zu, den Selbstmord zu organisieren.« (Winnicott, 2006, S. 186)

In diesem Verständnis dient das »falsche Selbst« der Bewahrung des »wahren Selbst« bis zuletzt – mit allen Konsequenzen – und bildet sich möglicherweise als große existentielle Not im Kontakt ab. Winnicott versteht das »falsche Selbst« als eine »internalisierte Umwelt« (Winnicott, 2006, S. 173), die mit frühen Beziehungserfahrungen assoziiert ist.

Cohen nimmt Winnicotts theoretische Gedanken auf und identifiziert die betroffenen, frühgestörten und traumatisierten Kinder und Jugendlichen als Personen, die auf eine adäquate Selbstentwicklung haben verzichten müssen. Alle Maßnahmen der Behandlung sollen auf die Entwicklung des Selbst des Kindes ausgerichtet sein, denn ein »existentielles Gefühl ein subjektives Selbst zu sein« fehlt den betroffenen Kindern (Cohen, 2017, S. 110). Vor diesem Hintergrund leiden Cohen zufolge diese Kinder unter einer »Entwicklungsstörung«, an einem strukturell zusammenhangslosem Selbst, welches sich in mangelnder Integrations- und Differenzierungsfähigkeit abbildet (vgl. Cohen, 2017, S. 36). Charakteristisch zeigt sich die Differenzierungs- und Integrationsschwäche in der jeweiligen Fähigkeit das eigene Selbst von dem Anderen abzugrenzen, in der Differenzierung des Erlebens von Vergangenheit, Gegenwart und Zukunft, in dem Auseinanderhalten von Fantasie und Realität sowie in der Integrationsfähigkeit komplexen Erlebens (vgl. Cohen, 2017, S. 37ff.).

Die innere Welt und das Erleben dieser Kinder und Jugendlichen beschreibt Cohen – wie ich finde – sehr eindrücklich und nachvollziehbar:

»Zunächst wird es sich wie eine Sache, ein Gegenstand fühlen, der ziellos umhertreibt, ohne sich Rechenschaft darüber geben zu können, was ihm Gutes oder Schlechtes widerfährt, auf welche Weise es handelt oder zu welchen Ergebnissen seine Handlungen führen. Es befindet sich in einem Zustand dauernder Angst vor allem und allen und verwendet daher seine ganze Aufmerksamkeit darauf, sich vor Schaden zu bewahren und zu überleben: Es sieht alles, hört alles, riecht alles, unterscheidet aber nicht

> zwischen all diesen Dingen, zwischen Wichtigem und Unwichtigem, zwischen Sachen und Menschen, alles widerfährt ihm auf die eine oder andere Weise ohne ersichtliche Gesetzmäßigkeit, ohne Ordnung von Ursache und Wirkung, bar jeder Logik. Seine Gefühlswelt basiert auf extremen Emotionsschwankungen – dem Verlangen nach Bindung gegenüber totaler Loslösung, dem Gefühl, dass es von allen ganz und gar geliebt und zugleich ganz und gar abgelehnt und gehasst wird, dem Gefühl ein Nichts und zugleich omnipotent zu sein, ohne jegliche Differenzierung. Diese furchtbare emotionale und nicht nur kognitive Verwirrung und das Gefühl, ständig bedroht zu sein, wecken seine schwachen Kräfte zum Überleben, die sich aus einzelnen Schutzmechanismen zusammensetzen. Ich weise auf die schon erwähnten Abspaltungen hin, die es vollzieht, auf die Identifikation mit dem Aggressor und mit jedem in seiner näheren Umgebung [...], auf seine Grandiosität oder säuglingshafte Passivität.« (Cohen, 2017, S. 147–148)

Cohen wirbt in seinem Wirken, therapeutischen Handeln und seinen theoretischen Ausführungen für ein Verständnis, welches die entwicklungspsychologische innere Dynamik der Selbstwerdung früh traumatisierter Kinder und Jugendlicher in den Fokus nimmt. Sein Behandlungskonzept und dessen praktische Umsetzung im Alltag stellen den Kindern und Jugendlichen eine Umwelt zur Verfügung, die dem Prinzip eines »potential space« folgt. Das therapeutisch gestaltete Milieu der Institution bereitet für die Kinder einen sicheren Ort, stellt Versorgung, Schutz und Struktur zu Verfügung, eingebettet in Beziehungen zu einem Personal, welches sich aus Sozialarbeiterinnen- und -arbeitern, Lehrkräften, Psychologinnen und Psychologen, Erziehenden sowie Hauspersonal zusammensetzt. Das Personal verpflichtet sich zudem, mindestens fünf Jahre in der Einrichtung zu bleiben und auch teilweise dort zu wohnen, um traumatisierenden Bindungsabbrüchen vorzubeugen. Die Kinder bedürfen primärer Erfahrungen, um zum Subjekt werden zu können, und dazu brauchen sie Personen, die sich auf Beziehungen, die unmittelbare Nähe erlauben, einzulassen vermögen (Cohen, 2017, S. 93). Das eigene Selbst kann Cohen zufolge in diesem Prozess intersubjektiver Erlebnisse und Erfahrungen entdeckt werden (Cohen, 2017, S. 97). Er identifiziert die Beziehungsgestaltung zwischen Kind und Mitarbeitende als die Wesentlichste in der Arbeit, und führt des Weiteren an, dass sie unterschiedlichen Phasen und Formen unterworfen scheint. So sind die Mitarbeitenden im Beziehungsgeschehen mit dem Wunsch betroffener Kinder und Jugendlicher nach dem »Erleben von Einssein« konfrontiert, mit Spaltung, Projektionen und projektiven Identifikationen, die als überlebenssichernde Abwehrformationen für das o.g. Störungsbild in Beziehungsgestaltungen charakteristisch sind. Im Erleben bilden sich diese Erfahrungen sehr persönlich als Enttäuschung, Ablehnung und Verzweiflung ab, oftmals katastrophale und verfolgende Zustände, die vom Betreuenden ausgehalten und »überlebt« werden müssen.

> »Diese Art von Begegnung kann nicht durch einen Austausch von Informationen oder verschiedene Deutungen zustande kommen, sondern nur durch Erfahrung. Therapie ist eine sehr komplexe Erfahrung, die all die erwähnten Komponenten enthält. Das Selbst ist das Produkt komplexer Erfahrungen, manche konflikthaft, andere einander ähnlich, aber es bedarf der Erfahrungen des Einsseins mit subjektiven Objekten, mit dem Selbstobjekt.« (Cohen, 2017, S. 99–100)

Es handelt sich um ein äußerst anstrengendes Beziehungsgeschehen, das den Kern des therapeutischen Prozesses charakterisiert. Heilsame Veränderungen der Selbstwerdung im Hinblick auf die Persönlichkeitsstruktur vollziehen sich als Transformation im intersubjektiven Raum (Cohen, 2017, S. 98ff.). Die Aufgabe des Betreuenden umfasst seine psychische Verfügbarkeit, seine Fähigkeit zu halten und auszuhalten sowie kreative und trianguläre Prozesse zu initiieren, die eine Differenzierung von Ich und Nicht-Ich unterstützen. Der Betreuende stellt sich diesem Prozess mit seiner gesamten Persönlichkeit zur Verfügung. Die Beziehungsarbeit führt notwendigerweise auch zu Verstrickungen, die durch Reflexion aufgelöst werden müssen. Ich beschreibe in Kapitel 3.3 (über Psychotraumatologie) ein von Cohen dargestelltes spezifisches Übertragungs- und Gegenübertragungsgeschehen bei frühtraumatisierten Kindern und Jugendlichen, das er als »goldene Fantasie« bezeichnet, und das einer haltenden und verstehenden Begleitung der Betreuenden bedarf (Cohen, 2017, S. 66ff.). Die Dynamiken der Beziehungsgestaltung sind Gegenstand psychisch-dynamischen Verstehens im Rahmen von hochfrequenter Selbsterfahrung und Supervision für die Mitarbeitenden – Methoden, die für die Arbeit unerlässlich sind. Die psychische Stabilität und das Vermögen des Personals, diese Prozesse reflektieren zu können, werden damit als grundlegender Teil des Behandlungskonzeptes der Kinder verstanden (vgl. Cohen, 2017, S. 47). Die Supervisionen dienen der Selbsterfahrung, die eigene Anteile des schwierigen Beziehungsgeschehens im Sinne von Gegenübertragungsprozessen in den Blick zu nehmen und so als Instrument der Wahrnehmung zu nutzen:

»Je schwerer die Störung, das heißt, je verzerrter der Entwicklungsprozess ist, desto mehr ist der Therapeut gefordert, kreative Elemente einzubringen, die es ihm ermöglichen, gemeinsam mit dem Patienten dessen kreatives Können anzuregen, damit dieser fühlt, dass er überhaupt existiert.« (Cohen, 2017, S. 231)

Diese reflexive gelebte Praxis der Heimbetreuung ist fundamentaler Bestandteil dieses meiner Meinung nach einzigartigen Konzeptes, das in der Praxis über viele Jahre eine gelungene Umsetzung fand, und immer noch findet.

## 4.3 »Übertragungsfokussierte Psychotherapie« für Kinder und Jugendliche mit Borderline-Persönlichkeitsorganisation

Die Borderline-Persönlichkeitsorganisation umfasst eine große Anzahl von Persönlichkeitsstörungen im klinischen Sinn, die spezifische strukturelle Merkmale gemeinsam haben:

»Charakteristisch für Patienten mit BPO [Borderline-Persönlichkeitsorganisation] sind ihre fragmentierte Identität, der Einsatz primitiver Abwehrmechanismen, eine grundsätzlich intakte, aber störungsanfällige Fähigkeit zur Realitätsprüfung, eine unzulängliche Affektregulation und Kontrolle sexueller und aggressiver Strebungen, widersprüchliche internalisierte Werte und gravierende Beeinträchtigungen der interpersonalen Beziehungen.« (Yeomans et al., 2017, S. 16f.)

Otto F. Kernberg benennt drei Ebenen der Persönlichkeitsorganisation (neurotische, Borderline-, psychotische Persönlichkeitsorganisation) denen einzelne Persönlichkeitsstörungen zugeordnet werden können. Dieses objektbeziehungstheoretische nosologische Modell erlaubt die Darstellung von Persönlichkeitsstörungen in dimensionaler wie kategorialer Hinsicht (vgl. auch Kap. 2.3 in diesem Buch). Der jeweilige Schweregrad spiegelt sich in der Identitätsdiffusion, im Vorherrschen primitiver Abwehrmechanismen und in der Intensität der Aggression wider (vgl. Kernberg, 2019a; Yeomans et al., 2017; Kernberg & Levy, 2011). Außerdem werden zwei Niveaus der Borderline-Persönlichkeitsorganisation unterschieden, die den Schweregrad der Persönlichkeitsstörung hinsichtlich der Fähigkeit zur Differenzierung und

Integration der Selbst- und Objektrepräsentanzen in Verbindung mit ihren affektiven Besetzungen zum Ausdruck bringt. Die Zuordnung der jeweiligen Persönlichkeitsstörung auf struktureller Ebene erschließt sich allerdings nicht nur in Bezug auf den Schweregrad der Pathologie, sondern auch hinsichtlich der Ausprägung des Temperaments, welches Einfluss auf die Form der Pathologie nimmt. Das Temperament als dimensionaler Aspekt der Persönlichkeit ist angeboren, gründet auf genetischen Dispositionen und umfasst Prinzipien kognitiver Organisation und motorischen Verhaltens. Es vereint biologische und psychische Persönlichkeitsmerkmale, die sich in den Reaktionen der Persönlichkeit auf Umweltreize ausdrücken. Das Temperament umfasst die Intensität, die Konstanz, sowie die Fähigkeit zur Hemmung affektiver Reaktionen:

> »Temperament bezieht sich auf die angeborene, größtenteils genetische Veranlagung für bestimmte Reaktionen auf Umweltreize, insbesondere für die Intensität, den Rhythmus und die Schwelle affektiver Reaktionen. Letztere determinieren vor allem in Zuständen höchster Erregung die Persönlichkeitsorganisation ganz wesentlich.« (Kernberg & Levy, 2011, S. 287)

Die Ausprägung des Temperaments als grundlegende Determinante von Persönlichkeit fließt im nosologischen Modell der Persönlichkeitsorganisation als Dimensionen von Introversion und Extraversion ein. Zwischen den Störungsbildern bestehen entlang eines Kontinuums fließende Übergänge (vgl. Yeomans et al., 2017, S. 15).

Das psychoanalytische Modell der Persönlichkeitsorganisation erlaubt eine Zuordnung persönlichkeitsstruktureller Verfassung und bezieht subjektives Erleben sowie variationsreiche, der Persönlichkeitsstruktur entsprechenden Verhaltensweisen mit ein. Das phänomenologisch begründete klinische Krankheitsbild der Borderline-Persönlichkeitsstörung ist vor diesem Hintergrund nicht identisch mit der Borderline-Persönlichkeitsorganisation, sondern ermöglicht es, eine Einordnung innerhalb des oben erläuterten Modells vorzunehmen.

Der psychoanalytische Begriff der psychischen Struktur umfasst sämtliche im frühen Entwicklungskontext internalisierten Objektbeziehungen. Neben biologischen Einflussfaktoren des Temperaments und Charakters sowie denen der Umwelt verweist das Konzept der Borderline-Persönlichkeitsorganisation auf die ätiologische Bedeutung des frühen interpersonellen und dynamischen Entwicklungsgeschehens zwischen Säugling und Bezugsperson und den damit einhergehenden Internalisierungsprozessen. Die Internalisierung von Objektbeziehungen bildet Strukturen aus, die in einer Ich-Identität münden und sich in einem inneren Gefühl und äußerer Erscheinung von Selbstkohärenz abbilden. Dieser frühe Entwicklungsprozess der Internalisierung vollzieht sich in zwei Phasen:

Zunächst werden interaktive Erfahrungen mit Bezugspersonen, der menschlichen und dinglichen Umwelt zusammengefügt und integriert. Diese Erfahrungen sind mit Affekten unterschiedlicher Intensität verknüpft, so dass sich sowohl eine Verarbeitung mit niedriger Affektaktivierung vollzieht als auch eine Verarbeitung, die mit Zuständen intensiver affektiver Erregung einhergehen. Letztere finden ihren Niederschlag in einem affektiven Gedächtnis, das die Selbst- und Objektrepräsentanzen mit einem vorherrschenden Affekt assoziiert (vgl. Kernberg & Levy, 2011, S. 287ff.). Vor dem Hintergrund des psychoanalytischen Strukturmodells nimmt Kernberg an, dass »im Es alle unterdrückten, dissoziierten und projizierten internalisierten Objektbeziehungen, die in bewussten, unakzeptablen erhöhten sexuellen und aggressiven Affektzuständen entstehen […]« (Kernberg & Levy, 2011, S. 288) verortet sind. Die Dichotomisierung libidinöser und aggressiver Triebe bilden Kernberg zufolge die jeweiligen »motivationalen Systeme« ab, welche die unterschiedlichen intensiven Affektzustände als befriedigend oder unbefriedigend bzw. positiv oder negativ verknüpfen und integrieren (Kernberg & Levy, 2011).

Die Internalisierungen selbst entsprechen den »inneren Arbeitsmodellen« der Bindungstheorie. Diese bilden die psychische Grundstruktur vorherrschender Beweggründe als motivationale Systeme ab. Wie im Kapitel über Bindungstheorie dargestellt, ist der Säugling auf eine Bindungsperson angewiesen, die seine Affektlage sowohl feinfühlig und empathisch responsiv aufnehmen und mentalisieren kann als auch vor dem Hintergrund der Bindungsbeziehung in der Lage ist, entsprechende Affekte zu markieren und zu modulieren. Ein Misslingen dieses interaktiven Austausches gründet zum einen im Mangel an Feinfühligkeit, Empathie und Abstimmung der Bindungsperson, zum anderen im Hervorrufen hochgradig aktivierter negativer Affekte beim Säugling. Auf der Grundlage dieses Internalisierungsprozesses bilden sich in der inneren Welt positiv wie negativ getönte Dyaden aus Selbst- und Objektrepräsentanzen, die mit einem bestimmten affektiven Erregungszustand assoziiert sind. Dieser Vorgang bildet die Basis für die Differenzierung und Verankerung zweier Affektsysteme, die sich als diametral entgegengesetzt darstellen:

> »Von bestimmten affektiven Höhepunkten gefärbte positive und negative Dyaden aus Selbst- und Objektrepräsentanz bestimmen dann die Konsolidierung eines ›nur guten‹ idealen Erfahrungssegmentes, dem Kern des Selbstsystems, und eines ›nur schlechten‹ verfolgenden Affektsystems.« (Kernberg & Levy, 2011, S. 288)

Die zweite Phase umfasst die Integration der »nur guten« und »nur bösen« Selbst- und Objektrepräsentanzen, welche in einem Selbst- und Objektkonzept abgebildet sind. Integrierte Selbst- und Objektkonzepte verweisen auf die Fähigkeit, ambivalente Selbstbilder und ambivalente Beziehungen zu anderen Menschen wahrzunehmen und auszuhalten. Misslingt diese Integration, finden wir Internalisierungen vor, die sich durch voneinander abgespaltene Selbst- und Objektrepräsentanzen auszeichnen und als positive (ideale) sowie aversive (verfolgende) Selbst- und Objektbilder getrennt voneinander existieren.

> »Diese fehlende innere Integration – das Fehlen eines kohärenten Selbstgefühls und kohärenter Repräsentationen wichtiger anderer Menschen – liegt dem Syndrom der Identitätsdiffusion zugrunde, dem Gegenpol einer normalen Identität und Selbstwahrnehmung.« (Yeomans et al., 2017, S. 17)

Besondere Bedeutung gewinnen die dominierenden aversiven Affekte während des Internalisierungsgeschehens. Ein Misslingen der Integration von Selbst- und Objektrepräsentanzen scheint mit einer dominierenden aversiven, intensiven bzw. inadäquaten Affektlage assoziiert zu sein, und fundamentale persönlichkeitsstrukturelle Folgen zu haben:

> »Ein Vorherrschen negativer Affekte und damit auch negativer Introjekte scheint den Hauptfaktor für die Ätiologie der Borderline-Psychopathologie zu bilden.« (Kernberg, 1968, zit. n. Osofsky, 2011, S. 148)

Eine derart strukturierte Identitätsdiffusion wirkt sich verzerrend auf die interpersonelle Wahrnehmung aus, beeinträchtigt massiv die Fähigkeit, Liebesbeziehungen einzugehen und zu führen, konstantes Leistungsverhalten zu zeigen, interpersonelle Nähe zuzulassen, etc. Es zeigt sich zudem eine Ich-Schwäche, welche durch mangelnde Angsttoleranz und mangelnde Impulskontrolle zum Ausdruck kommt. Das Vorherrschen des auf die Spaltung zentrierten Abwehrmechanismus gründet, wie bereits oben ausgeführt, auf dem Fernhalten der intensiv aversiv besetzten Selbst- und Objektrepräsentanzen von den positiv besetzten Aspekten, und stellt einen »Rettungsversuch« dar, das »gute Objekt« zu schützen und zu bewahren. Die Fähigkeit zwischen dem Selbst und dem Nicht-Selbst zu unterscheiden wird als Fähigkeit zur Realitätsprüfung bezeichnet. Diese ist dennoch eingeschränkt, unterliegt Schwankungen und zeigt sich in einem mangelnden sozialen Taktgefühl (vgl. Kernberg & Levy, 2011, S. 291). Ebenso ist das Wertesystem (das psychoanalytisch mit dem Über-Ich korreliert) betroffen, welches sich in Abhängigkeit von der Internalisierung von Selbst- und Objektrepräsentanzen abbildet und mehrere Entwicklungsebenen umfasst. Eine Ebene ist durchsetzt mit einer fordernden, strafenden und frustrierenden Position frühkindlicher Repräsentanz; diese wird von einer sich später entwickelnden idealen Selbst- und Objektrepräsentanz der frühen Kindheit differenziert. Die dritte Ebene etabliert sich letztlich als Integrationsleistung und bildet ein inneres Wertesystem ab, das der Realität angepasst ist (Yeomans et al., 2017, S. 17).

Die Ätiologie der Borderline-Persönlichkeitsorganisation lässt sich demzufolge auf biologische Prädispositionen der im Temperament verorteten Aktivierung exzessiv aggressiver und depressiver Affekte sowie auf Umweltfaktoren, die einen unsicheren oder desorganisierten Bindungsstil prägen, zurückführen. Zudem besteht eine Tendenz zu frühen traumatischen Erfahrungen, die mit Gewalt assoziiert sind, lang andauernden schmerzvollen Erfahrungen, insbesondere in früher Kindheit, Missbrauchs- und Verlusterfahrungen sowie desorganisierten familiären Verhältnissen des Aufwachsens (vgl. Kernberg & Levy, 2011, S. 292f.).

Das subjektive Erleben auf dem Niveau der Borderline-Persönlichkeitsorganisation ist gekennzeichnet durch ein breites Spektrum an Symptomatiken und Störungsbildern, die oftmals einem starken Wechsel unterliegen. Otto F. Kernberg beschreibt die chronisch diffuse Angst als zentrales Merkmal. Dazu können sich Zwänge, Phobien, dissoziative Reaktionen, Konversionssymptome, paranoides Erleben, etc. reihen (Kernberg, 2019a, S. 25ff.). Zudem sind Betroffene intensiven Emotionen ausgeliefert, die ein zusammenhangslos wirkendes breites Spektrum abdecken und durch Labilität gekennzeichnet sind – ein emotionales Wechselbad mit hoher Amplitude. Diese strukturelle Verfassung bedingt die beeinträchtigte Wahrnehmung von Beziehungsgestaltung.

Ein strukturpathologisches Verständnis eröffnet aus meiner Sicht in der Beziehung zum Betroffenen einen Zugang im Hier und Jetzt, der eine heilsame Wirkung entfalten kann.

> »Unter dem Einfluss der ätiologischen Faktoren erscheint die Psychopathologie dieser Patienten als von aggressiv besetzten internalisierten Objektbeziehungen dominiert. Diese bedrohen libidinös besetzte internalisierte Objektbeziehungen und bedingen eine protektive Fixierung und Übertreibung früher abwehrender Spaltungsmechanismen und der oben beschriebenen Mechanismen. Spaltungsmechanismen dienen dem Schutz idealisierter Selbst- und Objektrepräsentanzen vor der Kontaminierung durch aggressive Repräsentanzen – sie machen so Hoffnung auf Wohlergehen, Sicherheit und befriedigende Beziehungen in einer Situation, in der die Patienten von der Dominanz aggressiv besetzter internalisierter Objektbeziehungen, von einem massiven und anhaltenden Misstrauen Anderen gegenüber, von Angst vor dem Ausbruch gewalttätigen aggressiven Selbst- und Fremdverhaltens und von verwirrenden, auf einer mangelnden Integration der Selbst- und Objektbilder beruhenden Realitätsverzerrungen bedroht werden.« (Kernberg & Levy, 2011, S. 293)

Diese Ausführungen erlauben aus meiner Sicht eine Verknüpfung von psychopathologischer Strukturbildung mit der Vorstellung eines bekannten und vertrauten interpersonellen Erlebens in der Begegnung mit betroffenen Kindern und Jugendlichen. Diese erleben Verzweiflung und Wut, stellen ihre Gefühle kurzzeitig ab, dissoziieren sich in andere Welten, haben keine Vorstellung davon, wie sie eigentlich sind oder sein möchten, und sind sich im Unklaren, was sie beim Anderen bewirken. Sie drehen sich um sich selbst, wirken egoistisch und aggressiv, immer kurz vor der Entladung, und entwickeln körperliche wie seelische Aggression gegenüber sich selbst und Anderen. Obgleich das Konzept der Borderline-Persönlichkeitsorganisation über viele Jahre hinweg von Paulina F. Kernberg und Mitarbeitenden auf der Grundlage erwachsener Patientinnen und Patienten entwickelt wurde, ist davon auszugehen, dass auch Kinder und Jugendliche von diesem psychoanalytischen Modell der Persönlichkeitsorganisation in mehrerlei Hinsicht profitieren könnten. Ein vergleichender Zugang von Persönlichkeitsstörungen im Erwachsenenalter mit den strukturellen Pathologien in der Lebensphase der Jugend ist nämlich durchaus gegeben:

> »Wir können davon ausgehen, daß wir es bei Borderline-Erwachsenen mit älter gewordenen Borderline-Jugendlichen zu tun haben. Abgesehen von den zum Leben gehörenden vermehrten sekundären Komplikationen (Heirat, Kinder, Karriere, Schicksalsschläge), die eine Borderline-Organisation nicht wesentlich beeinflussen, unterscheidet sich der erwachsene Borderline-Patient nicht grundlegend vom jugendlichen Borderline-Patienten.« (vgl. Kernberg, P.F. et al., 2001, S. 153)

Um der Schwere und Vielfalt schwerer Störungen insbesondere im Kindes- aber auch Jugendalter – hier als »frühe Störungen« benannt – sinnvoll begegnen zu können, scheint ein die Pathologie repräsentierender Zugang zur sich entwickelnden Persönlichkeit (Persönlichkeits-entwicklungsstörung) zunehmend nicht nur sinnvoll, sondern notwendig (vgl. auch Kreft et al., 2020). Die Missachtung struktureller psychopathologischer Besonderheiten bei Kindern und Jugendlichen im Kontext von Psychotherapie und Jugendhilfe birgt die Gefahr des gegenseitigen Verletzens, aber auch des Beschädigens durch hilfloses Agieren. Der Gefahr, dass die Diagnosestellung einer Persönlichkeitsstörung zur Etikettierung führt und das Selbstkonzept negativ beeinflusst, steht der Gefahr entgegen, durch das Versäumnis der Diagnosestellung eine angemessene Behandlung zu versäumen (vgl. Kernberg, P.F. et al., 2001, S. 17f.).

Ein weiteres Argument, das gegen die Annahme von Persönlichkeitsstörungen im Kindesalter angeführt wird, ist die Verknüpfung von Identitätsbildung mit dem Lebensalter der Adoleszenz. Allerdings wird mit dieser Auffassung der Entwicklungsaspekt gänzlich vernachlässigt, denn in jeder Entwicklungsphase verfügt das heranwachsende Kind über eine altersentsprechende Identität und Persönlichkeit.[20] Vielmehr sollte sich der Betrachtungsfokus auf die Fähigkeiten des Kindes richten sowie auf die Art und Weise, wie die kindliche Wahrnehmung des Selbst und des Anderen ausgestaltet ist:

> »Die derzeitige entwicklungspsychologische Forschung im Bereich der Psychopathologie verwendet selten den Begriff Identität; zunehmend richtet sich jedoch das Augenmerk auf die Entwicklung der kindlichen Selbstwahrnehmung, die die Entwicklung des Bewußtseins, daß andere Menschen eigenständige Wesen mit eigener innerer Welt sind, begleitet. Diese inneren Repräsentanzen des Selbst und der anderen, die sich zunehmend

20 Damit ist allerdings auch nicht gemeint, dass sämtliche klinische Komorbiditäten in einer Persönlichkeitsstörung aufgehen. Es geht mir an dieser Stelle darum, strukturelle Aspekte der Persönlichkeitsentwicklung im Hinblick auf Diagnostik, Behandlung, Umgang und Reflexion zu identifizieren.

> differenzieren, können als eine Möglichkeit verstanden werden, wie sich Identität bei jungen Kindern manifestiert. Dementsprechend können Abweichungen in der Selbst- und Fremdrepräsentation zu Grundkomponenten von Persönlichkeitsstörungen werden, wie man sie im Erwachsenenalter beobachtet.« (Kernberg, P. F. et al., 2001, S. 37)

Streeck-Fischer und Mitarbeitende schlagen vor, eine Adoleszentenkrise von einer adoleszenten Persönlichkeit mit Borderline-Persönlichkeitsorganisation hinsichtlich der Dauer und des jeweiligen Auslösers der Krise abzugrenzen, die Jugendliche davon abhält, Entwicklungsaufgaben zu bewältigen, und zudem den Grad der psychischen Dekompensation zu beurteilen (vgl. Streeck-Fischer et al., 2009, zit. n. Sevecke & Krischer, 2016, S. 25; vgl. auch Kernberg, P. F. et al., 2001, S. 149).

Die Autorinnen Irmgard Kreft, Martina Drust, Barbara Huber-Horstmann und Ulrike Held nehmen den übertragungsfokussierten Behandlungsansatz auf und extrapolieren auf der Basis eigener praktischer Erfahrungen die methodische Vorgehensweise explizit auf Kinder (bis zum elften Lebensjahr) mit frühen Störungen. Ergebnis ist ein Manual, das die wesentlichen Schritte einer Strukturdiagnostik der Borderline-Persönlichkeitsorganisation für das Kindesalter und ein übertragungsfokussiertes Behandlungsmodell als »Weiterentwicklung« der übertragungsfokussierten Psychotherapie für diese Altersgruppe vorstellt. Dabei differenzieren und beschreiben die Autorinnen sowohl die Vorbereitung als auch Behandlungsphasen (Kreft et al., 2020). Orientiert an Paulina F. Kernberg wird davon ausgegangen, dass bereits Kinder über eine individuelle, klar beschreibbare und von anderen Menschen abgrenzbare Persönlichkeit verfügen, so dass von einer psychischen Struktur ausgegangen werden kann. Die klinischen Störungsbilder gleichen denen Erwachsener hinsichtlich ihrer Vielfalt und Fluktuationen. Als strukturelle Diagnosekriterien finden sich ebenfalls das Vorherrschen aggressiver Beziehungsdyaden, archaische Abwehrmechanismen, grandioses Selbst, Identitätsdiffusion, sowie beeinträchtigte Über-Ich Funktion. Wiederum ähnlich der Psychopathologie Erwachsener liegen dieser Strukturorganisation ätiologisch Unsicherheiten und Bedrohungen als kennzeichnende Lebenserfahrung zugrunde; auf das Vorkommen transgenerationaler Weitergabe traumatischer Erfahrungen der Eltern wird ebenfalls hingewiesen. Den wesentlichen Unterschied zwischen kindlichem Altersspektrum und Erwachsenen in der übertragungsfokussierten Behandlung sehen die Autorinnen in den Inszenierungen der Objektbeziehungsdyaden und Abwehrstrategien im Kontext einer Übertragungsbeziehung. Eine sichere Diagnostik folgt auch hier bestimmten Kriterien, die sich in der therapeutischen Begegnung und Beziehung identifizieren lassen und so der Bearbeitung zugänglich sind:

> »Ein wichtiger Begriff der TFP [tiefenpsychologisch fundierte Therapie] ist die ›Objektbeziehungsdyade‹. Er kennzeichnet dominante verinnerlichte Beziehungsmuster, die in der Übertragungssituation reinszeniert werden. Eine Objektbeziehungsdyade besteht aus einer Selbstrepräsentanz, die über einen Affekt mit einer Objektrepräsentanz verbunden ist. Es geht dabei immer um Teil-Selbstrepräsentanzen, niemals um Repräsentanzen des gesamten Selbst oder des gesamten Anderen.« (Kreft et al., 2020, S. 14)

Sich dieses innere Geschehen im Kontakt zu betroffenen Kindern und Jugendlichen vorzustellen wäre meines Erachtens nicht nur der erste Schritt, sondern dürfte für eine mögliche Verständigung und Hilfe als wegweisend erachtet werden.

## 4.4 Das Konzept der Mentalisierung und »mentalisierungsbasierte Psychotherapie« für Kinder und Jugendliche

Mentalisieren ist definiert als

> »eine **imaginative**, mentale Aktivität, insbesondere der Wahrnehmung und Interpretation von menschlichem Verhalten auf der Basis von **intentionalen** Aspekten (z. B. Bedürfnissen, Sehnsüchten, Gefühlen, Überzeugungen, Zielen, Zwecken und Gründen).« (Bateman, 2020 zit. n. Brockmann et al., 2022, S. 31; Hervorh. d. Bateman).

Die Fähigkeit zum Mentalisieren kann als Basis dafür verstanden werden, Beziehungen zum Anderen aufnehmen und gestalten zu können. Von der ersten Kontaktaufnahme über das Führen bis zum Halten von Beziehung bildet sie die mentale und emotionale Verbindung zu einem Gegenüber. Die Fähigkeit zu Mentalisieren prägt das Gefühl, verstanden und geliebt zu werden, und bildet einen Teil unserer psychischen Struktur ab. Demzufolge zeichnet sich Mentalisieren nicht nur als Fähigkeit aus, sondern als Tugend, wird gar als

»ein Akt der Liebe« aufgefasst (Fonagy, 2009, S. 52). Auf diese Weise kommen wir in kognitiv-emotionalen Kontakt mit menschlichen Erlebensweisen, die uns das gesamte Spektrum menschlichen, aber auch unmenschlichen Erlebens entdecken lassen können. Mentalisieren kann als forschende Haltung gegenüber sich und Anderen beschrieben werden, die sich durch einen respektvollen Umgang mit mentalen Befindlichkeiten und mit den Grenzen des eigenen Wissens über Andere auszeichnet. Mentalisieren schließt am »Theory of Mind«-Konzept an, das sich mit der Fähigkeit auseinandersetzt, menschliches Verhalten auf der Basis mentaler Prozesse (z.B. Motivationen) zu erklären. In seinen theoretischen Zusammenhängen ist das Mentalisierungskonzept mit den Grundlagen der Psychoanalyse verknüpft. Als wesentliche Komponente mentaler Funktionen und Prozesse kann es zum Gegenstand wissenschaftlicher Betrachtung und Forschung werden, woraus sich – schulenübergreifend – wertvolle therapeutische und pädagogische Implikationen im Sinne der Förderung und Unterstützung von Mentalisierungskompetenzen ergeben.

Mentalisieren beschreibt eine psychische Aktivität, eine imaginative Wahrnehmungsfähigkeit, die dazu dient, eigenes Verhalten und das Verhalten Anderer als das Resultat intentionaler mentaler Zustände zu interpretieren (vgl. Taubner & Volkert, 2017, S. 14). Die dabei entstehenden Vorstellungen und Annahmen können Motive des eigenen Verhaltens und des Verhaltens von Anderen erklärbar und vorhersagbar machen, und dienen somit als Orientierung im sozialen Kontext. Aspekte der Mentalisierungsfähigkeit sind Komponenten persönlichkeitsstruktureller Ausstattung und umfassen sowohl die Wahrnehmung der eigenen Innenwelt als auch die Wahrnehmung des Gegenübers. Selbst- und Fremderkenntnis werden in diesem dynamischen Prozess auf der Basis von Introspektion, Achtsamkeit und Empathie integriert; auch affektive und kognitive Vorgänge sowie explizite und implizite Vorstellungen spielen dabei eine Rolle (vgl. Taubner & Volkert, 2017, S. 15).

Effektives Mentalisieren unterstützt ein weites Spektrum verschiedener Funktionen. Zum einen hilft es dabei, in offener Haltung die eigene Innenwelt zu antizipieren, Widersprüche auszuhalten und irritierende Affekte zu akzeptieren. Eine weitere Funktion ist das Bemühen um Selbstverstehen auf der Grundlage von Selbstrepräsentation, die sich als kontinuierlich erlebte Lebenslinie entwickelt hat, im Laufe des Lebens Veränderungen erfährt und an psychischer Vielfältigkeit gewinnt. Darüber hinaus betrifft effektives Mentalisieren die Aufnahme und Wahrnehmung der Gedanken und Gefühle anderer Menschen durch ein forschendes Interesse in einer offenen Haltung; dies erlaubt eine kognitive und emotionale Übernahme von Perspektiven, ein Nachdenken über Gemeinsamkeiten und Unterschiede. Zudem gehört effektiver Mentalisierung die Gewissheit an, dass diesem Geschehen Wahrnehmungsfehler inhärent sind, und dass es keine absolute Verlässlichkeit über getroffene Annahmen gibt; vielmehr umfasst effektives Mentalisieren die Fähigkeit zur Vielfalt des Denkens und Fühlens sowie zum Herstellen emotionaler und kognitiver Bezüge (vgl. Taubner & Volkert, 2017).

Als mentale dynamische Aktivität bewegt sich das Mentalisieren in unterschiedlichen Bereichen von Aufmerksamkeit und oszilliert zwischen den jeweiligen Polen von implizit/automatisch und explizit/kontrolliert, innerem und äußerem Fokus, Selbst- und Fremdorientierung und kognitivem und affektivem Geschehen (Brockmann et al., 2022, S. 33). Obgleich Mentalisieren eine Fantasietätigkeit umschreibt, also von der Vorstellungskraft abhängig ist, bleibt dieses dynamische mentale Geschehen mit realistischen Bezügen verbunden und gleitet daher nicht in ein unwirkliches, rein Imaginäres ab. Es zeichnet sich vielmehr durch »Genauigkeit und Einfallsreichtum« aus; Fantasie bleibt in der Vielfalt unterschiedlicher Perspektiven mit der Realität verknüpft (Brockmann et al., 2022, S. 31). Mentalisieren versetzt uns in einen »Zwischenraum«, einen Bereich zwischen objektiver Realität und Fantasie. Diese mentale Verortung erinnert an das Konzept des »potential space« nach Donald W. Winnicott, welches von Yecheskiel Cohen als »therapeutisches Milieu« aufgegriffen und in seiner Einrichtung umgesetzt wird (vgl. Allen & Fonagy, 2006, S. 43; Cohen, 2017). Der Bereich des Mentalisierens liegt demzufolge zwischen zwei Erfahrungsmodi, dem Äquivalenzmodus und dem »Als-ob-Modus«, und konstituiert den Raum in flexibler Leichtigkeit zum Fantasieren und Spielen (vgl. ebd.).

Die geistige Aktivität des Mentalisierens vollzieht sich meist in intersubjektiven Kontexten. Sie gelingt kontextspezifisch oder allgemein, ist mehr oder weniger effektiv und mehr oder weniger beeinträchtigt oder verzerrt wenn affektgeladene Konflikte vorherrschen, oder es grundsätzlich an der Fähigkeit oder Bereitschaft mangelt, den Anzeichen oder Informationen Anderer Vertrauen entgegenzubringen.

Das Konzept des »epistemisches Vertrauen« (epistemic trust) ist eine Komponente der Veränderungstheorie mentalisierungsbasierter Therapie:

> »Epistemisches Vertrauen bezeichnet die unbewusste Bereitschaft oder Fähigkeit eines Individuums, von einer anderen Person gesendete Signale und Informationen als vertrauenswürdig, generalisierbar und relevant für sich selbst einzuschätzen.« (Taubner & Volkert, 2017, S. 17)

Die Fähigkeit gelingender Vertrauensbildung dient aus meiner Sicht der grundlegenden Orientierung in Beziehungskontexten und dem integrativen Zusammenspiel von der Aufnahme und Verarbeitung impliziter wie expliziter Informationen durch Personen. Als Gegenpol des epistemischen Vertrauens spielt die »epistemische Wachsamkeit« (»epistemic vigilance«) eine Rolle im Sinne eines Regulativs, das ein Abdriften in naive Leichtgläubigkeit verhindert. Die Kompetenz, diesen Gegensatz flexibel ausgleichen zu können, ist eine Errungenschaft, die im Rahmen von sicheren Bindungserfahrungen erworben wird. Demzufolge ist sowohl die Ausbildung der Fähigkeit zu Mentalisieren als auch die Fähigkeit epistemisch vertrauen zu können in hohem Maße mit der Qualität der Primärbeziehung assoziiert.

> »In Interaktionen zwischen Kind und Bezugsperson stellen ostensive (hinweisende) Kommunikationsformen (z. B. Augenkontakt, Stimmlage) eine Basis für epistemisches Vertrauen dar und fördern die Entwicklung der Mentalisierungsfähigkeit. Unsichere und besonders desorganisierte Bindungsrepräsentationen können mit einem verstärkten epistemischen Misstrauen einhergehen, was ein Lernen aus sozialen Beziehungen erschwert, wie es etwa bei Persönlichkeitsstörungen und Störungen des Sozialverhaltens beobachtbar ist.« (Taubner & Volkert, 2017, S. 18)

Wie in den Ausführungen über die Bindungstheorie erläutert, bildet das Bindungsgeschehen die Matrix für die Entwicklung innerer Repräsentanzen, des Selbst sowie der Affektregulierung und Aufmerksamkeitssteuerung (vgl. Brockmann et al., 2022, S. 35; auch Hofmann, 2002). Bei der Entwicklung eines Verständnisses von sich selbst und Anderen geht es um die Entwicklung früher Selbst- und Objektrepräsentanzen, um mentale Zustände und deren Bewusstwerdung. Mentale Zustände werden durch eine Kontingenz spiegelnder Resonanzen in frühkindlichen Interaktionen mit den Bezugspersonen entdeckt. Diese Überlegungen gründen in einer »Theory of Mind«, die den Prozess untersucht und darstellt, wie Säuglinge und Kleinkinder »die innere

Welt anderer Menschen und schließlich ihr eigenes Seelenleben zu verstehen versuchen« (Fonagy et al., 2008, S. 10).

Fonagy und Mitarbeitende unterscheiden in den ersten fünf Lebensjahren fünf verschiede Entwicklungsstufen: das Selbst als »physischer Akteur«, »sozialer Akteur«, »teleologischer Akteur«, »intentionaler, mentaler Akteur« und schließlich »repräsentionaler Akteur« mit der Entwicklung eines »autobiografischen Selbst« (Fonagy et al., 2008). Wie sich an diesem Entwicklungsmodell nachvollziehen lässt, konstituieren sich die Repräsentationsfähigkeiten von Selbst-, Objekt- und Umweltanteilen des Säuglings und Kleinkindes sowie die kausalen Vernetzungen und Verknüpfungen auf mentaler Ebene, allmählich. Die Fähigkeit zur Mentalisierung vollzieht sich entlang des Erwerbs unterschiedlicher Modi, die von einem teleologischen Modus (Urheberschaft und Zielorientierung) über den Äquivalenzmodus (Innen = Außen) und Als-ob-Modus in einen reflektierenden Modus (Mentalisieren als »Spielen mit der Realität«) münden (vgl. Fonagy et al., 2008; Brockmann et al., 2022, S. 41f.). Diese bedeutsame Entwicklung beruht auf dem Gelingen einer Bindungsbeziehung und ist störanfällig im Sinne einer möglichen psychopathologischen Entwicklung bei früher Traumatisierung und misslingenden Bindungsinteraktionen zwischen Säugling und primärer Bezugsperson. Das Bindungsgeschehen kann als Grundlage zur Entwicklung von Mentalisierung und der Ausbildung von epistemischem Vertrauen erachtet werden. Kontextspezifische oder generelle Beeinträchtigungen und Verzerrungen der Mentalisierungsfähigkeit, als Determinante struktureller Selbstorganisation, werden demzufolge »ontologisch« mit misslingenden oder traumatischen frühen Bindungserfahrungen verknüpft (vgl. Taubner & Volkert, 2017, S. 28) und beeinflussen in psychopathologischer Weise sozial-emotional-kognitive Fähigkeiten der Affektregulation und Aufmerksamkeitssteuerung.

Die Mentalisierungsgestützte bzw. -basierte Psychotherapie gehört zu den evidenzbasierten Verfahren und kommt – psychotherapeutische Schulen übergreifend – bei strukturellen und externalisierenden Pathologien zur Anwendung (vgl. Brockmann et al., 2022, S. 15). Ihre Veränderungstheorie psychopathologischer Störungen gründet in der Annahme, dass das Ermöglichen stimmigerer Repräsentationen vom eigenen Selbst und der Psyche Anderer sowie adäquaterer Wahrnehmung des Zusammenhangs zwischen dem Verhalten Anderer und deren jeweilig vermuteter mentaler Zustände das Erleben günstig beeinflussen kann. Grundlage bilden dabei nicht nur kognitive Erklärungen im Sinne der Psychoedukation, sondern auch emotionale Zugänge innerhalb einer affektiv bedeutsamen Beziehungsgestaltung (vgl. Brockmann et al., 2022). Vor diesem Hintergrund wird die therapeutische Beziehung ähnlich einer Bindungsbeziehung betrachtet (vgl. Taubner & Volkert, 2017, S. 17), auf der Grundlage epistemischen Vertrauens. Der Fokus psychotherapeutischer Behandlung richtet sich zum einen auf die Förderung der Fähigkeit zu mentalisieren – auch im Sinne der Affektkontrolle – und erfährt zum anderen eine inhaltliche Ausrichtung, die sich als Förderung sozialen Lernens unter Einbeziehung bewusster und unbewusster Übertragungen auf der Basis der Objektbeziehungstheorie versteht (Brockmann et al., 2022, S. 19).

> »Durch ein verbessertes Mentalisieren entsteht ein mentaler Puffer zwischen Gefühlen und Handlung, sodass konflikthafte interpersonale Erfahrungen und schwierige Affekte reflektiert werden können. Den Patient*innen ist ein Denken vor dem Handeln möglich, eine Reflexion vor dem Ausagieren.« (Brockmann et al., 2022, S. 27)

Emotionen und psychische Respräsentationen werden betrachtet und erforscht, Affekte mentalisiert. Es geht um die interpretative Aufarbeitung und integrative Verarbeitung der Emotionen, welche Beziehungsgestaltung erschweren oder gar verhindern. Besondere Relevanz erfährt die Theorie der Mentalisierung in adoleszenter Entwicklung. Fonagy geht von einem Zusammenhang zwischen dem Anstieg psychopathologischer Erkrankungen in der Adoleszenz und eingeschränkten Fähigkeiten zum Mentalisieren aus (Fonagy zit. n. Taubner & Volkert, 2017, S. 28). Diese Phase zeichnet sich primär durch die Entwicklungsaufgabe der Ablösung vom Elternhaus aus und ist oft begleitet von hoch affektivem Erleben. Mentalisierungsfähigkeit trägt wesentlich dazu bei, diese und weitere Entwicklungsaufgaben bewältigen zu können. Dabei sind Jugendliche besonders gefährdet, diese Fähigkeiten bei Stress oder Ansturm hoch affektiven Erlebens zu verlieren (vgl. Taubner & Volkert, 2017). Psychische Belastung im Sinne eines Stresserlebens ist der Gegenspieler des Mentalisierens:

> »Wenn die Angst eine gewisse Intensität erreicht, schaltet sich unser Mentalisierungshirn ab.« (Fonagy, 2009, S. 67)

Den ursprünglichen Bezugsrahmen der Mentalisierungstheorie bildet die Psychoanalyse; das Konzept der Mentalisierung kann als moderne Weiterentwicklung psychoanalytischer Theorie verstanden werden (Brockmann et al., 2022, S. 67). Insbesondere die psychotherapeutische Beziehungsgestaltung geht von unbewussten Übertragungs- und Gegenübertragungsprozessen und Reinszenierungen aus, die den therapeutischen Prozess bestimmen (vgl. Brockmann et al., 2022). Fonagy und Mitarbeitende haben das klinische Konzept des »falschen Selbst« von Donald W. Winnicott mit der Fähigkeit zur Mentalisierung bei Adoleszenten verknüpft (vgl. Taubner & Volkert, 2017, S. 31f.). Wie bereits an anderer Stelle erwähnt, stellte Winnicott heraus, dass »such a thing as baby« für sich allein nicht existiere. Die Entstehung des »falschen Selbst« – als massive Pathologie der Selbstentwicklung verstanden – konstituiert sich durch ein »Säugling-zur-Mutter-Leben«, welches misslingen oder eben gelingen kann (Winnicott, 2006, S. 188ff.). Fonagy und Mitarbeitende gehen davon aus, dass bei einem Misslingen dieser Resonanzprozesse in der frühen Kindheit eine fremde Repräsentanz des Selbst internalisiert wird, die keine Verknüpfung mit eigener Selbsterfahrung aufweist (vgl. Fonagy zit. n. Taubner & Volkert, 2017, S. 31f.). Üblicherweise gelingt es dem heranwachsenden Kind, Unstimmigkeiten zwischen gespiegeltem Erleben und eigener Wahrnehmung mittels Mentalisierung zu kompensieren, so dass ein kohärentes Identitätsgefühl wachsen kann. Werden die spiegelnden Resonanzen nicht auf der Basis empathischer und fürsorglicher Abstimmung des mentalen Zustandes des Kindes vollzogen, kommt es zu unüberbrückbaren Divergenzen mit einem Gefühl der Inkohärenz (Taubner & Volkert, 2017).

> »Eine erfolgreiche Art der Bewältigung einer drohenden Selbstfragmentierung ist die Externalisierung von unerwünschten Selbstanteilen.« (Taubner & Volkert, 2017, S. 32)

Diese vollzieht sich auf dem Weg der Projektion und projektiver Identifikation. Im Unterschied zur Übertragungsfokussierten Psychotherapie (vgl. Kap. 4.3 in diesem Buch) geht es hierbei nicht um Integration projizierter Selbst- und Objektrepräsentationen, sondern um das Erkennen nicht integrierter Selbstanteile. Die günstige Entwicklung liegt demnach im Einstellen externalisierender Dynamiken (vgl. Taubner & Volkert, 2017, S. 32f.).

# 5. Von der Theorie zur Begegnung: Aspekte einer authentischen Begleitung und Beziehungsgestaltung

In diesem letzten Kapitel sollen nun Aspekte begleitender Beziehungsgestaltung auf der Grundlage psychoanalytischer Überlegungen als nachhaltige und heilende Hilfe vertieft werden. Dabei soll es nicht um machtvolle Kontrolle gehen, sondern um ein hilfreiches Beziehungsangebot. Wie durch eine Lupe betrachtet liegt der Fokus auf dem interaktiven Geschehen, der Blick richtet sich auf die Beziehungsgestaltung in der Frühgeschichte, welche die aktualisierte Beziehungsgestaltung und deren emotionale Verwicklungen grundlegend bestimmt. Fallgeschichten aus psychotherapeutischem und pädagogischem Praxisfeld veranlassen zum vertieften Forschen in psychodynamischer Literatur und nehmen das eigene Erleben in den Blick der Reflexion, die sich – nicht nur – im Kontakt mit frühen Störungen einstellt.[21] Die Haltung ist von einem konzentrierten Interesse geprägt, das nicht das Ziel verfolgt, bereits »Gewusstes« zu bestätigen.

Ich beziehe mich bei meinen Wahrnehmungen und Erfahrungen weitestgehend auf psychoanalytische Literatur, da ich dort mit meinem Erleben und den daraus resultierenden Fragestellungen im Umgang mit betroffenen Kindern und Jugendlichen in psychotherapeutischer Behandlungspraxis und Jugendhilfe Entsprechungen finden konnte und kann. Eigene Eindrücke, Erfahrungen und Affekte lassen sich entdecken und spiegeln sich wider, lassen sich verknüpfen und formen meinen beruflichen Werdegang im Kontakt zu betroffenen Kindern und Jugendlichen. Das Vertiefen in psychoanalytische Literatur dient dabei als Spiegel meines Zugangs, meiner Erfahrungen und Wahrnehmungen. Ich möchte einen Bogen spannen zwischen meinem Erleben, einem Entdecken und heilvolle Begleitung Betroffener durch Verstehen im Kontext einer Beziehungsgestaltung. Für die analytische Behandlung Erwachsener formuliert Franco De Masi in diesem Sinne:

21 Übertragungsprozesse sind als allgegenwärtig zu verstehen, als nicht nur auf das Therapiezimmer beschränkt.

> »Wenn wir uns immer wieder mit viel Zeit dem Studium der Psychopathologie widmen und den Elementen, die sie kennzeichnen, besondere Aufmerksamkeit schenken, kann es uns nur motivieren, ein Instrumentarium zu schaffen, das uns befähigt, die schwierigsten Fälle zu behandeln.« (De Masi, 2022, S. 8)

Wir lernen dabei vom Gegenüber, wir lernen über uns selbst und vertiefen in praktischer und theoretischer Hinsicht unsere Erfahrungen und unser Wissen. Gegenseitige Einflussnahme und gegenseitiges Wachsen bilden den Entwicklungsprozess innerhalb einer Beziehungsgestaltung ab. In meinem beruflichen Erleben, Handeln und Denken verbinden sich psychotherapeutische Arbeit und fallsupervisorische Tätigkeit mit Beziehungsgestaltungen im Rahmen der Jugendhilfe; sie alle veranlassen zu theoretischer und praktischer Auseinandersetzung.

Aus meiner Sicht tauchen sowohl in therapeutischen als auch pädagogischen Beziehungsgestaltungen im jeweiligen Erleben der beteiligten Personen vergleichbare Dynamiken auf, die es zu erforschen gilt. Der spezifische Rahmen (Jugendhilfe, Psychotherapie) kann einen anderen Umgang mit diesen Dynamiken erforderlich machen, allerdings richtet sich der Fokus hier auf den Versuch, das Erlebte zu reflektieren, um zu verstehen. Die Beschaffenheit der Szenarien ist gewiss hinsichtlich des Kontextes (Psychotherapie, Jugendhilfe) sowie der Entwicklungsstufe (Kindheit, Adoleszenz, Erwachsen) zu differenzieren, was einen direkten Vergleich wenig sinnvoll macht. Ich verfolge in diesem Kapitel auch nicht die Absicht, gleichzumachen oder bestehende Unterschiede zu nivellieren. Allerdings halte ich an der grundlegenden Gemeinsamkeit fest, dass das Erleben in der Begegnung mit betroffenen Kindern und Jugendlichen, das »Zuhören«, eigene Wahrnehmungen, Bilder, die auftauchen sowie Gedanken und Reflexionen Verknüpfungen und Ideen erlauben, die sich insbesondere in der psychodynamischen Literatur anhand vielzähliger Fallbeispiele ausgestalten. Der Blick soll damit auf die Entstehung eines intersubjektiven Geschehens im Kontext von Beziehungsgestaltung gelegt sein (sei dieser pädagogisch, klinisch-diagnostische oder psychotherapeutisch), der es im Sinne eines Übertragungszusammenhangs erlaubt, durch die Vielfalt an persönlichen Wahrnehmungen, Visualisierungen, Ideen und Fantasien etwas vom Anderen zu erfahren und womöglich zu verstehen. Das eigene Erleben im Sinne bewusster oder unbewusster Inhalte geht in die Beziehungsgestaltung ein und bildet auf diese Weise die Grundlage eines heilsamen Beziehungsgeschehens für betroffene Kinder und Jugendliche. Es handelt sich um ein den Beziehungsprozess begleitendes und persönliches »Zur-Verfügung-Stellen«, das Veränderung der eigenen Persönlichkeit im Sinne eines kontinuierlichen Wachsens an Verstehen und Vertrauen sowie zunehmender Entwicklung der Vorstellung von sich selbst und eigener Identität modelliert. Dies ist als fortwährender Prozess eines tiefergehenden Sich-Einlassens zu verstehen, insbesondere falls die Hartnäckigkeit und Massivität des psychischen Störungsbildes betroffener Kinder und Jugendlicher diesen intensiven Umgang erfordern, oder aber der verstehende Beziehungsprozess einer Chronifizierung der Störung vorbeugt.

Dieser Zugang erfordert aus meiner Sicht auch Mut, da sich die interpersonellen Vorgänge oftmals außerhalb der vermeintlich sicheren Gefilde therapeutischer Technik und leitlinienbezogener Manuale bewegen und eigene Fähigkeiten des Vertrauens, der Erfahrung, des Aushaltens und persönlicher Verlässlichkeit bemühen. Denn unabhängig der Ausrichtung der jeweiligen Ansätze besteht die Möglichkeit, sich immer wieder in die »Position des Hintergrunds« zu begeben, sich aus der emotionalen Beziehungskonstellation zu »schleichen«, sich an den Abgründen des Anderen vorbeizustehlen (vgl. Moser, 1979) und die Wahrnehmung erfolgreich abzuwehren bzw. durch »Nicht-Realisation« nicht zuzulassen. Diese Bewegungen erweisen sich als besonders ungünstig, wenn man den betroffenen Kindern und Jugendlichen angemessen begegnen oder hilfreich zur Seite stehen, etwas von ihnen erfahren oder gar verstehen will – ihre psychopathologischen Strukturen, ihr Ringen um Entwicklung und Identität, ihre Suche nach Beziehung und Nähe, ihre unfassbare Wut und Angst. Therapeutische und pädagogische Zugänge laden aus meiner Sicht oftmals durch die Idee einer »Symptomlogik« gerade dazu ein, der Idee von »Machbarkeit«, Macht und Kontrolle unter der Prämisse zu folgen, eigenes Erleben und innere Prozesse in der Reflexion auszusparen und Entstehungszusammenhänge zu missachten. Diese Annahme spiegelt sich u. a. in durchkomponierten Hilfemaßnahmen und Manualen wider, welche durch »vorauswissende« Selektion möglicher Wahrnehmungen im intersubjektiven Kontext gekennzeichnet sind.

Ein Übel zeigt sich demzufolge nicht nur dadurch, dass die Komplexität eines Beziehungsgeschehens mit der Verlagerung des Fokus auf operationalisierbare Äußerungen reduziert wird, sondern ist bereits im Vorfeld anzutreffen. Es zeigt sich in einem selektiven Zugang, der Möglichkeiten intersubjektiver

Erfahrungen verhindert, bevor Beziehungsgestaltung einhergehend mit einer gewissen mentalen »Absichtslosigkeit« beginnt. Denn bevor ich meine Ideen, Ziele und weitere Planungen gegenüber den Betroffenen ins Spiel bringe, verfolge ich zunächst die Intention, eben keine Intention zu haben – mit der einzigen Ausnahme, im Kontext von Begegnung und Beziehung etwas vom Anderen zu »merken« und zu erfahren.[22] Die Haltung einer Unvoreingenommenheit bedeutet, Wege der Wahrnehmung und des Erlebens aktiv offen zu halten, sich einem Prozess der Begegnung zu überlassen und abzuwarten, was sich ereignen wird.

Die folgenden Ausführungen beschreiben anhand von Fallbeispielen interaktive Geschehen in intersubjektiven Kontexten mit betroffenen Kindern und Jugendlichen. Neben biografischen Darstellungen der Betroffenen konzentriere ich mich auf die Beschreibung unbewusster Prozesse von Übertragung und Gegenübertragung im Rahmen zwischenmenschlicher Dimensionen der Beziehungsgestaltung. Diese lassen die Entstehungsgeschichten betroffener Kinder und Jugendlicher vor dem Hintergrund ihrer jeweiligen schweren Psychopathologien erahnen, und vielleicht sogar erfahren. Das Vorgehen und die damit verbundenen Reflexionen beruhen darauf, sich auf im Unbewussten angesiedelte Kommunikationsstruktur zu verlassen, die sich als aktives Empfangen und intuitives Handeln wechselseitiger unbewusster Prozesse des Anderen umschreiben lässt:

> »Man muss nicht Psychoanalytiker sein, um zu wissen, dass wir Vorgänge aus unserem Umfeld unbewusst wahrnehmen, während wir unseren tagtäglichen Verrichtungen nachgehen. Dabei denken wir gleichzeitig unbewusst über diese Vorgänge nach und bringen sie mit früheren Erfahrungen in Verbindung. Und manche von ihnen werden in der darauffolgenden Nacht vielleicht zu einem Traum organisiert.« (Bollas, 2023, S. 11, vgl. auch S. 37)

So bedarf es aus meiner Sicht einer authentischen Haltung, die sich aus einem persönlichen Gewahrsein und Interesse am Anderen sowie einer Bereitschaft zum reflektierenden Nachdenken konstituiert.

22 Dieses Vorgehen ist gelebte psychotherapeutische Praxis insbesondere im Erstgespräch mit Patientinnen bzw. Patienten (vgl. Argelander, 2007 [1970]) und in Fallbesprechungen; es ist aus meiner Sicht insbesondere in der Jugendhilfe dringend notwendig.

## 5.1 Synchronizität und Symbolisierung im frühesten Beziehungskontext

Nun gilt es tiefer einzutauchen in die Szenen, in frühe Kommunikations- und Beziehungsgeschehen, welche die Frühgeschichte Betroffener in einer »Grammatik der Gefühle« (Moser, 1979) hervorzubringen vermag, indem diese sich in Beziehungsgestaltungen aktualisiert. Die Fallbeispiele unterschiedlicher begleitender Kontakte mit betroffenen Kindern und Jugendlichen stellen einen bedeutsamen Zusammenhang her zwischen pathologischen und leidvollen Konstellationen der inneren Objektwelt auf der einen Seite, und Defizite in der Synchronizität in den frühen Beziehungen und mangelnder emotionaler Verständigung auf der anderen. Diese Defizite scheinen oftmals von traumatischer Qualität zu sein. Bedeutsam scheint das »Zuhören«, das Ein- und Abstimmen auf den Anderen sowie ein intuitiv geleitetes Antworten:

> »Die Bedeutung, die wir dem emotionalen Trauma in der Primärbeziehung beimessen, hat direkte Auswirkungen auf die Art und Weise, wie wir unseren Patienten zuhören. [...] Selbst wenn sich das emotionale Trauma auf die Strukturierung der Persönlichkeit ausgewirkt hat – indem es Ängste oder Entwicklungsblockaden verursacht sowie psychopathologische Strukturen und Objekte hervorbringt sind Teile der unbewussten Wahrnehmungsfunktionen immer noch vorhanden, sie zeigen Wirkung und der Analytiker muss seine Aufmerksamkeit auf sie richten.« (De Masi, 2022, S. 51)

Synchronizität bedeutet hier das Abstimmungsgeschehen von Säugling und Bezugsperson, dessen Gelingen von den empathischen Fähigkeiten der primären Bezugsperson abhängt. Gleichzeitig beherbergt dieser Zusammenhang die Entwicklung der Fähigkeit zur Symbolisierung, die ein Verbalisieren, einen Ausdruck sowie ein Reflektieren des Selbst- und Objekterlebens bedingt.

*****

Ben ist zum Zeitpunkt des Erstkontaktes zwölf Jahre alt. Seit seinem achten Lebensjahr hielt er sich in unterschiedlichen Einrichtungen der Jugendhilfe auf. Im Rahmen einer Inobhutnahme verlässt er seine Mutter und Geschwister. Anfangs sei er noch zugänglicher gewesen, so heißt es in den Berichten, später – nach der Entlassung aus einer stationären Maßnahme der Jugendhilfe –

verbringt er seinen Lebensalltag in einer Übergangseinrichtung zunächst für Kinder, nach diversen Vorfällen dann für Jugendliche, die auf Vermittlung in eine weitere Einrichtung warten. Im Verbund mit anderen Bewohnerinnen und Bewohnern, die sich in vergleichbaren Lebenssituationen befinden, zeigt Ben ein massives antisoziales Verhalten und begeht eine Vielzahl von Straftaten wie beispielsweise Diebstahl, Vandalismus und Überfälle. Neben dem für Erwachsene bedrohlichen Agieren entsteht der Eindruck, einem Überlebenskampf des Kindes beizuwohnen. Auf die Frage, warum er denn sich so verhalte, meint Ben, er habe doch sowieso keine Zukunft.

Es gelingt Ben dennoch, sich zum Mitfahren auf eine Freizeitmaßnahme ins Ausland mit anderen Jugendlichen zu motivieren. In den ersten Tagen erlaubt er keinerlei Kontakt zu Erwachsenen, er unterwirft sich vielmehr der Dynamik der anderen Jugendlichen, dominiert diese aber auch. Ein Anknüpfen an Beziehung gestaltet sich äußerst schwierig, sämtlichen Kontaktversuchen begegnet er mit Weglaufen und »unbemerktem« Wiederkommen. Kontakte sind geprägt von seiner Kontrolle und Zurückweisung, Sprach- und Hilflosigkeit sowie seinem Bemühen, Erwachsene auf Distanz zu halten. Auch eine Versorgung mit gemeinsamen Mahlzeiten lehnt er zu Beginn ab, er bedient sich lieber selbst – meist nachts – am Kühlschrank in Abwesenheit aller anderen. Er uriniert in Flaschen und andere Behälter, rennt weg, wenn man ihm zu nah kommt, triumphiert über sein Unvermögen einzuschlafen und Ruhe zu finden, bleibt über mehrere Tage wach. In den ersten vier Tagen entzieht er sich nachts der Unterkunft und streift in dem Dorf umher um immer wieder destruktive Aktionen zu verrichten. Betreuende Erwachsene folgen ihm auf Abstand, kümmern sich um das angerichtete Chaos (Zurückholen von Booten, die er vom Ufer ins Wasser geschoben hatte, Aufheben von Terrassenstühle auf fremden Grundstücken, die er umgeworfen hatte), entdecken ihn, obgleich er sich »versteckt« hält. Es entsteht zunehmend der Eindruck, dass für Ben die Kontrolle über den Abstand von Erwachsenen von existentieller Notwendigkeit ist, um womöglich perspektivisch überhaupt einen Kontakt herstellen zu können. Die Dynamik von Nähe und Distanz vor dem Hintergrund eines Gefühls der Verfolgung erhält dabei besondere Bedeutung. Es entsteht zudem der Eindruck, dass er die Durchsetzung spezifischer, pädagogisch-strukturierender Maßnahmen zunächst als invasives Eindringen empfinden würde. Die Wahrnehmung eigener Übergriffigkeit und Täterschaft verstehe ich als projektive Identifikation, welche durch die von Vernichtungsangst geprägte Innenwelt übermittelt wird.

Dieses Verständnis gibt mir zu diesem Zeitpunkt die Gelegenheit zu beobachten, eigene Wahrnehmungen zu reflektieren, und diese auch als Entsprechung der Versuche von Bens Kontaktgestaltung zu verstehen.

Die zunehmende Erschöpfung der Mitarbeitenden veranlasst mich dazu, Ben mit seinen nächtlichen Aktionen zu konfrontieren. Unter Berufung auf realistische Notwendigkeiten fordere ich ihn auf, seine nächtlichen Streifzüge zu unterlassen, da die Mitarbeitenden nun auch einmal schlafen müssen. Er reagiert beleidigend und abweisend, fordert mich sehr unfreundlich auf, »sein« Zimmer zu verlassen. Ich entgegne ihm, dass ich seinem Wunsch erst dann entsprechen werde, wenn er mir versprechen könne, in der kommenden Nacht nicht auszusteigen, und bleibe bei dieser Ansage in »seinem« Zimmer vor »seiner« Tür stehen. Zudem deute ich meine Vermutungen über seine Schlaflosigkeit und verspreche ihm, dass – auch wenn er einschlafen werde – immer jemand in Abstand bei ihm sei und verlässlich über seinen Schlaf wache. Es sei zudem ihm überlassen, ob er im Wohn-, Ess- oder in »seinem« Zimmer schlafen würde. Ein heftiger Wutanfall mit ausfallenden Beleidigungen folgt, ich halte aus, bevor er letztlich versprechen kann, nachts zu Hause zu bleiben. Die darauffolgende Nacht bleibt er wach, allerdings ohne wegzulaufen, in der darauffolgenden Nacht schläft er im Wohnzimmer auf der Couch; ein Erwachsener steht immer zur Verfügung, der über seinen Schlaf wacht. Der Rahmen des Aushaltens von Möglichkeiten und Unmöglichkeiten von Bens Verhalten wird unter den Betreuenden immer wieder neu abgesteckt, allerdings insgesamt sehr weit gefasst um die Chancen zum »Hören« und Verstehen zu ermöglichen – vielleicht auch, um sich diesem angestoßenen Prozess zu überlassen. Die Etablierung eines notwendigen Rahmens orientiert sich primär an dem Verlauf der Kontaktgestaltung, die immer wieder von Widersprüchlichkeiten geprägt ist: Neben Bens massiver Abwehr von Nähe und Kontakt ist bei Ben ein Wunsch nach Entwicklung und Beziehung spürbar. Bens Fähigkeiten, Wünsche und Verhalten zur Kontaktgestaltung werden gespiegelt und nehmen zunehmend eine Form von wechselseitiger Verlässlichkeit an. Ab und an bemerke ich, dass er mich beobachtet. Er versteckt sich beispielsweise hinter Bäumen und Büschen, um sich dann immer häufiger anzunähern und einen kurzen Kontakt herzustellen, ein kurzes Gespräch zu führen. Wesentlich daran scheint meine intuitive Haltung, ihn immer im Auge zu haben, immer zu wissen, wo er sich aufhält, was er gerade macht, ohne einen direkten Blickkontakt oder gar eine Konfrontation zu suchen. Zum anderen kommt mir in den Sinn, wie angstbesetzt er einen Kontakt erlebe. Ich entwickele die Vorstellung einer Blase, die sich als unsichtbarer Schutzraum um ihn herum bewegt, dessen Grenzen von keinem Erwachsenen gewaltvoll übertreten werden dürfen. Er hält sich zunehmend an Erwartungen, die die Erwachsenen an ihn richten; sein Bemühen in Kontakt zu kommen wird deutlich erkennbar, mitunter sucht er diesen sogar aktiv. Dies zeigt sich an meinem Eindruck und meinen Vorstellungen über ihn, die immer wieder das Bild eines hilflosen Kindes entstehen lassen, das Schutz braucht, aber auch anderen Anteilen seiner kindlichen Persönlichkeit, welche dieses Bemühen verhindern und abwehren. Seine Kontaktgestaltung ist allerdings auch geprägt von wiederkehrenden abrupten Unterbrechungen. So kommen auch Kontaktversuche vor, die durch schwer wahrzunehmende oder auszuhaltende Spannungen charakterisiert, unerträgliche Ängste wahrzunehmen waren und zum Scheitern verurteilt sind, und die ein abgründiges Angstgefühl erahnen lassen. In der Projektion spiegelt sich dieses Gefühl in meinen Befürchtungen, in der Kontaktgestaltung mit dem Jungen etwas falsch zu machen, seine Grenzen sozusagen gewaltvoll zu überschreiten. Es entsteht in mir der Wunsch, ihn stattdessen zu versorgen und ihm als erwachsenes Gegenüber zur Verfügung zu stehen.

Nach einer Betreuungspause von ca. 18 Monaten kann die Begleitung des Jungen in einem auf Dauerhaftigkeit und Verlässlichkeit ausgerichtetem Rahmen der Jugendhilfe fortgesetzt werden. Deutlich von seiner Seite formuliert sei es sein Wunsch, an dem bestehenden Angebot der Begleitung anknüpfen zu wollen. Sein Verhalten gegenüber seinen Betreuungspersonen ist nach der Betreuungspause allerdings von Ablehnung und Zurückweisung dominiert, emotional zeigt er über mehrere Monate eine massive Abwehr gegenüber Beziehungs- und Kontaktgestaltung und wertet sämtliche Versuche dahingehend ab. Aus meiner Sicht kämpft Ben mit sich, seine »täterloyalen Introjekte« und damit einhergehenden Affekte zu kontrollieren. Bereits nach wenigen Tagen offenbart er mir, dass er »unheimliche Wut« und »maßlose Gier« empfinde und nicht mehr denken könne. Seine Affektlage wirkt häufig dysphorisch und gereizt, er scheint getrieben von innerer Unruhe und Ängsten insbesondere in sozialen Situationen, in denen emotionale Anpassungsfähigkeit einem Gefühl überwältigender Überforderung weicht, welchem er mit massivem Rückzug begegnet. Dieses Beziehungsgeschehen zwischen Betreuenden und Ben bewirkt intensive Emotionen bei den Betreunden, die immer wieder von heftiger Wut und Kränkung, Angst und Selbstzweifeln sowie tiefer Verunsicherung und Gefühlen der Ablehnung heimgesucht werden. Neben der enormen Herausforderung, Adressatin dieser Gefühle zu sein, diese wahrzunehmen und auszuhalten, besteht die Gefahr, in Bens feindselig anmutenden Verhalten seine gesamte Persönlichkeit zu sehen.[23]

Die Vorstellung, einem von seelischen Verletzungen, frühen massiven Traumatisierungen und Verlassenheit geprägten Kind gegenüberzustehen, entschwindet immer wieder bei gleichzeitiger Annahme, dass Ben in der Beziehung zu seinen Betreuungspersonen Nähe, Schutz, Spiegelung und psychische Verfügbarkeit sucht. Erste Schritte der Suche zeigt Ben in seiner dyadischen Ausrichtung der Kontaktgestaltung. Er meldet Bedürfnisse gegenüber den weiblichen Bezugspersonen an und sucht – wenn er in Kontakt geht – die Zweisamkeit. Die männliche Bezugsperson wird aktiv ausgeschlossen, ein Geschehen, welches unter den Betreuenden eine spaltende Dynamik nach sich zieht. Diese zeigt sich sowohl in der Beziehung zur weiblichen als auch zur männlichen Bezugsperson, und bildet sich in den Betreuungspersonen einerseits als Gefühl seines Wunsches von intensiver Nähe und Versorgung, andererseits als kränkende Zurückweisung ab. Auch in diesem Zusammenhang von Bens Beziehungsentwicklung gelingt die Wahrnehmung seiner Innenwelt mittels psychodynamischer reflexiver und auf Selbsterfahrung beruhender Fallarbeit, auf der Grundlage der Annahme projektiver Identifizierungen. Als frühe Form der Kommunikation verstanden zeigen sie Bens dyadisch ausgerichtete Beziehungswünsche, unbewusst adressiert an betreuende Personen, die sich auf der Beziehungsebene zur Verfügung stellen und in der Lage scheinen, die Projektionen des Kindes – im eigenen Erleben »untergebracht« – auszuhalten. Dies bildet den Beziehungsrahmen für eine als Reinszenierung verstandene Neuauflage eines ehemaligen intersubjektiven Geschehens mit den primären Bindungspersonen. So bewegen wir uns gemeinsam mit Ben in Kontexten seiner aktualisierten Frühgeschichte, immer wieder dazu verführt, auf der Ebene symptomatischen Verhaltens zu reagieren und die eigene Abwehr auszuagieren. Auf Letzteres bewusst zu verzichten befördert bei Ben ein regressiv anmutendes Entwicklungsgeschehen, welches teilweise einem frühkindlichen »Nachholen« existentiell bedeutsamer Beziehungsgestaltung im Sinne der Ausbildung innerer Repräsentanzen gleichkommt.

23 Verstanden als eine »pathologische Konstruktion«, auf die ich später näher eingehen werde.

Emotional taucht Ben aus meiner Sicht in frühe Phasen ein, die dem Säuglingsalter gleichen: nachts nicht schlafen können, aufgeregte Vokalisierungen im Schlaf, Umtriebigkeit, Angst, aber auch Suche nach Zweisamkeit, Abgrenzungsversuche gegenüber einem »Dritten«. Diese Phasen zeigen sich auch als Stimmungen recht abrupt im Wechsel und bewirken Entsprechungen im Erleben der Betreuenden. So ergeben sich Szenen, in denen ich mich als ausgesprochen feinfühlig gegenüber Bens Bedürfnissen und Emotionen wahrnehme. Die Qualität des Beziehungsgeschehens erinnert in diesen Momenten an eine Mutter-Säuglings-Interaktion, welche von fokussierter Wahrnehmung sowie emotionaler An- und Aufnahme geprägt sind. Zunehmend erlaubt es Ben in diesem Rahmen einen Dialog anzustoßen, bei welchem das Erleben rudimentär in Sprache gefasst werden kann. Einen wesentlichen Aspekt dieses gelingenden Geschehens der Beziehungsgestaltung mit Ben sehe ich in der therapeutischen Notwendigkeit der Abstinenz, sich also in dieser regressiven Intersubjektivität nicht zu verlieren, sondern sie vielmehr immer wieder zu begrenzen. Der Rahmen orientiert sich in diesem Sinne nicht ausschließlich an äußeren Gegebenheiten, sondern an der Notwendigkeit, Grenzen zu etablieren und Realität gemeinsam zu akzeptieren um Ben »verdaubare« und kontrollierbare Trennungen und Frustrationen zuzumuten, die für ihn zunehmend aushaltbar werden und Entwicklung und seelisches Wachsen auf der Grundlage von Beziehung ermöglichen. Dieses Beziehungsgeschehen vollzieht sich oftmals jenseits bewussten Verhaltens, steht im Zusammenhang mit Fein- und Taktgefühl, mit der Fähigkeit zu adäquater Resonanz, mentaler Verfügbarkeit und »Markierung« entsprechender Affekte, und bildet aus meiner Sicht ein wesentliches therapeutisch-kuratives Moment der Beziehungsgestaltung in der Jugendhilfe.

*****

Synchronizität beschreibt aus neuropsychologischer Sicht die gegenseitige Anpassung neuronaler Muster im menschlichen Gehirn zwischen mehreren Personen während einer Interaktion (vgl. Stangl, 2023). Intersubjektive neuronale Synchronisation ist unbewussten Mechanismen unterworfen, welche die Voraussetzungen für gelingende zwischenmenschliche Kommunikation und »Verhaltenskoordination« schaffen. Das Phänomen getakteter Synchronizität bildet sich in spezifischen Mustern von Gehirnaktivität ab, die während eines intersubjektiven Geschehens in Mutter-Kind-Dyaden untersucht wurden. Nguyen und Mitarbeitende (2021) erforschten die Auswirkungen der Interaktionsqualität auf die neuronale Synchronizität während einer Problemlösungsaufgabe und stellten fest, dass höhere neuronale Synchronizität mit dem Aufnehmen gemeinsamer Absichten, gegenseitiger Perspektivenübernahme, und Verhaltensreziprozität einhergeht und damit evtl. die Grundlage für Selbstregulation bildet. Zusammenfassend lässt sich sagen, dass affektive Abstimmung im vorsprachlichen Fürsorgegeschehen neuronale Verknüpfungen im Gehirn des Säuglings beeinflusst, die sich zu neuronalen Kreisläufen verdichten (vgl. auch Shore zit. n. De Masi, 2022, S. 116). De Masi folgert daraus, dass das Unbewusste nicht als gegeben vorausgesetzt werden könne, sondern vielmehr als ein sich allmählich entwickelndes System verstanden werden müsse, dessen Inhalte von frühen interaktionellen und intersubjektiven Geschehen abhängen (vgl. De Masi, 2022).

Auf dem Gebiet der empirischen Säuglingsforschung beschreiben Beebe und Lachmann (2004) ihre Untersuchungen zur Entwicklung von Repräsentationen und der Fähigkeit zur Symbolisierung, die von früher Beziehungsgestaltung von Bezugsperson und Säugling abhängen. Sie beschreiben die Kontinuität der Entwicklung, die sich auf der Ebene generalisierter früher Beziehungsmuster vollzieht und stetigen Reorganisationen im Dienst der Abstimmung unterworfen sind (Beebe & Lachmann, 2004, S. 83). Bereits im ersten Lebensmonat werden intersubjektive emotionale Erfahrungen auf präverbale, implizit-kognitive Weise erinnert, erwartet und organisiert. Diesem Geschehen liegt zum einen die vorhandene Bereitschaft des Säuglings zugrunde, sich in einen Austauschprozess mit der Welt zu begeben, der nicht nur ein »Handeln« hervorbringt, das nach körperlicher Bedürfnisbefriedigung strebt, sondern auch Motive zum Spiel, zur Exploration und zum Stillen von Neugierde birgt (Beebe & Lachmann, 2004, S. 84). Zum anderen ist der Säugling fähig, Kontingenzen im interaktionellen Geschehen wahrzunehmen sowie auf dieser Erfahrungsgrundlage Erwartungen zu erzeugen. Auf diese Weise organisiert der emotionale Austausch die Erfahrungen des Säuglings und erschafft interaktionsbedingte Strukturen, die das Kind zunehmend identifizieren und erinnern kann. Gegen Ende des ersten Lebensjahres ist der Säugling dann in der Lage, diese interaktionellen Erfahrungen auch auf einer anderen Ebene zu generalisieren:

> »Das dynamische wechselseitig regulierte Zusammenspiel zwischen Säugling und Betreuerperson erschafft eine Vielzahl potentieller Interaktionsmuster, von denen Prototypen abstrahiert werden.« (Beebe & Lachmann, 2004, S. 84)

Die erschaffenen Prototypen sind als Vorlage für zukünftige Selbst- und Objektrepräsentationen zu verstehen. Im weiteren Verlauf der Entwicklung sind die Selbst- und Objektrepräsentationen bis zum dritten Lebensjahr Transformationen und Rekonstruktionen unterworfen:

> »Diese Stufe ist der Höhepunkt im Konstruktionsprozeß von Selbst- und Objektrepräsentationen in den ersten drei Lebensjahren, ein Prozeß, der sich bezeichnenderweise im gesamten Leben fortsetzt.« (Beebe & Lachmann, 2004, S. 96)

Beebe und Lachmann zufolge sind die frühkindliche Entwicklung von Selbst- und Objektrepräsentationen und deren Erinnerung auf präsymbolischer Ebene unbewusst organisiert. Die beiden Forscher gehen von einem »präreflexiven Unbewussten« aus, in welchem die vorsprachlichen Erfahrungen interaktionellen Geschehens in Form von Repräsentationen verortet sind (Beebe & Lachmann, 2004).

Auch die Objektbeziehungs- und Bindungstheorie sowie die Psychotraumatologie geben Auskunft über die Bedeutung des frühen Interaktionsgeschehens zwischen Säugling und Bezugspersonen (vgl. Kap. 3). Demzufolge bildet sich die nonverbale, vorsprachliche Kommunikation im Wechselspiel zwischen Bezugsperson und Säugling als emotionaler Austausch ab. Affektabstimmungen kommen insbesondere durch Sprache (Melodie, Tempo, Rhythmus, Betonung, etc. des Sprechens), Gestik und Mimik zum Ausdruck. Vor diesem Hintergrund gilt das Interesse u. a. der Entwicklung und Dynamik innerer Repräsentanzen. So finden durch internalisierende und introjizierende Prozesse dyadisches und triadisches Beziehungs- und Kommunikationserleben in der Innenwelt ihren Niederschlag. Die Abbildungen dieses Erlebens sind repräsentiert als Wahrnehmungen über sich selbst, über den Anderen und über die erfahrene Interaktion. Sie bilden eine intrapsychische Konstellation aus, welche die Strukturen der Persönlichkeit ordnen. Zudem zeigt sich, dass diejenigen internalisierten Beziehungserfahrungen des frühen Kommunikationsgeschehens, die sich durch eine traumatische Qualität auszeichnen, einem Wiederholungszwang unterworfen sind, sodass Aspekte und Szenen des frühen Geschehens in Beziehungen reinszeniert und aktualisiert werden. Dieses Entwicklungsgeschehen vollzieht sich auf der Grundlage existentieller Abhängigkeit zwischen primärer Bezugsperson und Säugling, und nimmt direkten Einfluss auf die Ausbildung innerer Repräsentanzen, noch bevor sich eine Sprachstruktur etablieren konnte. Die Bedingung der absoluten Angewiesenheit bestimmt die konstitutiven Verflechtungen und Verknüpfungen, welche für das Erleben und die Entwicklung der Persönlichkeitsorganisation verantwortlich sind:

> »Die Art und Weise, wie unsere frühen Anderen – die transformierenden Objekte unserer Säuglingszeit und Kinderjahre – uns behandeln, wird in uns kodiert und in die Grammatik unseres Ichs oder in die Regeln unseres Seins und der Bezogenheit eingebaut, nach denen wir unser Leben leben.« (Bollas, 2023, S. 17)

Hier geht es Christopher Bollas nicht um ins Unbewusste verdrängte psychische Inhalte, sondern vielmehr um die Entstehung der Prozesse des Denkens, Fühlens und Wahrnehmens, welche die Affekte und Gedanken strukturieren und organisieren (vgl. Bollas, 2023, S. 17ff.). Unbewusste Prozesse, die sich in unserer Persönlichkeitsorganisation abbilden, entwickeln sich in Abhängigkeit einer frühkindlichen Synchronizität zwischen primärer Bezugsperson und Säugling. Vor diesem Hintergrund bestehe die psychodynamische Aufgabe darin, sich auf diesen Austauschprozess einzulassen. Bollas zufolge

> »leitet sich die Arbeit des Empfangens und Aufnehmens aus der Welt der Kommunikation zwischen Säugling und Mutter her – und diese Kommunikation wird zur Grundlage des Unbewussten« (Bollas, 2023, S. 35).

Auch Bion verknüpft in seiner »Theorie des Denkens« (Bion, 2012) die Entstehung des Denkens konstitutiv mit den emotionalen Erfahrungen der Frühgeschichte. Die Fähigkeit zum Denken bildet sich in den ersten Lebensmonaten aus, eingebettet in das frühe intersubjektive Geschehen zwischen primärer Bezugsperson und Säugling. Die Entstehungsbedingungen des Denkens sind in Abhängigkeit von der Qualität dieses Austausches und Abstimmungsprozesses zu sehen. Bion zufolge formen sich aus dem affektiven Erleben die Gedanken, die das Denken hervorbringen: »das Denken muß entstehen, um die

Gedanken zu bewältigen« (Bion, 2012, S. 226). Zum einen beschreibt er, wie eine unbestimmte Affektlage des Säuglings – als Präkonzeption bezeichnet – zu einem bedeutungsvollen und befriedigenden Erleben wird, indem sie auf ein dem Bedürfnis entsprechendes Realerlebnis trifft und dadurch eine »Konzeption«, ein Gedanke, entsteht. Zum anderen beschreibt er das Zusammentreffen von Präkonzeption und Versagung, also eine »Nicht-Entsprechung« des affektiven Zustands des Säuglings, die zwei Optionen des Umgangs eröffnet: zum einen der »Versagung auszuweichen«, zum anderen diese zu verändern.

> »Wenn die Fähigkeit, Versagung zu ertragen, ausreicht, dann wird die ›abwesende Brust‹ im Innern zu einem Gedanken, und es entwickelt sich ein Apparat, um diese Gedanken zu ›denken‹.« (Bion, 2012, S. 227)

Bion zufolge ermöglicht die Entwicklung von Gedanken die zunehmende Fähigkeit des Säuglings, Frustrationen und Versagungen zu ertragen (Bion, 2012). Ist hingegen die Fähigkeit, Versagungen zu ertragen nicht hinreichend entwickelt, bildet sich die Erfahrung von Präkonzeption und negativem Realerlebnis als »schlechtes Objekt« in der Innenwelt des Säuglings ab, welches – da unerträglich – »ausgeschieden« werden muss. In diesem emotionalen Zusammenhang entfalten sich Bion zufolge die kognitiven Fähigkeiten des Kleinkindes. Die Unfähigkeit, aus Erfahrungen zu lernen, bedeutet vor diesem theoretischen Hintergrund, dass der Säugling ungenügende Entsprechungen der Präkonzeptionen als Realerlebnisse erfahren musste:

> »Wenn die Intoleranz für Versagungen nicht so groß ist, daß die Ausweichmechanismen aktiviert werden müssen, aber doch so groß, als daß die Vorherrschaft des Realitätsprinzipes anerkannt werden könnte, dann kommt es zur Entwicklung von Omnipotenz als Ersatz für die Paarung von Präkonzeption oder Konzeption mit dem negativen Realerlebnis. Das umfaßt auch Allwissenheit als Ersatz für das Lernen aus Erfahrung mit Hilfe von Gedanken und Denken.« (Bion, 2012, S. 229)

Zwischen primärer Bezugsperson und Säugling vollziehen sich Bion zufolge innerhalb dieses intersubjektiven Wechselspiels aufgrund unaushaltbarer affektiver Zustände projektive Prozesse, die nicht gedacht werden können. Bion begreift die Projektionen (Säugling) und projektive Identifikationen (primäre Bezugsperson) nicht nur als Abwehrmechanismus,[24] sondern als Kommunikationsstruktur. Dadurch wird zum einen auf die fundamentale Bedeutung qualitativer Beziehungsgestaltung innerhalb eines frühkindlichen intersubjektiven Geschehens durch die Bezugsperson verwiesen, zum anderen eine zwischenmenschliche, kommunikative Dimension als unbewusste Intersubjektivität eröffnet, welche einen aus meiner Sicht äußerst wertvollen, verstehenden Zugang erlaubt.

> »Die projektive Identifizierung wird in der aktuellen Psychoanalyse als die ursprünglichste Form der menschlichen Kommunikation betrachtet. Die frühe Beziehung zwischen Mutter und Säugling ist fast ausschließlich durch eine körperliche, vorsprachliche Interaktion geprägt. Der Säugling agiert und reagiert mit psychomotorischen Signalen, welche die Mutter aufmerksam verfolgt (-> Empathie), um die Bedürfnisse und Nöte ihres Babys zu interpretieren und ihnen einen psychischen und kommunikativen Sinn zu verleihen. Damit entwickelt sich ein früher präverbaler Dialog zwischen den beiden.« (Auchter & Strauss, 2003, S. 132f.)

Die eingangs geschilderten Erlebnisse mit Ben erlauben es, ein frühkindliches intersubjektives Geschehen anzunehmen, das von einer Vielzahl frustrierender Versagungen durch die Bezugspersonen charakterisiert, und welchem er in absoluter Abhängigkeit ausgeliefert war. Bedingt durch die mangelnde Fähigkeit Bens, sein unerträgliches affektives Erleben symbolisieren, denken oder zum Ausdruck bringen zu können, ergibt sich eine Angewiesenheit auf einen kommunikativen Austausch, der sich jenseits bewusster Inhalte bewegt. Seine emotionalen Befindlichkeiten scheinen an seine vorsprachlichen Erfahrungen anzuknüpfen, kommen in meinem Erleben zum Ausdruck und lassen sich – insbesondere im Kontakt – nur schwer verbalisieren. Oftmals tauchen bewusste Gedanken erst allmählich im Nachhinein auf, als »nachträglicher Einfall, der von der Arbeitsweise des Unbewussten durchdrungen und erfüllt ist« (vgl. Bollas, 2023, S. 42). Insbesondere zu Beginn seiner Unterbringung gestaltete es sich schwierig, seine vermuteten Abgründe wahrzunehmen, Irritationen auszuhalten, die sich in einer – aus meiner Sicht – leidvollen Stagnation des Kontaktes und seiner Entwicklung

24 Wilfred R. Bions Überlegungen fußen auf Melanie Klein, welche die projektive Identifikation als Abwehrmechanismus verstand.

zeigten. Die Herausforderungen des Aushaltens und beständiger Reflexion erwiesen sich als belastend; immer wieder meldete sich der Impuls, unangenehme und bedrohliche Stimmungen, die ich als Projektionen seinerseits verstand, abzuwehren. Die Wahrnehmungen dieser aus dem frühen Beziehungskontext vermittelten Projektionen sowie deren Identifikationen verweisen auf frühkindliche Beziehungskontexte von traumatischer Qualität, denen in dieser Kommunikationsform auch entsprechend begegnet werden kann. Manchmal allerdings bildet das eigene projektiv-identifikatorische Erleben das einzige Mittel zur Kommunikation.

Der folgende Fallbericht handelt von Leni, die in unserer gemeinsamen, über sieben Jahre andauernden analytischen Psychotherapie nie ein Wort mit mir, ihrer Psychotherapeutin, sprach.

*****

Leni kam als Zwölfjährige mit ihrer Mutter auf Empfehlung des Kinder- und Jugendpsychiaters in meine Praxis. Die Mutter berichtet im Beisein ihrer Tochter von ausgeprägter Schüchternheit, sozialen Ängsten und von ihrer »Sprachlosigkeit« in unvertrauten sozialen Situationen. Sie zeige große Ängste, sofern sie angesprochen werde – die Mutter spricht in diesem Zusammenhang von einer Art »Angststarre«, die körperlich immer wieder deutlich zum Ausdruck komme. Dieses für die Mutter besorgniserregende Verhalten ihrer Tochter sei bereits seit dem Kindergartenbesuch beobachtet worden. Seit ihrem achten Lebensjahr befinde sich Leni regelmäßig in Behandlung bei einem Kinder- und Jugendpsychiater, welcher eine Verhaltenstherapie eingeleitet habe. Allerdings sei die psychotherapeutische Behandlung von Seiten der Verhaltenstherapeutin beendet worden, nachdem sich keinerlei Besserung eingestellt habe und Leni dort sowohl das Sprechen als auch die durch Exposition gekennzeichneten Kontaktübungen verweigert habe. Vielmehr sei über mehrere Monate hinweg vom Kinder- und Jugendpsychiater eine rückschrittliche Entwicklung bei Leni ermittelt worden, woraufhin sich der Mediziner für ein analytisches psychotherapeutisches Verfahren für das Mädchen ausgesprochen habe. Leni besuche die Schule, erziele allerdings sehr schlechte schulische Leistungen, die sich der Mutter zufolge durch Lenis Unvermögen ergäben, mündliche Leistungen zu erbringen. Wie lange die Schule dieses »verweigernde« Verhalten von Leni noch aushalte sei unklar.

Im Erstkontakt erscheint Leni an der Hand ihrer Mutter, sie fällt als körperlich sehr angespannt auf und wirkt auf mich unscheinbar und »leblos«. Es scheint, als ob Leni nicht nur das Sprechen, sondern den gesamten Kontakt zu und Austausch mit mir an ihre Mutter delegiert. Bei direkter Ansprache nimmt sie eine starre, angespannte Körperhaltung ein und bringt die für sie vermutlich unangenehme und bedrohliche Situation mimisch durch einen starren Blick und eingefrorene Gesichtszüge zum Ausdruck. Der Anblick irritiert und beängstigt mich, ich spüre große Unsicherheit. Leni scheint allerdings Freude an der Beobachterrolle zu finden; während der anamnestischen Erhebung begleitet sie die Angaben der Mutter über ihre traumatisierende Biografie des Aufwachsens mit einem kontinuierlichen glucksenden Lachen, ein Ausdruck, der äußerst unangemessen auf mich wirkt. Begriffe wie »unecht«, »spannungsentladend«, »aggressiv« gehen mir durch den Kopf, insgesamt erlebe ich die Situation als befremdlich. Im Gegenbild zu ihrer Tochter, die sich eher als »lebloses graues Wesen« beschreiben lässt, wirkt die Mutter attraktiv, eloquent und zugewandt; sie gleicht in meiner Wahrnehmung einer jugendlichen Schülerin in Uniform mit Haarband und kurzem Faltenrock, nahezu meine gesamte Aufmerksamkeit mit ihrer leidvollen Geschichte beanspruchend. Mutter und Tochter bilden in meinem Erleben eine äußerliche Geschlossenheit ab, wobei sich die Mutter im Kontakt zu mir als dominierend einprägt, während die Tochter eher ein »Beiwerk« der Mutter zu verkörpern scheint. Die innere Dynamik zwischen Mutter und Tochter wirkt absolut aufeinander bezogen, für mich sind die jeweiligen Persönlichkeiten emotional nicht auszumachen bzw. zu differenzieren. Bereits im Erstkontakt gibt die Mutter zu erkennen, dass Leni »noch« nicht alleine zu mir kommen wolle, »da sie ja nicht mit Fremden spreche«. Diese Aussage löst vor dem Hintergrund der Begegnung mit der Patientin in mir eine Ambivalenz aus, die sich einerseits durch ein Entsetzen und einer Unfassbarkeit gegenüber dem psychischen Zustand Lenis auszeichnet, und andererseits eine Haltung »neugieriger Zuversicht« hervorbringt. Im Zweierkontakt mit Leni spiegelt sich dieses Erleben wider, was sich begrifflich sehr schwer fassen lässt. Ich erlebe Leni als unnahbar, »normotisch«, als »Hülle«, die ich als »Gegenüber«, als »Subjekt« nicht zu spüren vermag. Wie ein Gegenstand sitzt sie vor mir und verweigert den Kontakt, wobei ich selbst die Aktivität zur »Verweigerung« vermisse. So monologisiere ich über die Therapievereinbarungen und bitte um ihr Einverständnis zur Therapie, sie stimmt dieser mit einem mechanisch anmutenden Nicken zu.

Lenis Vater tritt während der probatorischen Sitzung schriftlich »in Erscheinung«, die Mutter überreicht mir eine maschinell erstellte Einverständniserklärung mit Unterschrift, er stimmt einer Behandlung seiner Tochter zu.

In den ersten Stunden, die im Beisein der Mutter stattfinden, verleihe ich meinem »Entsetzen« über Lenis Zustand, wie er sich in der Situation des Kontaktes zeigt, Ausdruck. Ich beschreibe meine Wahrnehmung ihrer Person und – sehr zaghaft – meine Vorstellungen, wie es Leni wohl ergehe, welche Gefühle und Affekte ich vermute, die hinter ihrem Verhalten stecken könnten. Ich assoziiere ein »Verborgensein« von Affekten und Zuständen von denen ich annehme, dass jeder Mensch über sie verfügt. Ich beschreibe die Not Lenis, so wie ich sie mir vorstelle, einhergehend mit dem Gefühl der Gefangenschaft durch die scheinbare »Unverfügbarkeit« körperlicher Funktionen, ihr Ausgeliefertsein in der Welt sozialer Interaktionen. Meine Wahrnehmung fokussiert sich auf Leni, so dass ich die Mutter zeitweise ganz aus dem Blick verliere. Leni scheint zuzuhören und wirkt mir zugewandt, was mich anrührt. Mein »Handeln« vor diesem Hintergrund ist geprägt von meinen teilweise hilflosen Versuchen, Grenzen in der »Beziehungsmatrix« der Verschmolzenheit zwischen Mutter und Tochter zu entdecken – der »Beziehungsmatrix«, die ich als ungeschieden wahrnehme. Dieser Eindruck spiegelt sich in der sich wiederholenden Beziehungsaussage der Mutter, dass Leni genauso sei wie sie, sie hätten so viel Ähnlichkeit, seien quasi gleich.

In der ersten Therapiephase bin ich überwältigt von meinem Erleben, von Affekten und Bildern, die sich in fragmentierter und unsortierter Form zeigen, und auf mich mitunter auch »sinnlos« wirken. Mein »Grauen« vor den Therapiesitzungen wechselt sich mit einer zuversichtlichen Neugierde ab, hinzu kommen Ängste und Sorge um die Patientin, sowie Zweifel, ob Leni bei mir als Therapeutin ausreichend versorgt sei. Ich »fürchte« mich vor ihrem Schweigen, vor ihren von der Mutter beschriebenen regressiven Zuständen, und bemerke meine Angst, Leni würde nicht mehr leben wollen. Mein Wunsch, die Mutter aus dem Therapiezimmer zu verbannen festigt sich, allerdings auch die Sorge davor, ob ich das Schweigen der Patientin, das ich mit den Begriffen »Abgrund« und »Grauen« assoziiere, aushalten würde. Meine ambivalenten Gefühle der Mutter gegenüber verstehe ich als Lenis Angewiesenheit auf die Präsenz der Mutter während der Therapie, die sich möglicherweise auch in der emotionalen Abhängigkeit Lenis gegenüber der Mutter widerspiegelt. Ich entdecke vor diesem Hintergrund Impulse, den Kontakt zu Leni mit ihrer mir furchterregenden inneren Welt abzuwehren. Dieses Dilemma setzt sich im weiteren Therapieverlauf fort und spiegelt sich in meiner fragenden Auseinandersetzung, wie ich mit dem Phänomen der Sprachlosigkeit umgehen solle. Auf der einen Seite stehen meine Neugierde und Zuversicht, mit Lenis innerer Welt in Kontakt kommen zu wollen und zu können, auf der anderen Seite kommen mir aus kinder- und jugendpsychiatrischer Perspektive kritische Haltungen und Leitlinien in den Sinn sowie im Austausch mit Kolleginnen und Kollegen, die mich eher ermutigen, Leni zum Sprechen zu »locken«, um nicht »zwingen« zu sagen. Diese Gedanken bilden wohl auch eigene »Anteile« meiner Persönlichkeit ab, zeigen sich als mein eigener Widerstand gegenüber den Abgründen frühen Erlebens Lenis. Ich frage mich immer wieder, ob es in Lenis psychischer Verfassung wohl überhaupt eine Stimme gebe, ob sie wirklich sprechen »könne« als Ausdrucksweise ihrer Innenwelt.

Zunehmend gelingt die »Trennung« von Mutter und Tochter im Behandlungsraum. Ich betrachte mit Leni Fotos aus ihrer Kindheit, die mir die Mutter mit dem Einverständnis Lenis zur Verfügung stellt, halte zunehmend Lenis Schweigen aus und konzentriere mich auf sie, wie ich sie erlebe und wie sie auf mich wirkt – zunächst vorrangig körperlich (Körperanspannung und -haltung, Mimik, etc.). Versuche des Austausches gelingen durch nickendes Zustimmen und kopfschüttelndes Verneinen, Lenis Abgrenzungen und Nicht-Wissen oder Nicht-Spüren verstehe ich durch ihr Achselzucken. Meine Fragen und Äußerungen, die in diesem Setting entstehen, speisen sich aus meinen Vorstellungen, Fantasien und Ideen und scheinen aus meiner »inneren Welt« im Kontakt mit Leni aufzutauchen. Meine Angst im Kontakt nimmt allmählich ab, allerdings erlebe ich immer wieder Zustände eigener Furcht, die mich eigene Hilflosigkeit, Angst und Schuld erfahren lassen und mich nach den Stunden an ein dissoziatives Geschehen erinnern. Ich beobachte, dass ihre Augen nahezu im Augenlid verschwinden, meine Wahrnehmung scheint »lahmgelegt«, mein Impuls verfolgt die Absicht, »Leni wieder zurückzuholen«. Dieses Geschehen assoziiere ich mit traumatischen Erlebnissen der Patientin im Kontext früher Beziehungserfahrungen und Trennungen. Diese bedrohlich wirkenden Erfahrungen in der Therapiestunde mahnen mich immer wieder zu einem behutsamen Ansprechen meiner Ideen und Fantasien, die im Kontakt mit Leni auftauchen. Vorstellungen, die mir im Kontakt mit Leni in den Sinn kommen, drehen sich um Lenis Erleben und Wahrnehmen, um Gefühle und Affekte, um ein Erinnern, um ihre Beziehungsgestaltungen zu den Eltern und zu ihren Geschwistern, aber auch um äußere Aspekte ihres Lebens, um die Schule, um Freunde, etc. Immer wieder gewinne ich den Eindruck, dass Leni wenig über diese Inhalte und Belange weiß, so als hätten sie nichts mit ihr zu tun, so als ob diese Erlebensweisen noch nicht von ihr »gedacht« worden wären. Leni reagiert während dieses Ansprechens wenig, zuckt aber häufig mit den Achseln und wirkt auf mich zugewandt. So nähere ich mich auch an meine Vorstellungen und Wahrnehmungen über ihre Beziehung zu ihrer Mutter, wie tapfer sie sei, sich der therapeutischen Situation auszusetzen, und frage nach, ob es wohl schwierig für sie sei, die Trennung von ihrer Mutter während der Stunde auszuhalten. Ich spreche von Abhängigkeit und erläutere ihr meine Vorstellungen von einem symbiotischen Gefüge aus dem es kein Entrinnen gebe. Ich eröffne im Kontakt mit Leni das Feld der Beziehungsebene zwischen ihren Eltern und Geschwistern, ich nehme wahr, spreche an, sortiere, strukturiere und verleihe meinen Ideen, Bildern, Fantasien in der Intersubjektivität mit Leni eine Sprache.

*****

Leni wird uns noch im weiteren Verlauf dieses Kapitels begleiten, in welchem zusätzliche Aspekte der Zusammenhänge von früher Intersubjektivität, pathologischer Entwicklung und aktueller Beziehungsgestaltung betrachtet werden. In der bisherigen Darstellung nehme ich Bezug auf den Beginn der Behandlung. Neben ihrem beharrlichen Symptom des selektiven Mutismus, der sich in ihrer Sprachlosigkeit mir gegenüber zeigt, bildet sich Leni in der spezifischen Weise unseres Kontaktes allmählich in mir ab, Vorstellungen, Affekte, Ideen und Fantasien entwickeln sich. Immer wieder bemerkenswert ist mein Unbehagen bis hin zu einem Gefühl des Grauens im Vorfeld der Behandlungsstunden. Bemerkenswert ist auch der Eindruck, sie habe keinen Bezug, keine Haltung zu den Beziehungen und zu den Gegebenheiten in ihrem Umfeld. Es lässt mich an Zustände völliger Isolation inmitten ihres Lebens und ihres »Daseins« denken, von denen sie umgeben ist – eine Verbindung zwischen Leni und der Welt scheint zu diesem Zeitpunkt in meiner Wahrnehmung und meinem Denken nicht vorhanden. Es entsteht vielmehr die Vorstellung, dass ein abgegrenztes und schützendes mütterliches Objekt nicht ausreichend in der inneren Objektwelt Lenis repräsentiert ist. Ich vermute, dass diese Voraussetzungen die Beziehungsangebote und Nähe für Leni bedrohlich erscheinen lassen.

Dennoch entsteht aus meiner Sicht jenseits eines sprachlichen kommunikativen Austausches ein gegenseitiger Kontakt, der von mir zunehmende Einstimmung auf ihre Stimmungen und Gefühle sowie ihre vermutete Innenwelt verlangt. Ich erlebe Leni auch mir gegenüber als zunehmend sich-zeigend, ein so von mir interpretierter Vorgang, der sich lediglich anhand der Ausgestaltung meiner Vorstellungen über ihr Erleben ereignete. Aus meiner Sicht gründet dieser beschriebene Austauschprozess auf der Basis eines unbewussten emotional-rezeptiven Geschehens, der emotional-intuitives Verstehen und Handeln befördert. Ihre Sprachlosigkeit mir gegenüber veranlasst mich in eine Haltung zu gehen, die es erfordert, mich auf andere Modi des Verstehens zu konzentrieren, um von ihr etwas in Erfahrung zu bringen. Diese erinnern an ein vorsprachliches Geschehen, bei welchem die primäre Bezugsperson sich gänzlich auf diese Zugangsweise verlassen muss, um den Säugling emotional zu erreichen, ihm begegnen und ihn versorgen zu können. Auf der Grundlage der frühesten Form von Beziehung entwickeln sich die Funktionen unbewusster Wahrnehmung, unbewusster Organisation und unbewusster Kommunikation (vgl. Bollas, 2020, S. 39). Auch bei Leni zeigt sich im Laufe des therapeutischen Prozesses zunehmend ihre unbewusste emotionale Wahrnehmungsfunktion nachdem sie begann, eine psychotherapeutische Beziehungsgestaltung zuzulassen, welche ausschließlich ihre Person, die Reflexion ihres Erlebens, ihrer Biografie und ihre Beziehungen zum Inhalt hatte.

> »Der psychoanalytische Prozess kann daher als eine Methode zur Entwicklung intuitiv-emotionaler Fähigkeiten verstanden werden. Der Analytiker muss über die Fähigkeit zur *Reverie* verfügen oder anders ausgedrückt, er muss seine eigene intuitive Vorstellungskraft angemessen einsetzen, um seine eigenen und die Emotionen seines Gegenübers zu verstehen. Diese ständige intuitive Erkundung bildet den Rahmen, ein Experimentierfeld, das sich für die Entwicklung der potenziellen Erkenntnisfähigkeit eignet.« (De Masi, 2022, S. 113–114)

Anzumerken ist, dass die beschriebenen unbewussten Funktionen der Reflexion und der Wahrnehmung betroffener Kinder und Jugendlicher teilweise massiv eingeschränkt sind, was diese im sozialen Geschehen u. a. ein Gefühl der Orientierungslosigkeit und des Ausgeliefertseins erleben lässt. Es muss aus meiner Sicht sowohl Zeit als auch Beziehung zur Verfügung gestellt werden, um dieses Vermögen zu entwickeln – denn der eingebüßte intuitive Umgang innerhalb eines frühen Beziehungsgeschehens schafft zudem das Gefühl der Ausgrenzung und der Einsamkeit bei den betroffenen Kindern und Jugendlichen. Lenis Isolation, ihr Unvermögen, zu Beginn der Behandlung über sich, ihre Umgebung und ihre sozialen Beziehungen nachzudenken, bildet sich u. a. vermutlich in meiner Irritation und meinem »Grauen« vor den Stunden ab, aber auch in meiner Kränkung. Eine Mitarbeiterin für Ben drückt ihre ähnliche Irritation im Staunen über Bens Unfähigkeit aus, die »einfachsten zwischenmenschlichen und sozialen Ereignisse nicht verstehen und einordnen zu können«. Manchmal bildet sich diese Unfähigkeit betroffener Kinder und Jugendliche im Gegenüber als eigenes Erleben ab, bei welchem das Denken aussetzt, eigene Sprachlosigkeit um sich greift, oder Gefühle der Ausgeschlossenheit und Kränkung auftauchen.

### *5.1.1 Symbolisierung*

Symbole bringen unsere Innenwelt zum Ausdruck, sie können uns Vorstellungen, Stimmungen und Empfindungen verraten, zu denen wir oftmals bewusst keinen Zugriff haben. So findet unser inneres Erleben oftmals weniger in der Symbolik von Worten, sondern vielmehr in nonverbaler symbolischer Gestalt seinen Niederschlag. In der psychodynamischen Psychotherapie erhalten Symbole, Symbolik und die Entwicklung der Fähigkeit zur Symbolisierung von der ersten Minute des Kontaktes an eine zentrale Bedeutung:

> »Insgesamt gibt es bereits in diesen Erstkontakten auf nonverbaler Ebene wichtige Mitteilungen, die verstanden werden wollen. Darum ist es lohnend, sehr aufmerksam wahrzunehmen, ohne vorzeitig zu interpretieren oder zu werten.« (Becker et al., 2019, S. 20f.)

Auch in der psychodynamischen Diagnostik psychischer Störungen greifen Psychotherapeutinnen und -therapeuten auf »symbolische Sprachen« in Form projektiver Verfahren zurück. Es wird davon ausgegangen, dass sich in Körperhaltungen, Mimik und Gestik, Fantasien und Imaginationen, im Sandspiel, Malen von Bildern, etc. Aussagen über das innere Erleben des Kindes und der Jugendlichen, deren Stimmungen und Vorstellungen, Entwicklungen, Konflikte und Ängste auf einer abstrahierten Ebene abbilden und von der Therapeutin bzw. dem Therapeuten wahrgenommen werden können.

Im Folgenden soll es nun um die Entwicklung der Symbolisierungsfähigkeit gehen, die bei frühen Störungen oftmals massiv eingeschränkt ist. Ursachen werden in mangelnder, eingeschränkter oder misslingender Synchronizität in der frühesten Beziehungsgestaltung zwischen Bezugsperson und Säugling gesehen. Auch in diesem Zusammenhang beziehe ich mich auf die grundlegenden Arbeiten zur Säuglingsforschung von Beebe und Lachmann (2004). Wie bereits in diesem Kapitel beschrieben, konstituieren sich auf der Grundlage frühester interaktioneller Wechselseitigkeit von Säugling und Bezugsperson im ersten Lebensjahr die Vorlagen zu Selbst- und Objektrepräsentationen sowie interaktive Repräsentationen des Abstimmungsgeschehens, die allmählich internalisiert werden (Beebe & Lachmann, 2004, S. 200). Im weiteren Verlauf der Entwicklung erfahren diese Prototypen intersubjektiver Abstimmung eine Abstraktion, welche ein interaktives Erwartungsmuster hervorbringt. Der darauf aufbauende innere Symbolisierungsvorgang schafft eine Unabhängigkeit von unmittelbarer Präsenz der Interaktion zwischen Bezugsperson und Kleinkind, die sich innerlich im Kleinkind abbildet:

> »Unserem Ansatz der Ursprünge von Verinnerlichung im ersten Lebensjahr zufolge bringen beide Partner organisierte Verhaltensmuster und wechselseitig entworfene Modi zur Regulierung ihrer gemeinsamen Aktivitäten in die Interaktion ein. Diese dyadischen Modi umfassen sowohl Selbstregulierung als auch interaktive Regulierungen. [...] Mit dem Voranschreiten der Symbolbildung nehmen diese Modi zunehmend abstrakte und von Personen unabhängige Formen an, d. h. sie werden zunehmend autonom. Dieses Modell rückt den bidirektionalen Charakter von Regulierungsprozessen in den Vordergrund. Zudem benennt es die Rolle des Subjekts im Regulierungsprozeß, und es unterstreicht das Dyadische bei der Konstruktion von Erfahrung.« (Beebe & Lachmann, 2004, S. 202)

Auf dieser Grundlage sind auch die Ergebnisse der Forschungen von Tronick[25] et al. sowie Field et al. nachvollziehbar, welche in Momenten des Stresses eine depressive Reaktion von Säuglingen depressiver Mütter auch auf nichtdepressive Erwachsene beobachteten, also unabhängig von ihrer unmittelbaren Umgebung (Tronick et al.; Field et al. zit. n. Beebe & Lachmann, 2004, S. 200).

25 Tronick et al. untersuchten diese beeindruckenden Zusammenhänge zwischen einem Säugling und seiner Mutter in dem sogenannten »Still-Face-Experiment«, deren Videoaufzeichnung im Internet zu finden ist.

So ist das zukünftige Vermögen, eigene emotionale Zustände und soziale Erwartungen zu symbolisieren, abhängig von den frühesten Interaktionen zwischen Säugling und Bezugsperson.

> »Die Fähigkeit, die eigenen emotionalen Zustände zu symbolisieren und ihnen Bedeutung zuzuschreiben, ist bei schwierigen Patienten mehr oder weniger stark beeinträchtigt. Sehr wahrscheinlich war die Erfahrung einer normalen Mutter-Kind-Interaktion beeinträchtigt. Sehr wahrscheinlich war die Erfahrung einer normalen Muttcr-Kind-Interaktion, die für die Strukturierung des Selbst und das Verständnis der eigenen emotionalen Zustände unabdingbar ist, bei diesen Patienten nicht zufriedenstellend. Diese grundlegende emotionale Basis bildet sich vor der Sprachentwicklung.« (De Masi, 2022, S. 25)

Auch De Masi zufolge kann sich auf dieser seelischen Grundlage kein Unbewusstes entwickeln, das sich einer symbolischen Ausdrucksweise bedient und es vermag, Verbindungen zum Innen und zur Welt zu knüpfen. Vielmehr bedarf es eines massiven defensiven Formats, das vor dem Einströmen überwältigender und nicht zu strukturierender sozialer und emotionaler Reize – sowohl im Innenleben als auch in den Beziehungen zu Anderen und der Welt – schützt, gegebenenfalls mittels dissoziativer, der bewussten Steuerung unzugänglicher Strategien.

*****

Edda stellt sich als Elfjährige in der therapeutischen Familienwohngruppe in Begleitung ihrer Mutter vor. Mutter und Tochter sind von sehr großer Gestalt, wirken dynamisch und raumeinnehmend auf mich. Im Vorfeld recherchierte die Mutter unabhängig vom Jugendamt unsere Wohngruppe, um einen stationären Platz für ihre Tochter zu finden. Sie scheint eigeninitiativ alle Hebel in Bewegung zu setzen, damit ihre Tochter – so wie sie es ausdrückt – die geeignete Hilfe erfahre. In der ersten Begegnung mit Edda fällt mir im Kontakt ihr großes Misstrauen gegenüber mir und den Mitarbeitenden unserer Einrichtung auf, über welches die Mutter demonstrativ hinweggeht, indem sie immer wieder betont, wie schön es hier denn sei. Edda beäugt mich äußerst skeptisch, benimmt sich verhalten – ihre Befürchtung, von ihrer Mutter »weggeschickt« zu werden, ist spürbar. Unterbringung in stationärer Jugendhilfe bedeutet nicht nur für Edda ein einschneidendes Ereignis, nämlich eine Trennung, woanders als zuhause bei der Mutter zu leben. Die Mutter scheint sich schuldig zu fühlen, aber auch willens, ihre Tochter »wegzugeben«. Meine Vorstellungen kreisen um die anzunehmende Unfähigkeit Eddas, sich von ihrer Mutter zu trennen. Diese Vermutung offenbart sich u.a. auch in ihrem tonangebenden und unter Druck setzenden Verhalten gegenüber der Mutter. Ich nehme allerdings auch die Befürchtungen der Mutter wahr, sich gegenüber ihrer Tochter hinsichtlich der bevorstehenden Trennung nicht durchsetzen zu können. Vielleicht mag das auch ein Grund dafür sein, uns über einen längeren Zeitraum wie »die Babysitter von Edda« behandelt zu haben. Denn die Mutter gibt zu erkennen, dass die »Nanny«, die ihr zuhause zur Verfügung stehe, aufgrund zeitlicher Einschränkungen nicht auf Edda »aufpassen könne«. Während der Vorstellung im Erstkontakt preist die Mutter zudem in unserem Beisein die Wohngruppe als »Eventparadies« an, in welchem eine Vielzahl von Freizeitaktivitäten stattfänden, die Edda garantiert zusagen würden. Dies erinnert mich an eine Art »Verkaufsgespräch«, bei welchem Edda von etwas überzeugt werden müsse, was sie gar nicht haben wolle. Sehr wenig können wir über Edda in Erfahrung bringen, außer dass sie sportlich sehr aktiv sei, gerne wandere und Fußball spiele. Am Ende des Vorstellungsgesprächs beschließt die Mutter, ihre Tochter in der therapeutischen Wohngruppe unterbringen zu wollen, sie werde sich mit der zuständigen Sozialpädagogin in Verbindung setzen. Merkwürdigerweise verhält sich im Anschluss auch die zuständige Sachbearbeiterin vom allgemeinen Sozialdienst in ähnlicher Weise, was das Verschweigen von Eddas Pathologie angeht. Bisherige massive Verhaltensauffälligkeiten, die sich in der frühen Anamnese ergaben und auch bereits zu Entlassungen aus unterschiedlichen Institutionen geführt hatten, werden – wie sich im Zusammenleben mit Edda sehr schnell herausstellt – vernachlässigt, verschwiegen oder verleugnet. Ich werde das Gefühl nicht los, die »Katze im Sack zu kaufen« – dennoch ist mir Edda sympathisch und ich, wie so oft, bin neugierig darauf, sie näher kennenzulernen.

Die stationäre Unterbringung Eddas beginnt mit ihrer Teilnahme an einer erlebnispädagogisch ausgerichteten Zeltfreizeit. Die Kinder und Jugendlichen sowie die Mitarbeitenden der therapeutischen Familienwohngruppe sind in dieser Situation mit Eddas massiv ausagierendem, aggressivem und aufmerksamkeitsbindendem Verhalten konfrontiert. Scheinbar unvermittelt schweift sie umher, spuckt auf die Zelte der Anderen, hebt Steine auf, um diese auf die anderen Jugendlichen zu werfen und schreit umher, dass sie »alle erschlagen« werde. Ihr fremd- und eigengefährdendes Agieren veranlasst mich bereits am ersten Abend der Freizeit – und am ersten Tag ihrer Unterbringung – zum körperlichen Halten um sie u. a. vom Sturz einer Felsenklippe zu bewahren. Während des Haltens erregt Edda durch ihr Schreien »Ich will zu meiner Mama« große Aufmerksamkeit; sie wehrt sich, spuckt und kämpft mit einer Intensität gegen das Gehalten-Werden, die gerade meiner körperlichen Stärke entspricht. Ich fordere eine Mitarbeiterin auf, die Mutter anzurufen, um bei ihr nachzufragen, wie in diesen Situationen mit Edda umzugehen sei. Die Hintergründe dieses Anrufes liegen in meiner Unsicherheit sowie meiner Vermutung, dass Edda dieses dissoziativ anmutende Verhalten häufiger an den Tag lege. Die Mutter gibt an, dass sie so ein Verhalten von Edda gar nicht kenne, sie aber gerade leider nicht in der Lage sei, ihre Tochter abzuholen. Nach einer halben Stunde kann sich Edda beruhigen, und sie verfällt in einen äußerst regressiven Zustand. Sie kann in einer infantil wirkenden Tonlage ihre Angst formulieren, allein im Zelt schlafen zu müssen. So baue ich mein Zelt so um, dass es ganz nah an ihrem steht, und warte vor ihrer Behausung, bis sie eingeschlafen ist.

Ich sehe ihr irritierendes, aggressives und parasuizidal anmutendes Verhalten als dissoziatives Ausagieren, welches als Ausdruck einer tiefen Verunsicherung und Orientierungslosigkeit, eines Gefühls des völligen Verloren-Seins und Eddas massiver Angst ob der Trennung von ihrer Mutter verstanden werden kann. Im Laufe unserer weiteren Beziehungsgestaltung gelingt es Edda zunehmend, sowohl ihre Wünsche nach »verschmelzender Nähe« als auch ihren Hass bei Trennungen auf meine Person zu projizieren. In dieser therapeutischen Übertragungssituation im Rahmen der Jugendhilfe entsteht die Möglichkeit, ihre Gefühle der Verlassenheit, Einsamkeit und Unfähigkeit, sich zu trennen, zu bearbeiten.[26]

In der ersten Zeit ihrer Unterbringung ist Eddas Verhalten insbesondere von einer extremen Wechselhaftigkeit dominiert. Einerseits zeigt sie starke Verunsicherung, Gefühle der Hilflosigkeit sowie Angst vor dem Alleinsein, und andererseits ein aggressives und gewalttätiges Agieren, ungesteuerte Impulse, mangelnde Nähe-Distanz-Regulierung sowie einen fortwährenden Zustand innerer Unruhe und Erregung. Die männlichen Jugendlichen der therapeutischen

26 Es ist die Rede von einer Übertragungssituation, d. h., zum einen gilt der Mutter unbedingter Respekt als Mutter, zum anderen ist und bleibt Eddas Mutter auch ihre »geliebte Mutter«. Zudem soll auf die schwierigen Prozesse zwischen Kindern/Jugendlichen und deren Eltern bei Fremdunterbringungen hingewiesen sein, die an anderer Stelle ausgeführt wurden (vgl. Cohens Phänomen der »goldenen Fantasie« in Kap. 3.3 in diesem Buch und Kehr & Köpp, 2021).

Familienwohngruppe sind in gemeinschaftlichen, sozialen Situationen zu Beginn von Eddas Unterbringung häufig Eddas Provokationen ausgesetzt. Sobald sich der betreuende Erwachsene kurzzeitig von Edda abwendet, ergreift sie unmittelbar die Gelegenheit, die anderen Jugendlichen – oftmals flüsternd – mit sexualisierten und ordinären Worten zu beschimpfen, ein Verhalten, welches sie bei Konfrontation vehement verleugnet. Bemerkenswert ist ihre Unfähigkeit, sich von ihren aggressiven Verhaltensweisen zu distanzieren, diese an sich wahrzunehmen und darüber nachzudenken. Eddas Reflexions- und Symbolisierungsfähigkeit scheinen sehr eingeschränkt. Ich fordere sie in »unserer Stunde« (der dritten Stunde seit ihrer Unterbringung) auf, gemeinsam etwas zu malen. Sie zögert erst, bevor sie einwilligt und mich fragt, was wir denn malen wollen. Ich schlage vor, einen Baum zu malen. Edda nimmt verschiedene Stifte in die Hand und schreibt in riesigen Großbuchstaben: B A U M. Ich bin irritiert und frage Edda nach dem Unterschied von Malen und Schreiben. Sie lacht und meint: »Ah so, das habe ich verwechselt.« Sie zeichnet im Anschluss einen Baum, der sich aus einem Strich und einer kleinen grünen Kugel zusammensetzt.

Vor ihrem zwölften Geburtstag fragt Eddas Mutter nach, ob ich eine Idee habe, was Edda in der Wohngruppe brauche, was sie ihrer Tochter schenken könne. Ich schlage sehr spontan vor, Edda vielleicht mit Buntstiften und Block zum Malen zu versorgen, sicherlich auch aus pädagogischer und therapeutischer Absicht in der Hoffnung, Edda könne sich vor dem Hintergrund mangelnder Symbolisierungsfähigkeit doch mehr mit dem Malen beschäftigen. Meine Idee aufgreifend kommt die Mutter mit Eddas Geschwistern zur Geburtstagsfeier ihrer Tochter in die therapeutische Wohngruppe. Sie übergibt Edda eine hölzerne Staffelei, einen Aquarellblock und Aquarellfarben. Im Laufe ihrer Unterbringung benutzt Edda – trotz Aufforderung – kein einziges Mal diese Ausstattung. Sie legt diese vielmehr ohne weitere Berücksichtigung in die Ecke ihres Zimmers. Mich erstaunt Eddas Fähigkeit, das Geschenk von ihrer Mutter völlig zu ignorieren und auszublenden, ohne ihre vermutete Enttäuschung darüber wahrnehmen bzw. äußern zu können. Ich denke daran, wie oft wohl Edda ein gut gemeintes »Nicht-Verstehen« habe aushalten müssen.

Hanna Segal stellte bereits 1957 ihre Gedanken als »Bemerkungen zur Symbolbildung« vor (Segal, 2012).[27] Sie geht davon aus, dass die Symbolbildung

27 Hanna Segal konnte sich bei ihren Ausführungen nicht auf die Kenntnisse empirischer Säuglingsforschung stützen, welche ihre Überlegungen Jahre später in vielerlei Hinsicht bestätigt.

ein unbewusster Vorgang ist und sich Beziehungsstörungen in der Symbolbildung widerspiegeln. Segal differenziert zwei Stadien der Symbolbildung:[28] bei der zeitlich früheren wird das Symbol mit dem Objekt gleichgesetzt (»symbolische Gleichsetzung«), d.h. das Symbol ist das Äquivalent des Objekts (Segal, 2012). Segal zufolge sind die Grenzen zwischen dem Ich und dem Objekt noch nicht deutlich etabliert, in dieser Phase existiert keine Vorstellung von Trennung. Prozesse projektiver Identifizierung liegen dieser innerseelischen Position zugrunde, die das Bild vermitteln, mit dem Objekt »verschmolzen« zu sein (Segal, 2012). Dieser Phase charakteristisch ist das Erleben einer Bedrohung, welche sich durch die Abwesenheit des Objekts ergibt:

> »Wann immer der Zustand einer Einheit mit dem idealen Objekt nicht gegeben ist, ist das was erlebt wird nicht die Abwesenheit, sondern der Angriff der bösen Objekte.« (Segal, 2012, S. 207)

So setzt Hanna Segal zufolge die »eigentliche Symbolbildung«, und damit das Vermögen, Trennung wahrnehmen und aushalten zu können, die Fähigkeit zu symbolisieren voraus. In dieser darauffolgenden Entwicklungsphase[29] ist die Differenzierung von Ich und Objekt etabliert, Symbole konstituieren sich im Inneren. Sie dienen in dieser Position dazu, eigene Verlustängste und Schuldgefühle zu sublimieren (Segal, 2012).

Anhand der Ausführungen über die Fähigkeit zur Symbolbildung lassen sich die »Ungeschiedenheiten« zwischen den Töchtern Leni und Edda und ihren Müttern sowie Leni und Eddas angenommenes seelisches Unvermögen, sich zu trennen, nachvollziehen. Beide zeigen ihr Unvermögen Symbole zu entwickeln, die ihnen die Möglichkeit zur Trennung eröffnen könnten. Leni sah sich nicht in der Lage, außerhalb der mütterlichen Dyade mit Sprache[30] zu kommunizieren, und Edda fand vermutlich keine visuelle Ausdrucksmöglichkeit, wie

28 Die Unterscheidung trifft sie entlang der innerseelischen Positionen des Säuglings/Kleinkindes, die von Melanie Klein formuliert wurden: paranoid-schizoid und depressive Position (vgl. Spillius, 2012).

29 Entlang der depressiven Position nach Melanie Klein.

30 Sprache als Ergebnis eines Symbolbildungsprozesses verstanden: Frühe Selbstentwicklung vor diesem Hintergrund bildet auch die Verknüpfung prämentaler Zustände und die sich entwickelnde Fähigkeit, sich durch Sprache auszudrücken in dem Sinne, dass das Selbst und der Andere sowie die Beziehungen mit- und untereinander »verbal« erfasst und mitgeteilt werden (Fonagy et al., 2008, S. 259ff.; vgl. auch Holmes, 2012, S. 83).

beispielsweise Malen, um Trennungen zu überbrücken und auszuhalten. Diese zugrunde gelegten Annahmen führen bei beiden zu pathologischem Sozial- und Kontaktverhalten, welches allerdings auf sehr unterschiedliche Weise zum Ausdruck kommt: Während sich Leni den Kontakt zur Welt – mit Ausnahme der Mutter – mit Schweigen vom Leib hält, ihre latente Aggression machtvoll durch Kontaktverweigerung inszeniert und Hilflosigkeit auf andere projiziert, erzwingt Edda den Kontakt in Form eines körperlichen »Haltens« durch Menschen in ihrer Umgebung. Beide vermögen es, wirkungsvoll ihre Gefühle durch Projektion in der Umgebung unterzubringen und Reaktionen auszulösen, um vermutlich einer Reizüberflutung, die völliges Chaos und überwältigende Ängste im Inneren auslösen würde, entgegenzuwirken. Zusätzlich zum Unvermögen der Symbolbildung vermute ich anhand meiner Beobachtungen und Eindrücke, dass beide – unabhängig der aggressiven Ausgestaltung ihres Verhaltens – auch dissoziative Vorgänge gemeinsam haben.

> »Dissoziation ist zunächst ein komplexer psychophysiologischer Prozess, bei dem es aufgrund einer als äußerst bedrohlich wahrgenommenen Reizüberflutung zur Abspaltung ganzer Erlebniseinheiten und Ich-Fähigkeiten kommt. Diese können sämtliche Bereiche der Selbst-, Objekt-, Handlungs-, Zeit- und Raumwahrnehmung partiell oder in toto betreffen, sie können Störungen der Erinnerung, motorischen Funktionen sowie Ausfälle der Erlebnisfähigkeiten von Affekten, Kognitionen und sensorischen Wahrnehmungen bedingen. Infolge dieses fragmentierten Erlebens von Objekt, Selbst, Interaktion und Situation kommt es demnach zu massiven Objekt- und Ich-Spaltungen und damit zu befremdlich und bedrohlich wirkenden Veränderungen des gesamten Erlebens. Die Gesamtheit der Eindrücke kann deshalb nicht zu einem Gesamtbild des Selbst in Interaktion mit Anderen integriert und in dieser Gesamtheit symbolisiert bzw. repräsentiert werden. Deshalb handelt es sich immer um einen schwerwiegenden Verlust bedeutsamer Selbstanteile und der Erfahrung eines zusammengehörigen Selbst.« (Rosenberg, 2022, S. 40)

Für die beiden Jugendlichen Leni und Edda bedeutet das, dass allein die Vorstellung einer Trennung von ihren Müttern – mit denen beide in völliger Abhängigkeit verbunden sind – eine Dissoziation auslösen könnte. Dissoziation kann man in diesem Zusammenhang durchaus als »Überlebensmuster« verstehen, als eine Aktivität psychischer Verarbeitung, die jenseits von Symbolisierung und Integration angesiedelt ist. Denn eine Trennung als Ergebnis einer symbolischen Leistung scheint aufgrund mangelnder Symbolisierungsfähigkeiten bei Leni und Edda nur schwach repräsentiert. Letztlich dient diese im Unbewussten angesiedelte Strategie der Verhinderung von überwältigenden Angstgefühlen, die nicht ausgehalten oder gar integriert werden können. Vielmehr liegt das Charakteristikum in der Wiederholung des traumatischen Erlebens (vgl. Kap. 3.3 in diesem Buch).

### *5.1.2 Wenn das primäre Bindungsobjekt in der frühen Geschichte emotional »verschwindet«*

Wie sich bisher gezeigt hat, sind die Erfahrungen einer gelingenden, in Synchronizität aufgehenden Mutter-Kind-Interaktion für die Strukturierung des Selbst und das Verständnis der eigenen emotionalen Zustände existentiell bedeutsam. Ein weiterer Aspekt dieses intersubjektiven Geschehens ist neben der Entwicklung von Symbolisierung und der Etablierung innerer Objekt- und Selbstrepräsentanzen deren »emotionale Besetzung«. Diese umfasst positive assoziative Affekte, welche mit Aufmerksamkeit, Wertschätzung und Interesse, emotionaler Teilhabe und Vermittlung von Bedeutsamkeit einhergehen (vgl. Auchter & Strauss, 2003, S. 46f.). Eine Vielzahl an Kindern und Jugendlichen aus der psychotherapeutischen Praxis aber auch aus der Jugendhilfe gehen mir durch den Kopf bei den Begegnungen, die ich in einem bedrohlichen Ausmaß als »lähmend und leer« empfand. Kinder und Jugendliche, die bei mir im persönlichen Kontakt eine drückende, depressive, aber auch eine enttäuschte Stimmung hinterließen. Oft entsteht in der intersubjektiven Dynamik der Eindruck, dass betroffene Kinder und Jugendliche quasi unbemerkt unserem Kontakt entschwinden, obgleich sie körperlich anwesend sind, mit Reden beeindrucken, sich sogar unterhaltsam mit antidepressiver Wirkung präsentieren. Sie scheinen einerseits bemüht, zu unterhalten, und sich andererseits dem Kontakt zu entziehen. Es wirkt so, als versuchten sie, etwas von sich zu verstecken, zu überdecken, vielleicht ihre als belastend empfundene »Leere«, ihr psychisches Loch, welches vermutlich durch den Abzug liebevoller Besetzung der primären Bezugsperson entstanden ist. Charakteristisch ist aus meiner Sicht noch die heftige Ambivalenz hinsichtlich ihrer meist misslingenden Ablösebemühungen gegenüber ihren Bindungsfiguren aus den frühen Beziehungen. Sie bewegen sich zwischen einer enormen Wut auf ihre primäre Bezugsperson bei gleichzeitiger Suche nach einem verstehenden und aushaltenden Kontakt zu ihr. Letztlich scheitern jegliche Annäherungen an Beziehung daran, dass sie diesem »Risiko« fernbleiben und dieser Dynamik vielmehr mit enttäuschtem Rückzug begegnen. De Masi spricht von einem Verlust der Liebe und der Bedeutung der Bezugsperson für ihr Kind:

> »Auf den Verlust der Liebe folgt der Verlust der Bedeutung: ein Empfinden für das eigene Selbst entwickelt sich nur dann, wenn es von mütterlicher Empathie genährt wird.« (De Masi, 2022, S. 47)

Bereits angeführte Ergebnisse der Säuglingsforschung geben Auskunft über depressive Reaktionen von Säuglingen depressiver Mütter (vgl. Tronick et al.; Field et al. zit. n. Beebe & Lachmann, 2004, S. 200). Es ist anzunehmen, dass diese Reaktionen stabile Muster darstellen, die früh im Säugling als »innere Objekte« verankert sind und Spuren in der weiteren Persönlichkeitsentwicklung hinterlassen. Frank Rosenberg spricht in Abgrenzung zu kumulativen Traumatisierungen von einer »strukturellen inneren Nichtverfügbarkeit bei gleichzeitiger äußerer Anwesenheit« (Rosenberg, 2022, S. 222). Dieses Geschehen in der frühesten Beziehungsgestaltung bildet sich beim Kind als »Introjekt« ab. Es scheint mir wesentlich zu erwähnen, dass das Kind dieses Introjekt nicht von seinem eigenen Selbst differenzieren kann. Im Kontext der Primärbeziehung können unterschiedliche Gründe und Zusammenhänge für den Abzug liebevoller Aufmerksamkeit und Versorgung der Bindungsfigur maßgebend sein. Neben einer narzisstischen und instabilen Persönlichkeitsstruktur oder anderen psychischen Erkrankungen der Bezugsperson können auch lebenseinschneidende Ereignisse und traumatisches Erleben der Mutter für diese folgenschwere Dynamik verantwortlich gemacht werden.

*****

Momo ist 15 Jahre alt als er in unsere Einrichtung kommt. Er wird als »besonders schwierig« vorgestellt, insbesondere hinsichtlich der Dauer seiner Aufenthalte in diversen Institutionen. Nach mehreren Jahren von Unterbringungen in unterschiedlichen Jugendhilfeeinrichtungen und geschlossenen Kliniken scheint er dem Muster zu folgen, nach etwa vier Monaten aus unterschiedlichen Gründen die jeweilige Einrichtung wieder zu verlassen. Offensichtlich kann er nirgends länger bleiben, und keine der Institutionen wollte ihn länger beherbergen. Momo kommt zum Vorstellungsgespräch mit seiner alleinerziehenden Mutter; sein Vater sei verstorben, als Momo noch sehr klein gewesen sei. Er scheint von dieser Veranstaltung äußerst genervt zu sein, bringt dies auch unmissverständlich zum Ausdruck. Seine modische, markenbewusste Cap tief ins Gesicht gezogen, Arme verschränkt, entsteht der Eindruck, Momo boykottiere jeglichen Kontakt und auch eine mögliche Aufnahme in der therapeutischen Wohngruppe. Die Mutter zeigt sich einerseits interessiert, andererseits spart sie aber nicht mit Kritik an unserer Einrichtung: Es gebe kein ansprechendes Informationsmaterial, weder in Papierform noch im Netz, und sie frage sich, wie wir das mit Momo schaffen würden. Sie selbst – und sämtliche andere Einrichtungen – hätten es auch nicht geschafft. Ich verspüre einen enormen Druck gegenüber der mütterlichen Erwartungshaltung.

In den ersten Wochen seiner Unterbringung fällt auf, dass es Momo enorm wichtig ist, eine »Extrabehandlung« hinsichtlich materieller Verwöhnung zu erfahren. Falls diesem Verlangen nicht entsprochen wird, scheint er von überwältigenden Gefühlen der Kränkung heimgesucht zu werden, die er mit beleidigtem Rückzug und Kontaktverweigerung zum Ausdruck bringt.[31] Es scheint zudem so, als ob er seine Bedürfnisse hauptsächlich über ein Verlangen nach teurer Markenkleidung zum Ausdruck bringt. Momos Fantasien von Bedürfnisbefriedigung sind völlig jenseits realistischer Vorstellungen anzusiedeln. Diese Wünsche richtet er maßgeblich an mich, während er sich seiner männlichen, väterlichen Bezugsperson gegenüber scheinbar wunschlos präsentiert und ihm gegenüber sehr bemüht ist, keine Fehler zu machen. Ein Aufschieben oder gar Verzicht seiner unmittelbaren Bedürfnisse scheint in Anwesenheit weiblicher Betreuung unmöglich. Seine hohe Bedürftigkeit findet auch in Momos Umtriebigkeit und körperlicher Unruhe Ausdruck, in destruktivem und impulsivem Verhalten. Er entschuldigt gelegentlich sein hyperkinetisches Auftreten als »ADHS« und meint, dass er dafür ja nichts könne, da es sich um eine »psychische Krankheit« handle. Kritische Anmerkungen oder das Aufzeigen von Grenzen kann Momo von den Betreuerinnen bestenfalls sehr komprimiert ertragen. Er neigt vielmehr dazu, Verantwortlichkeiten und Schuld an Auseinandersetzungen an andere zu delegieren und auf andere zu projizieren. Momo scheint über körperliche Leiden einen inneren Zustand der Belastung zum Ausdruck zu bringen. Er greift bei Spannungszuständen,

31 Momo schaffte es einmal, drei ganze Tage in seinem Zimmer zu verbringen und zu »bocken«.

die sich aus erfahrenen Kränkungen ergeben, oftmals auf seinen Körper mit selbstverletzendem Verhalten zurück. Er zeigt seine Verletzungen ausschließlich dem weiblichen Betreuungspersonal und erfährt eine liebevolle Versorgung seiner Wunden. Im Hinblick auf sein Sozialverhalten innerhalb der Klassengemeinschaft wird eine auseinanderklaffende Diskrepanz zwischen seiner Selbsteinschätzung und der Wahrnehmung Anderer deutlich. Während sich Momo beispielsweise als hinreichend engagiert und sozial verträglich erlebt, richtet sich der Blick der Lehrkräfte auf Grenzüberschreitungen – insbesondere im Hinblick auf körperliche Neckereien und Auseinandersetzungen mit jüngeren Jugendlichen – die Momo als witzige »Spaßaktionen« interpretiert. Trotz Schulbegleitung bedeutet der Schulbesuch für Momo eine enorme Herausforderung.

Nach zweimonatigem Aufenthalt in der therapeutischen Familienwohngruppe erwartet Momo seine Mutter, die ihn zwei Tage vor »Heiligabend« zur Weihnachtsbeurlaubung abholen soll. Bereits im Vorfeld ist zu beobachten, dass Momo seine Mutter dahingehend unter Druck setzt, eine Liste von ausgewählten und kostspieligen modischen Kleidungsstücken für ihn als Weihnachtsgeschenke zu besorgen. Auch der Wohngruppe gegenüber formuliert er seine Wünsche, die allerdings wesentlich bescheidener ausfallen. Momo sitzt auf der Treppe und wartet. Als seine Mutter das Haus betritt, beginnt Momo sofort einen Streit mit ihr, bei welchem seine Frage im Zentrum steht, ob sie exakt die Geschenke besorgt habe, die er bei ihr »bestellt« hatte. Der Streit eskaliert und die Mutter verlässt das Haus, ohne Momo mitzunehmen. Momo scheint verzweifelt, er ruft die Mutter an und bittet sie, zurückzukommen. Momos Mutter kommt seinem Wunsch nach, und prompt spielt sich genau die gleiche Szene erneut ab: Die Mutter verlässt wieder ohne ihren Sohn die Einrichtung. Ich setze mich zu Momo auf die Treppe und warte ab. In seiner Verzweiflung formuliert er unter Tränen seine Wut über die Unfähigkeit seiner Mutter, ihn zu verstehen – das sei schon immer so, er wolle sie deshalb nie mehr sehen. Ich höre zu und halte aus. Ich verstehe seine Not zunehmend als massive Verunsicherung auf der Suche nach Entsprechung seiner hohen Bedürftigkeit sowie seiner Angst, enttäuscht zu werden, ein Geschehen, welches sich auf der materiellen Ebene zu inszenieren scheint. Ich mache ihm den Vorschlag seine Mutter zu bitten, ihn erneut abzuholen und vorher ein Geschenk von der Wohngruppe zu öffnen. Dieser Vorschlag soll als Unterstützung Momos dienen, seine Angst vor Enttäuschung zu lindern mittels eines

»Übergangsobjektes«. Momo kann diesen Vorschlag als Kompromiss annehmen und mit seiner Mutter die Wohngruppe verlassen.

Nachdem Momo bereits über fünf Monate in der Wohngruppe lebt, scheint aus seiner Sicht die Gefahr, die Unterbringung nicht aushalten zu können, gebannt. An diesem Zeitpunkt beginnt er aus eigener Initiative eine Art Zweisamkeit mit seiner männlichen Bezugsperson zu suchen. Jeden Abend verbringt er Stunden schweigend in der Hängematte neben seinem väterlichen Betreuer, um gemeinsam TV oder Filme anzusehen. Seine Stimmungen sind starken Schwankungen ausgesetzt, meist aber wirkt er auffallend gedrückt, depressiv verstimmt, schweigsam und wenig fähig, in Kontakt zu gehen. Diese schwer aushaltbare innere Befindlichkeit vermittelt er auf nonverbalem Weg allabendlich seinem männlichen Gegenüber. Aus Sicht seines Betreuers dient dieses Ritual der Zweisamkeit und Nähe, einem Aushalten seiner Stimmungen, ein Geschehen, welches von Momo über Jahre hinweg in diesem Format eingefordert wird. Es fühlt sich wie ein Trauern an, ein Nachholen von Prozessen, die er zu diesem Zeitpunkt weder verbal formulieren kann noch vermutlich alleine auszuhalten in der Lage ist. Parallel dazu besucht Momo immer wieder – mit der Bitte um Begleitung – das völlig verwilderte Grab seines Vaters.

Momo besteht meist darauf, den Anamneseerhebungen und Elterngesprächen mit seiner Mutter beizuwohnen. Ich habe den Eindruck, dass es Momos umtriebiger Dynamik geschuldet ist, in meiner begleitenden Anwesenheit Geheimnisse der Familie, seines Aufwachsens und seines Vaters in Erfahrung zu bringen. Mehrmals verlässt er das Gespräch mit der Bemerkung, dass es für ihn langweilig sei. Er wirkt dabei enttäuscht und zeigt seine Frustration, indem er sich seiner Mutter gegenüber sehr abwertend verhält. Einmal jedoch erzählt die Mutter über die Umstände des Todes seines Vaters. Seine Eltern seien von Beginn von Momos Lebens an kein Paar gewesen. Momo sei »passiert«, und für die Mutter sei eine Abtreibung nicht in Frage gekommen. Dennoch hätte das Elternpaar sich gut verstanden, der Vater habe Momo oftmals über die Wochenenden betreut. Als wieder ein Betreuungswochenende durch den Vater angestanden sei, habe die Mutter ihren Sohn zu ihm bringen wollen. Sie habe die Wohnungstür geöffnet und – mit Momo auf dem Arm – den Vater tot am Boden liegen sehen. Dieses Ereignis – so die Mutter – habe sie als derart traumatisch erlebt, dass sie sich über mehrere Monate hinweg leblos und emotional »leer« gefühlt habe. Sie habe diesen Moment als einen Schockzustand erlebt, der aus ihrer Sicht über ein Jahr angehalten habe. Von diesem Moment an habe sie keine Nähe mehr zu ihrem Sohn zulassen können und habe sich emotional zurückgezogen. Ich zitierte damals in Momos Entwicklungsbericht für das Jugendamt Allen et al., um mit deren Worten die Dimension des Geschehens sowie die möglichen Auswirkungen für Momo zum Ausdruck zu bringen: »dass psychische Nicht-Verfügbarkeit die Entwicklung stärker beeinträchtigt als körperliche Vernachlässigung und andere Formen der Misshandlung; ironischerweise hat diese subtilste aller Misshandlungen für das Kind die schlimmsten Konsequenzen.« (Allen et al., 2011, S. 280).

*****

Der französische Psychiater und Psychoanalytiker André Green beschreibt die Folgen einer psychisch nicht zur Verfügung stehenden Mutter während der frühen Kindheit. Eine auf sämtlichen Ebenen empathisch resonante Beziehung von Mutter und Kind dient Green zufolge dem Kind als »Quelle der Vitalität« (Green, 2018, S. 233). Die mütterliche Bezugsperson vermag es, mit ihrer emotionalen Wertschätzung, Zuwendung und Aufmerksamkeit sowie durch ihre mentale Verfügbarkeit ihrem Kind eine Umwelt anzubieten, die die innere Welt mit der Fähigkeit zur Lebendigkeit und Lebensfreude besetzt. Den Moment des mütterlichen Abzuges, welcher sich nach Green durch Trauer und einer daraus folgenden emotionalen Abwesenheit vollzieht, erlebt das Kind als Katstrophe.[32] Die Metapher der »toten Mutter« bildet in diesem Zusammenhang die psychische Abwesenheit der Mutter ab, die sich aufgrund von Trauer und depressiven Rückzugs einstellt. Die unheilvolle Konsequenz dieses Geschehens gräbt sich tief in das Seelenleben des Kindes ein und hinterlässt Green zufolge ein »weißes Loch« als leere, innere Vorstellung einer abwesenden mütterlichen Objektrepräsentanz. Green geht von einem zwar radikalen, aber zeitlich begrenzten »Besetzungsabzug« aus, der »im Unbewußten Spuren in Form ›psychischer Löcher‹« (vgl. Green, 2018, S. 237ff.) hinterlässt und tiefgreifende Folgen für das Selbstempfinden mit narzisstischer Problematik nach sich zieht. Auf den Verlust des liebevollen Interesses

32 Dieser Moment lässt sich in der Videoaufzeichnung des Still-Face-Experiments von Edward Tronick verfolgen. Aus meiner Sicht zeigen sich in diesen Aufnahmen zum einen die emotionale Heftigkeit, die auf das Kind einwirkt sowie die Rasanz, in welcher der Säugling die Reaktion mütterlicher mentaler Abwesenheit wahrnimmt.

des abwesenden mütterlichen Objekts folgt der Verlust eines vitalen Selbstgefühls, welches sich in der Übertragungssituation (mit Erwachsenen) als Scheitern im affektiven Bereich des Liebes- und Arbeitslebens identifizieren lässt und als narzisstische pathologische Konstruktion das Lebensgefühl begleitet:

> »Hat erst das Kind – dabei das Ausmaß seiner Ohnmacht fühlend – vergeblich versucht, die in ihrer Trauer versunkene Mutter für sich wieder herzustellen, und nicht nur den Verlust der mütterlichen Liebe, sondern auch die Drohung, die ganze Mutter zu verlieren, erlebt und die von Unruhe, Schlaflosigkeit und nächtlichem Aufschrecken begleitete Angst mit verschiedenen Mitteln bekämpft, dann setzt das Ich eine Reihe andersgearteter Mechanismen in Gang.« (Green, 2018, S 242)

Diese Mechanismen zeugen von einem Verlust an Sinn und zudem von unbewusster Identifikation mit der »toten Mutter«, die eine Ablösebemühung und Autonomieentwicklung massiv einschränkt bzw. verunmöglicht. Der Wunsch und das Bemühen, das »psychische Loch« zu verdecken, und die Verzweiflung und Wut darüber, ungeschützt und verwundbar zu sein, scheint insbesondere in sozialen Situationen allgegenwärtig und umschreibt eine narzisstische Konstellation:

> »Hier muß an das Offensichtliche erinnert werden: die Narzißten sind verletzte Wesen, hinsichtlich ihres Narzißmus sind sie echte Mängelwesen. Die Enttäuschung, die sie als immer offene Wunde in sich tragen, ist meist nicht auf ein Elternteil beschränkt, sondern betrifft beide Eltern. Welches Objekt sollen sie denn dann noch lieben, wenn nicht sich selbst?« (Green, 2018, S. 18)

Damals nahm ich Momos psychische Verfassung, seine Unruhe, Umtriebigkeit, hohe Kränkbarkeit und starke Ambivalenz gegenüber seiner Mutter als Bindungs- und Beziehungsstörung wahr, welche vorrangig ein »Aushalten« von Bezugspersonen in einem geschützten Rahmen erforderlich machen. Innerhalb dieser stabilen und haltenden Struktur konnten aus meiner Sicht Übertragungsgeschehen aktiv gefördert und bearbeitet, Identifikationsprozesse mit einer väterlichen Figur angestoßen und sein innerseelisches Leid in Form eines vermuteten mütterlichen traumatischen Introjektes allmählich formuliert und bearbeitet werden. Dieser Prozess erforderte viel Zeit u. a. der Trauerarbeit, des allmählichen Verstehens der Zusammenhänge und der Auseinandersetzung des Jugendlichen mit Tod und Enttäuschung im Rahmen von zulassenden und nahen Beziehungen.

Die oben beschriebenen Vorgänge lassen sich aus meiner Sicht nicht selten auch in psychotherapeutischer Beziehungsgestaltung entdecken. Eine besondere Form eines mütterlichen »innerseelischen Verschwindens« zeigt sich in der Biografie eines Mädchens namens Raya.

*****

Raya kam als Elfjährige zu mir in psychotherapeutische Behandlung. Sie spüre einen enormen Leidensdruck, insbesondere wegen ihres Gefühls der Ausgeschlossenheit. In der Klassengemeinschaft sei sie des Öfteren »Mobbingsituationen« ausgesetzt gewesen. Abends grübele sie oft, sei traurig verstimmt, leide unter Schlaf- und Konzentrationsstörungen, erlebe ihr Leben und alles andere als »sinnlos« und identifiziere sich mit »leidenden Kindern« in Afrika. Raya habe oft den Eindruck, dass sie einer Vielzahl von Kränkungen durch Menschen ihrer Umgebung ausgesetzt sei, sie könne sich nicht adäquat wehren und vermeide Streit. Zudem habe Raya über mehrere Monate regelmäßig Diebstähle teurer Süßigkeiten begangen, bis sie letztlich vom Ladendetektiv überführt worden sei. Als Raya ein Jahr alt gewesen sei habe ihre Mutter begonnen, ihre eigene geschlechtliche Identität umzuwandeln. Diesen Prozess beschreibt die Mutter als »absorbierend«, sie habe ihre Tochter emotional vernachlässigt. Die Mutter habe zu diesem Zeitpunkt bereits seit langen Jahren Unbehagen hinsichtlich ihrer Geschlechtsidentität gefühlt. Die Mutter sei in ihrem Aufwachsen von einem Gefühl der Nichtzugehörigkeit zum eigenen anatomischen Geschlecht begleitet gewesen. So ist davon auszugehen, dass Rayas Mutter ihrer Tochter bereits im ersten Lebensjahr emotional als Mutter wenig zur Verfügung stand, nachdem sie mit ihrer Transidenz äußerst einnehmend beschäftigt ist. Hinzu kommt aus meiner Sicht allerdings noch, dass Raya ihre Mutter als mütterliches Objekt entbehren musste, da diese als Mutter »verschwand«, obgleich sie als Person anwesend war. Eine massive Verunsicherung und Desorientierung der inneren »Objektwelt« Rayas ist anzunehmen, welche sich sowohl in ihrem Verhalten, ihrer psychischen Verfassung, als auch in der therapeutischen Beziehungsgestaltung zeigt. Bevor sich eine mütterliche Repräsentation ausbilden kann, verschwindet die Mutter als solche und hinterlässt womöglich – um mit André Green zu sprechen – ein

»weißes Loch«, welches sich im Selbsterleben als schwere depressive Episode abbildet und als Traumatisierung verstanden werden kann. So verwendet Raya mich, ihre Therapeutin, als »mütterliches Objekt«, welches emotional zur Verfügung steht, sie über einen sehr langen Zeitraum psychotherapeutischer Behandlung nicht verlässt, und sie dadurch vielleicht positive Erfahrungen von Abhängigkeit erleben lässt. Die Notwendigkeit dieser Erfahrung zeigt sich u. a. auch in einigen »Notfallsituationen« suizidaler und dissoziativer Ausprägung, in welchen ich ihr zur Verfügung stehen konnte.

*****

### *5.1.3 Primäre Bindungsobjekte, die eindringen*

Unter dem Begriff des Introjekts kann auch das Geschehen in der frühesten Beziehungsgestaltung begriffen werden, bei welchem es nicht nur um die emotionale »Nicht-Verfügbarkeit« der primären Bindungsperson geht, sondern um eine Weitergabe eigener psychischer traumatischer Inhalte der Bindungsperson an das Kind mittels eindringender, invasiv-unbewusster Prozesse. Dieses Geschehen fasst De Masi als »Trauma in der Primärbeziehung« auf, welches verzerrte Reaktionen eines Kindes hervorrufen und sich letztlich in der inneren Welt der Persönlichkeitsentwicklung des Kindes pathologisch manifestieren kann:

> »Deshalb haben wir es mit einem verinnerlichten Objekt zu tun, das sich so verhält als sei es Teil des Patienten; bei komplexeren Pathologien wirken sich diese Introjektionen negativ auf den Patienten aus, manchmal verführen sie ihn, manchmal schüchtern sie ihn ein, aber jedes Mal verwirren sie ihn.« (De Masi, 2022, S. 47–48)

Der intersubjektive Austauschprozess in frühester Kindheit birgt mentale Inhalte der Bezugsperson, die vermutlich aus eigener seelischer Not heraus in den Säugling projiziert und »untergebracht« werden. Derartige seelische »Grenzverletzungen« in der frühen Primärbeziehung sind von traumatischer Qualität und ereignen sich in unbewussten vorsprachlichen Dimensionen. Psychische Zustände der Angst der Bindungsfigur werden auf diese Weise vom Säugling verinnerlicht, als Teil seiner Persönlichkeit immanent und dauerhaft erlebt, wodurch die weitere Entwicklung massiv beeinträchtigt wird.

> »In komplizierteren Situationen mangelt es dem Kind nicht nur an einem empfindsamen Objekt, sondern es leidet auch darunter, dass dasselbe Objekt unerwünscht in die Psyche des Kindes projiziert wurde. Gelegentlich verletzen Eltern die seelischen Grenzen ihrer Kinder und dringen mit ihren Ängsten oder wahnhaften Strukturen in sie ein oder machen sie zu einer Art Aufnahmebehälter für ihre Erwachsenensexualität.« (De Masi, 2022, S. 21–22)

Hinzu kommt, dass eine Wahrnehmung und ein Erkennen dieser »fremden« Anteile dem Kind, späteren Jugendlichen und Erwachsenen nur schwer zugänglich sind. Die Unmöglichkeit, diese Internalisierungen zu identifizieren, ergibt sich De Masi zufolge nicht nur aufgrund der nicht-erinnerbaren unbewussten Dimension, sondern ist auf der Basis einer Beziehung fundamentaler einseitiger Abhängigkeit gegeben. So wird der innere Anteil des Kindes als zugehörig und unterstützend erfahren (vgl. De Masi, 2022, S. 22).

*****

Die Leserinnen und Leser erinnern sich vielleicht an Leni – sie verbrachte viele Jahre in Therapie. Aufgrund der Massivität ihres Störungsbildes sowie einiger Versuche verhaltenstherapeutischer Behandlung im Vorfeld, die von den Psychotherapeutinnen bzw. -therapeuten abgebrochen worden waren, bewilligt die Krankenkasse eine Behandlungsdauer und -frequenz, die weit über ein vorgeschriebenes Kontingent an Stunden hinaus reicht. Auch Leni zeigt sich in der Lage, das therapeutische Beziehungsgeschehen zunehmend in den Dienst eigener innerer und äußerer Entwicklung zu stellen. Lenis Mutter erweist sich für mich – insbesondere zu Beginn der Therapie – als den therapeutischen Raum einnehmend und besitzergreifend, zeigt sich allerdings andererseits mit ihrem Bemühen um eine Therapie für ihre Tochter als hilfreich. In der Gegenübertragung empfinde ich aber auch immer wieder eine ungeheuerliche Wut auf die Mutter. Mein Wunsch, die Mutter aus dem Therapiezimmer zu verbannen festigt sich, allerdings auch die Sorge davor, ob ich das Schweigen Lenis aushalten würde. Meine starke Ambivalenz der Mutter gegenüber verstehe ich im Sinne meiner Gegenübertragungsgefühle als eine Verfassung von Leni, ihr Angewiesen-Sein auf die unmittelbare Präsenz der Mutter – auch während der Therapie. Ich gehe davon aus, dass sich meine Ängste möglicherweise auch in der Abhängigkeit Lenis gegenüber ihrer Mutter widerspiegeln.

Es etabliert sich allmählich ein therapeutischer Rahmen, den ich als Gemeinschaftswerk von Leni, ihrer Mutter und meiner Person begreife, und welcher eine therapeutische Arbeit aus meiner Sicht ermöglich – ich teile die Therapiestunde auf: Die ersten 40 Minuten sind alleine für Leni gedacht, und in den letzten zehn Minuten nehme ich mir für die Belange der Mutter Zeit. Zudem lade ich sowohl die Mutter als auch den Vater Lenis zu Elterngesprächen ein, die auf Wunsch der Mutter getrennt verlaufen.

Im Kontakt mit dem Vater gewinne ich den Eindruck, dass er – entgegen meinen Erwartungen – großes Interesse am Kontakt zu seiner Tochter hat. Allerdings scheint er der Enge der Mutter-Kind-Beziehung hilflos gegenüberzustehen und einem resignativen »Aufgeben« seiner Tochter sehr nahe zu sein. Er bezeichnet seine geschiedene Frau als »übergriffig« und als seiner Tochter gegenüber »missbräuchlich«, da aus seiner Sicht die Mutter »nicht in der Lage [sei], allein zu sein«. Mit der Mutter erarbeite ich im Rahmen der Elterngespräche Lenis frühe Geschichte. Dabei fällt auf, dass sich die Mutter nicht gut erinnern kann; immer wieder rückt ihr eigenes Leiden in den Vordergrund, wie beispielsweise ihre Klinikaufenthalte, ihre psychischen Erkrankungen. Lenis Mutter beschreibt ihr eigenes Aufwachsen als traumatisierend, sie habe sehr unter dem Leistungsdruck der Eltern gelitten. Sie habe als Kind auch heftige Panikattacken durchlebt, sei als Jugendliche an Anorexia nervosa und nach der Geburt ihrer Kinder an einer postpartalen Depression erkrankt. Mehrfache stationäre Behandlungen in diversen psychosomatischen Kliniken habe sie über sich »ergehen lassen« müssen. Aber über Leni habe sie sich besonders gefreut. Es sei »endlich ein Mädchen« gewesen, das sie sich so sehr gewünscht habe, nachdem sie bereits Söhne habe.

Vor dem Hintergrund ihrer affektiv geladenen Beschreibung ihrer Vorfreude »endlich eine Tochter haben« zu können, denke ich an ihr Bedürfnis nach einem symbiotisch ausgerichteten Beziehungsgeschehen mit ihrer Tochter. Leni ist weiblich, so wie ihre Mutter, und dient der Mutter womöglich zu eigenen identifikatorischen Prozessen, die – bedingt durch traumatische Erfahrungen des Aufwachsens mit ihren Eltern – einer triadischen (Vater, Mutter, Tochter) Repräsentanz entbehren. Der Mutter sei auch nach Lenis Geburt aufgefallen, dass sie sich als Ehefrau und Mutter von ihrem Ehemann nicht wertgeschätzt gefühlt habe, welches die Trennungsambitionen der Mutter weiter forciert hätte. So scheint Leni im Kontext ihres frühen Aufwachsens bereits vorgeburtlich für die Mutter die Funktion eines Selbstobjekts eingenommen zu haben (»endlich eine Tochter«). Gleichzeitig dient sie der Mutter womöglich als »Hilfsobjekt« im Prozess der Loslösung vom Ehemann und den eigenen Eltern. Es ist zudem davon auszugehen, dass Lenis Mutter ihr wenig zur Verfügung stand; es wirkt wahrscheinlicher, dass sie mit eigenen autonomen Bedürfnissen, psychischen Belastungen, Kränkungen und Erkrankungen konfrontiert gewesen ist. Ihre komplexe psychische Krankheitsgeschichte wirkt »innerlich unbearbeitet« belastend auf Leni ein und zeigt sich fortwährend im Rahmen der Psychotherapie ihrer Tochter. Die psychischen Zustände und Ängste der Mutter scheinen in Leni einzudringen, sich dort abzubilden und Schaden anzurichten, der sich u. a. in ihrer Unfähigkeit zeigt, sich mittels Sprache in der äußeren Welt zurecht zu finden und in Kontakt mit anderen zu kommen. Es entsteht der Eindruck, dass sich Leni in ihrer frühesten Beziehungsgeschichte möglicherweise als Aufnahmebehälter für die Nöte der Mutter, quasi als »Container«, zur Verfügung stellt. Im Rahmen eines Elterngespräches bringt die Mutter ihre Trauer darüber zum Ausdruck, dass sie keinen Zugang zu ihrer geliebten Tochter empfinden könne: »Ich spüre nichts, ich verstehe mein Kind nicht, Sie eben schon […].« Im Laufe der Therapie gelingt es zunehmend, die Mutter für das innere Dilemma ihrer Tochter zu sensibilisieren sowie – bedingt – ihre eigene seelische Verfassung mit Lenis Leiden in Zusammenhang zu bringen.

*****

In meinem therapieleitenden Verständnis, bei welchem oftmals Metaphern entstanden, wurde Leni zu einer Art »Aufnahmebehälter« für ihre Mutter, sie leistete vermutlich deren »containment«. Bedingt durch die Abhängigkeitsbeziehung des frühesten intersubjektiven Geschehens nahm Leni die Erwartungen, Sehnsüchte und traumatischen Aspekte der Persönlichkeit der Mutter in Form unbewusster Projektionen auf, die sich als Selbstobjekte wiederum in ihrer Persönlichkeit niederschlagen. Das Selbstobjekt charakterisiert

> »den Teil des inneren Objektes, der als vom Selbst nicht unterschieden erlebt wird. Die Selbstobjektbeziehung beherrscht das früheste Erleben des Säuglings, spielt jedoch auch lebenslang eine bedeutsame Rolle.« (Auchter & Strauss, 2003, S. 151)

Der Vater bezeichnete den Umgang der Mutter mit seiner Tochter als »missbräuchlich«. Allerdings fand er keinen Weg, Leni vor den Projektionen ihrer Mutter zu schützen. Leni fühlte sich vermutlich vom Vater im Stich gelassen, sodass sie diesem Geschehen weiterhin ausgeliefert war und die symbiotisch anmutende Beziehungsgestaltung als unterstützend erfuhr. Der Missbrauch liegt aus meiner Sicht in der mütterlichen »Verwendung« Lenis als Selbstobjekt. Die Problematik dieser Art von Konstellation zeigt sich oft auch darin, dass Eltern mit dem Dilemma ihrer Kinder nur schwer in Kontakt kommen wollen, nicht zuletzt deshalb, da es sich um eigene traumatische Erfahrungen handelt und Gefühle der Schuld und des Versagens aktiviert werden können. Aber gerade in diesen Zusammenhängen sah ich die Arbeit mit den Eltern als äußerst notwendig. Kehr und Köpp (2021) weisen bei übertragungsfokussierter Psychotherapie[33] von Kindern und Jugendlichen auf den bedeutsamen Bezug zur Elternarbeit hin. Sie dient maßgeblich dem Gelingen eines psychotherapeutischen Prozesses von »schwer gestörten Jugendlichen«, wie sie die Autoren selbst eindrucksvoll psychotherapeutisch begleiten.[34]

Das Phänomen der transgenerationalen Weitergabe von traumatischen Erlebnissen der Eltern auf Kinder wurde bereits im Kontext der Bindungstheorie beschrieben (vgl. Kap. 3). Selma Fraiberg, Edna Adelson und Vivian Shapiro, die Psychodynamik, Entwicklungspsychologie und soziale Arbeit in ihrer beeindruckenden Tätigkeit an einem Behandlungszentrum für Säuglinge und deren Eltern verknüpfen, sprechen von »Gespenstern im Kinderzimmer« (Fraiberg et al., 2011):

> »In jedem Kinderzimmer gibt es Gespenster. Sie sind die Besucher aus der nicht erinnerten Vergangenheit der Eltern, die ungeladenen Taufgäste. Unter günstigen Umständen können diese harschen und ungebetenen Geister wieder gebannt und an ihre unterirdischen Aufenthaltsorte zurückgeschickt werden. Das Baby macht seinen eigenen, unabweisbaren Anspruch auf die Liebe seiner Eltern geltend, und genau wie in den Märchen schützen die gemeinsamen Liebensbande das Kind und seine Eltern vor den Eindringlingen, den übelwollenden Gespenstern.« (Fraiberg et al., 2011, S. 227)

33 vgl. die Darstellung der Übertragungsfokussierten Psychotherapie (Kap. 4.3 in diesem Buch).

34 Sie weisen nicht nur auf die Notwendigkeit hin, Eltern mit einzubeziehen, sondern auch die Betreuenden aus Institutionen, die eine elterliche Funktion für betroffene Kinder und Jugendliche einnehmen.

Die Autorinnen beschreiben das Zusammenspiel zwischen Mutter und Säugling, welches von Szenen durchsetzt sei, die aus der Vergangenheit der Eltern stammten und von anderen Darstellern aus der Beziehungsgeschichte der Eltern besetzt waren. Diese aktualisieren sich in der Begegnung zwischen Mutter und Säugling, finden womöglich ihren Niederschlag im frühen Umgang mit ihrem Baby – oftmals beim Füttern, Halten, der Sauberkeitserziehung, etc. Von diesen eindringenden Ereignissen in der frühen Versorgung des Säuglings unterscheiden die Autorinnen ein Geschehen, welches von einer umfassenden Reinszenierung der traumatischen Geschichte der Eltern handelt:

> »Von dem Augenblick an, in dem es zur Welt kam, trägt es in diesen Familien mit an der drückenden Last der Vergangenheit. Seine Eltern scheinen verurteilt zu sein, die Tragödie ihrer eigenen Kindheit in allen entsetzlichen Details systematisch mit ihrem Baby zu wiederholen.« (Fraiberg et al., 2011, S. 228).

Unabhängig vom Temperament des Säuglings scheint von Geburt an eine Gefährdung für seine persönlichkeitsstrukturelle Entwicklung vorzuliegen, wenn die traumatischen Erfahrungen der Eltern mit ihren Babys eine Wiederholung im gegenwärtigen Umgang erfahren. Sie finden als »Täterintrojekte« mittels Identifikation Eingang in die Psyche des Kindes (Fraiberg et al., 2011, S. 269). Auf der Grundlage ihrer Arbeit und Beobachtungen gehen die Autorinnen von einer Vermittlung dieser Introjekte über die entsprechenden Affekte aus, die von den Eltern nicht erinnert werden können:

> »Aufgrund einer Reihe uns bekannt gewordener Fälle, in denen die ›Identifizierung mit dem Angreifer‹ klinisch als ein zentraler Mechanismus pathologischen elterlichen Verhaltens erforscht wurde, können wir berichten, dass die Erinnerung an die Misshandlung, Tyrannei, Vernachlässigung und Einsamkeit in der Kindheit in allen erschreckenden Details gegeben war. Nicht erinnert wurde das damit verbundene affektive Erleben.« (Fraiberg et al., 2011)

Wesentlich erscheint mir, immer wieder auf die traumatische Qualität dieses Geschehens hinzuweisen, welches sich in der frühesten Beziehungsgeschichte im Kontext absoluter Abhängigkeit ereignet. Christopher Bollas zufolge werden diese Erfahrungen vom Säugling quasi absorbiert, fließen undifferenziert in das Erleben des Babys ein, »da es ein Trauma nicht als ein Ereignis unter anderen im Laufe seines Lebens empfindet, sondern als etwas, das sein Leben von Grund auf determiniert« (Bollas, 2020, S. 123). Er spricht von einem Fatum, welches im Gegensatz zum Schicksal die Zukunft eines heranwachsenden Kindes und von Jugendlichen bestimmen kann. Ebenso spricht De Masi von der »Heimsuchung durch dieses Fatum«, die sich in der Unterwerfung der Wiederholungen zeigt und dazu führt, keinen Sinn in der eigenen Zukunft entdecken zu können (vgl. auch De Masi 2022, S. 46).

Diese grundlegenden Zusammenhänge werden aus meiner Sicht viel zu oft außer Acht gelassen, anamnestische Erhebungen bei betroffenen Kindern und Jugendlichen fallen im Rahmen der Jugendhilfe oft dürftig aus, und weitere Möglichkeiten nachforschenden Verstehens werden ausgespart. Stattdessen wird sich auf die abschreckenden Verhaltensweisen externalisierenden Ausagierens konzentriert. Die Kenntnis über solche Vorgänge kann möglicherweise eine Vorstellung eröffnen und Anlass zum weiteren Nachforschen in der frühen Familiengeschichte von betroffenen Kindern und Jugendlichen sein. Ich denke dabei insbesondere an Ben.

*****

Wie wir uns erinnern, fiel Ben in seiner Kindheit durch ein massiv destruktives, sich durch kriminelle Handlungen auszeichnendes Verhalten auf. Eigenartigerweise zeigen seine vielen Geschwister, die größtenteils von unterschiedlichen Vätern abstammen, verblüffend ähnliche unruhige, externalisierende und zerstörerische Verhaltensweisen. Das Phänomen taucht unabhängig davon auf, zu welchem Entwicklungszeitpunkt die Kinder vom Jugendamt »in Obhut« genommen wurden. Alle Kinder und Jugendlichen wurden in unterschiedlichen Einrichtungen untergebracht, dennoch finden sich beeindruckende Parallelen, die wie eine getaktete Synchronizität unter den Geschwistern wirkt.

*****

Manchmal entwickelt sich das Fatum (vgl. Bollas, 2020) zu einer eigenen Konstruktion psychopathologischer Substanz, die sich in mächtigen Abwehrverhalten gegenüber hilfreichen Veränderungen niederschlägt. Im Folgenden soll es um psychopathologische Konstruktionen gehen, die sich als unveränderlich wirkende pathologische Störungen im Kontakt zeigen.

## 5.2 »Psychopathologische Konstruktionen«: Rückzug – Strukturelle Dissoziation – Allmacht

### *5.2.1 Seelischer Rückzug*

Der vorangegangene Abschnitt dieses Kapitels beschäftigte sich mit traumatischen misslungenen Prozessen gegenseitiger interaktiver Abstimmung in der frühesten Kindheit, welche sich u. a. durch das Unvermögen sprachlichen Ausdrucks auszeichnen. Die Bedeutung des frühkindlichen Beziehungsgeschehens für die Entwicklung der Persönlichkeitsstruktur zeigt sich u. a. in den Reinszenierungen und Reviktimisierungen in aktualisierten Beziehungsgestaltungen; diese ermöglichen es, Zusammenhänge zwischen frühem Bindungsgeschehen und aktueller Beziehung zu erahnen, vielleicht auch zu entdecken, als Quelle des Leidens zu identifizieren. So lassen sich pathologische Ausdrucksweisen im Hier und Jetzt vor dem Hintergrund frühkindlicher Beziehungserfahrungen mitunter verstehen, identifiziert als ein traumatisches Erleben.

Im Folgenden soll der Frage nachgegangen werden, warum im Umgang mit betroffenen Kindern und Jugendlichen – sowohl in der Behandlung als auch im Jugendhilfekontext – oftmals der Eindruck entsteht, diese seien für sämtliche hilfreiche Maßnahmen unerreichbar. Kontaktaufnahmen und Beziehungsangebote scheinen zum Scheitern verurteilt, während die psychische Entwicklung des Kindes oder der/des Jugendlichen stagniert und Gefühle der Hilflosigkeit bei allen Beteiligten eskalieren.

Von den Biografien Betroffener können wir meist in Erfahrung bringen, dass es vermutlich wenig bis keine verlässlichen Erfahrungen verbindender und verbindlicher Abhängigkeiten gegeben hat. Verbindende Abhängigkeit steht für die intuitive Fähigkeit der Bezugsperson zu spüren, welche emotionalen Frustrationen und psychischen Erfahrungen das Kind ertragen und integrieren kann. Ist eine derartige intuitive Fähigkeit jedoch nicht vorhanden, wird die fundamentale Angewiesenheit des Säuglings auf eine beschützende, versorgende, emotional feinfühlige und resonante Bezugsperson als bedrohlich erlebt und findet einen Niederschlag in der Innenwelt. Es kann sich kein stabiles und verlässliches Objekt etablieren, welches sich als hinreichend sicherheitsspendend erweist. Wie bereits angeführt (vgl. Kap. 3.3 in diesem Buch) spielt dabei eine »kumulative Traumatisierung« (vgl. Khan) – verstanden als misslungene emotionale Synchronizität des frühen Beziehungsgeschehens –

eine tragende Rolle. Die traumatische Qualität dieses Geschehens entfaltet in der inneren Welt ihre destruktive Wirkung als psychische Aktivität, die den Rückzug in isolierte und für Andere verborgene Bereiche des Innenlebens befördert. Es handelt sich um unbewusste psychische Aktivitäten im Bemühen um Schutz und Sicherheit und der Verhinderung von Schmerz und Angst – mit dem Effekt, dass die Verbindung zur Welt aufgegeben wird. Auch zwischenmenschliches Vertrauen wird aufgegeben; das Gefühl von Unerreichbarkeit im Kontakt zeigt sich auf diese Weise nicht nur im Sinne einer Abwehr von Nähe und Bezogenheit, sondern scheint etwas zu umfassen, was sich als verschlossener und isolierter Anteil mit eigener Textur darstellt:

> »Sie stellt eine neue Konstruktion dar, die während einer früheren Entwicklungsphase noch nicht vorhanden ist. Psychopathologische Konstruktionen entstehen stillschweigend in der frühen Kindheit und zeigen erst danach ihr pathogenes Potenzial; sie werden oft durch emotionale Traumata ausgelöst und entwickeln sich schon bald selbstständig.« (De Masi, 2022, S. 69)

Franco De Masi vertritt die Auffassung, dass es sich hierbei nicht um eine bloße Abwehrformation des Rückzugs als sinnvoller und notwendiger »Überlebensstrategie« handelt, die zurückgenommen werden kann, falls ein Fortbestehen über weitere Entwicklungsphasen hinweg »inadäquat« ist und es die äußeren Umstände es erlauben. Vielmehr stellt es eine eigene Entwicklung dar, welche durch Getrennthaltung und Verbindungslosigkeit gekennzeichnet ist:

> »Wenn das Kind keine Nahrung im Außen findet, wird es sich nach innen wenden und in seine fantastische Welt zurückziehen. Dies führt letztlich dazu, dass es die Welt der Beziehungen ersetzt.« (De Masi, 2022, S. 71)

Aus dieser existentiellen Not heraus entsteht demzufolge etwas Neues, das ein Eigenleben besitzt. Wir werden damit im Kontakt und in der Auseinandersetzung mit den Betroffenen konfrontiert, mit dem Gefühl, keinen Kontakt herstellen zu können; das Gegenüber scheint unerreichbar. Es wird ein Platz erschaffen, zu welchem der Zugang verwehrt bleibt. Die Brücke nach außen gelingt nur, wenn eine Entsprechung im Sinne verschiedenartiger innerer Objekte vorliegt (De Masi, 2022, S. 25). De Masi zufolge ist der psychische Rückzug die häufigste und folgenreichste pathologische Organisation

(De Masi, 2022, S. 77). Seine Auswirkungen manifestieren sich erst später auf unvorhersehbare Weise und werden in der Unmöglichkeit, Beziehung und Kontakt aufzunehmen spürbar.

John Steiner beschreibt in seinem Buch *Orte des seelischen Rückzugs* (Steiner, 2019) sein Bemühen in der analytischen Behandlung mit sehr »frühgestörten« erwachsenen Patientinnen und Patienten in Kontakt zu kommen, und stellt das Phänomen des Rückzugs in den Mittelpunkt seiner Betrachtungen. Als Anlass dieses pathologischen Geschehens sieht Steiner schmerzvolle Erfahrungen um Trennung, Abwesenheit und psychische Unverfügbarkeit der Bindungsperson, die unerträglich bedrohlich wirken und im vorsprachlichen Erleben angesiedelt sind. Diese Erfahrungen lösen eine mentale Flucht als Schutzreaktion aus, obgleich der Schmerz weiter existiert:

> »Selbst dann, wenn nicht genau in Erfahrung zu bringen ist, welchen Anteil innere und äußere Faktoren jeweils haben, üben doch traumatische Erlebnisse und Erfahrungen von Vernachlässigung in der Lebensgeschichte weitreichenden Einfluß auf die Bildung pathologischer Persönlichkeitsorganisationen aus. Was im Hier und Jetzt der Analyse offenkundig wird, ist der Umstand, daß diese Objekte – einerlei, ob sie aus frühen Beziehungserfahrungen ausgewählt oder vom Individuum selbst erschaffen wurden – für spezifische Abwehrstrategien verwendet werden, insbesondere um destruktive Persönlichkeitszüge zu binden.« (Steiner, 2019, S. 26)

Wesentlich an diesem Rückzug scheint Steiner zufolge, dass die pathologische Organisation nicht nur einen Schutz vor überwältigenden Angstgefühlen und Bedrohung verleiht, sondern ein befriedigendes Gefühl von Omnipotenz verschafft. Dieses ist mit Fantasien jenseits existierender Realität erfüllt, was den Zugang zur Realität und zu einem beziehungsstiftenden Anderen verhindert. Dieser Bereich wird oftmals idealisiert und dominiert das Selbst, er fungiert als Teil des Selbst und verhindert Entwicklung, indem er sich gegen die gesunden Anteile richtet. Betroffene wirken wie gefangen in dieser Position, zeigen Schleifen wiederkehrenden Verhaltens, womit selbst von außen betrachtet der Eindruck entsteht, dass sie davon nicht ablassen können. Verwehrt allerdings bleibt auch der Zugang des Erwachsenen zu den Betroffenen im Kontext eines Beziehungsangebotes, man bleibt gefühlt »außen vor der Tür«. Betroffene Kinder und Jugendliche widersetzen sich den hilfreichen Angeboten, um auf der Ebene emotionaler Beziehungen das zu verbergen, was den Ort seelischen

Schmerzes und existentieller Angst ausmacht. Gerade im Zusammenhang mit Kindern und Jugendlichen mit frühen Störungen fällt aus meiner Sicht der Entwicklungsaspekt besonders ins Gewicht. Es handelt sich um ein Ringen um Veränderung, welche letztlich nicht gelingt – und falls doch, besteht die Gefahr eines schnellen Rückzugs, der oftmals »verbrannte Erde« hinterlässt und ein Anknüpfen an vorausgeleistete Hilfe unmöglich macht. Die Attraktivität des seelischen Rückzugsortes besteht in der Vermeidung; bestehen bleibt als Rückzug ein Bereich, der von Fantasie und Omnipotenz beherrscht wird, an dem quasi alles möglich ist, so dass eine private Realität erschaffen wird.[35] Viele Kinder und Jugendliche aus der psychotherapeutischen Praxis und der Jugendhilfe fallen mit diesen psychopathologischen Organisationen des Rückzugs und einer Art »triumphalen Isolation« auf.

*****

Wir wenden uns nochmals Ben zu, dessen innerseelischer Rückzugsort einen großen Teil seiner mitunter jugendlichen Persönlichkeit ausmacht. Aus der Vorgeschichte ist bekannt, dass Ben aufgrund von massiver Vernachlässigung und Verwahrlosung, unzureichender elterlicher Fürsorge sowie aufgrund von Gewalterfahrungen aus der Herkunftsfamilie genommen und in unterschiedlichen Jugendhilfeeinrichtungen untergebracht wurde. Der Kreislauf sich wiederholender traumatischer Beziehungserfahrungen konnte durch diese Maßnahmen allerdings nicht hinreichend günstig unterbrochen werden, so dass davon auszugehen ist, dass dem Jungen nur unzureichend resiliente, positive emotionale Beziehungserfahrungen und Repräsentanzen zur Verfügung stehen. Nach der Entlassung aus einer stationären Maßnahme der Jugendhilfe verbringt er – wie beschrieben – seinen Lebensalltag in Übergangseinrichtungen – zunächst einer für Kinder, nach diversen Vorfällen aber dann in einer für Jugendliche, die auf Vermittlung in eine weitere Einrichtung warten. Neben der Tatsache, dass er im Verbund mit weiteren Bewohnern, die sich in einer ähnlichen Situation befinden, eine Vielzahl von Straftaten begeht, fällt auf, dass einige Personen vom Betreuungspersonal sich immer wieder um einen Kontakt mit ihm bemühen, der allerdings zunehmend auf Widerstand stößt

35 Wie sich dieser Prozess im Einzelnen auf der Grundlage psychoanalytischer Theorie vollzieht, beschreibt John Steiner ausführlich.

und Kränkungen bei den Betreuern hinterlässt. Der Aufbau eines kontinuierlichen Kontaktes oder Bezuges scheint unmöglich.

Die frühen Deprivationserfahrungen, die sich im Verlauf seines Lebens wiederholten, führen vermutlich dazu, dass sich innere haltgebende Strukturen und Objekte nur unzureichend ausbilden konnten, seine psychische Entwicklung quasi zum Stagnieren kam. Das unreife Ich ist vor diesem Hintergrund nicht in der Lage, sich gegen überflutende Ängste zu schützen und den Anforderungen der Außenwelt gerecht zu werden. Diese Voraussetzungen führen vermutlich dazu, kontinuierlich emotional und sozial überfordert und damit einem Zustand realistischer Überlastung ausgeliefert zu sein. Bens destruktives Agieren sowie seine Rückzugs- und Vermeidungsverhalten dienen ihm immer wieder als Strategien, um sich innerlich zu stützen, sich im Sinne einer primären Traumabewältigung zu stabilisieren. Situationen, die an den traumatischen Kontext (Beziehungen) erinnern, können zur Dekompensation führen und das Selbstgefüge labilisieren, was es Ben deutlich erschwert bzw. bisweilen gänzlich unmöglich macht, Entwicklungsaufgaben (Schulbesuch im sozialen Setting, Leistungsverhalten) angemessen zu bewältigen.

Obgleich aus meiner Sicht an dem auf der Auslandsmaßnahme entstandenen Beziehungsgeschehen allmählich wieder angeknüpft werden kann, fällt auf, dass Bens Alltag von Isolation und Rückzug durchdrungen ist. Sein Umgang mit Beziehungen mutet manchmal gar autistisch an – Ben lebt zurückgezogen in einer eigenen Welt, unfähig Beziehungen aufzunehmen, geschweige denn zu halten und zu vertiefen. Er verweigert immer wieder den Kontakt mit einem instabilen affektiven Gemenge von Wut und Unzufriedenheit, aber auch einer anzunehmenden Unsicherheit in sozialen Bezügen, die gelegentlich aufblitzt. Er zieht über einen langen Zeitraum jedem menschlichen Kontakt seine Fantasiewelt vor, die von Horror, Gewalt und sexuellen Fantasien »beseelt« ist.

Bens Lebensgeschichte deutet auf biografisch bedingte (Herkunftsfamilie, stationäre Unterbringungen, geschlossene Unterbringung) traumatische Erlebensweisen hin, die seine Persönlichkeitsentwicklung mit spezifischen Verhaltens-, Überlebens- und Erlebensstrategien prägten. Ben zeigt ein ausgeprägtes Misstrauen gegenüber anderen Menschen, erhebliche Kontaktunfähigkeit, mangelnde Gruppenfähigkeit, fehlende Anpassungsleistungen, Bewegungsunruhe, depressives Erleben, Insomnie aufgrund von Intrusionen, Gefühl innerer Leere sowie Aufmerksamkeits- und Konzentrationsstörungen.

All diese Phänomene sind im Kontakt zu ihm über Jahre hinweg spürbar – ebenso wie eine aus meiner Sicht hohe Bedürftigkeit in bindungsrelevanten Bereichen (Verlässlichkeit, Spiegelung, psychische Verfügbarkeit) – ein Muster, das in seiner Gesamtheit auf eine Persönlichkeitsentwicklungsstörung einhergehend mit schwieriger Identitätsentwicklung deutet. Ein Gefühl, das Ben weder erinnern oder gar spüren, noch merklich zum Ausdruck bringen kann, ist seine Angst. Es fällt ihm schwer, mit für ihn unvertrauten Personen Kontakt aufzunehmen; er wirkt in diesen Situationen ernst und bedroht, agiert seinerseits bedrohlich und teilweise feindselig, zeigt eine deutliche Abwehr im Bereich sozialer Beziehungen und im Akzeptieren der Realität. Dies erlaubt aus meiner Sicht den Schluss, dass Ben auf der Matrix früher traumatisierender Beziehungserfahrungen Beziehungen als bedrohlich und angstauslösend erlebt. Spürbar sind diese Affekte im Selbsterleben, wenn Kontakt entsteht. Bei Ben scheint dieser Affekt nicht aufzutauchen, es wirkt so, als ob dieser getrennt und abgespalten von seinem Erleben existiert. Vielmehr sucht Ben den Rückzug, einen »seelischen Ort«, der ihm das Gefühl von Sicherheit und Schutz gibt, an dem überwältigende Gefühle der Angst vermieden werden können, und an dem er sich in eigenen Fantasien bewegen kann.

*****

John Steiner schlägt vor, in der analytischen Situation nicht gegen diese Welt des Rückzugs, die als Teil des Selbst verstanden wird, vorzugehen – ein derartiger Umgang verleitet die Patientin bzw. den Patienten zum unmittelbaren Rückzug, fordert ihn aber auch zum externalisierten Kampf auf. Vielmehr geht es darum, »mit der Allmacht der Organisation zu leben«, diese wahrzunehmen und eine Perspektive gemeinsamer Betrachtung zu entwickeln.

> »Wenn sie als Gegebenheit, die zur Wirklichkeit der inneren Welt des Patienten gehört, anerkannt werden kann, dann kann es schrittweise möglich werden, sie besser zu verstehen und dadurch die Macht zu verringern, die sie über die Persönlichkeit ausübt.« (Steiner, 2019, S. 28).

Diese Haltung ist aus meiner Sicht im Rahmen der Jugendhilfe eher selten anzutreffen. Die Idee und vielleicht auch das Bedürfnis, dieser pathologischen Struktur wenig mitfühlend zu begegnen, wenn es um betroffene Kinder und

Jugendliche geht, erscheint aus meiner Sicht oftmals erbarmungslos. Unter dem Primat besonderer Erziehung »wohltätiger Zwangsmaßnahmen« sind Mittel wie Einsperren, Drohen, Bestrafen, etc. erlaubt. Dies ist aus meiner Sicht insbesondere dann der Fall, wenn ein Kind »wohltätigen erwachsenen Fachleuten« und ihren Lösungsvorschlägen den Kontakt verweigert – Gefühle der Kränkung, Hilflosigkeit und Ärger werden dabei von den Betreuenden oft weder reflektiert oder noch nicht einmal eingeräumt. Gelegentlich erlebe ich sogar eine Art Konkurrenz unter den Erwachsenen, welche die Gunst des betroffenen Kindes zum Gradmesser ihrer beruflichen Verwirklichung und Kompetenz machen, was aus meiner Sicht eine machtvolle psychische Verwicklung erahnen lässt und oftmals mit dem Abbruch der Hilfsmaßnahme und damit dem Abbruch der Beziehungen assoziiert scheint. Auch in dieser Dynamik sind betroffene Kinder und Jugendliche Wiederholungen, Reviktimisierungen und Reinszenierungen ihrer frühen traumatischen Geschichte ausgeliefert, deren Abwehrformationen zu Teilen ihrer Persönlichkeiten geworden sind. Anzunehmen ist, dass dieses Handeln womöglich auf einer Abwehr der erwachsenen Fachleute beruht, die an eine »phobische« Vermeidung erinnert, gepaart mit einer vermeintlichen Unfähigkeit, biografisches Erleben der Betroffenen als traumatisches Geschehen mit den damit einhergehenden Gefühlen wahrzunehmen und zu akzeptieren, und letztlich auch einordnen und integrieren zu können. Diese Dynamiken bilden sich dann nicht nur auf der persönlichen Ebene im direkten Umgang mit den betroffenen Kindern und Jugendlichen ab, sondern sind übergreifend, zeigen sich beispielsweise auch in der Auseinandersetzung mit verantwortlichen institutionellen Ebenen. Den Motor dieser immer wiederkehrenden Dynamik bildet möglicherweise der für Traumatisierungen charakteristische Konflikt: Judith Hermann (2006) spricht von der Tabuisierung traumatischen Geschehens in Wissenschaft und Gesellschaft (Hermann, 2006) (vgl. auch Kap. 3.3 in diesem Buch). Die zentrale Dialektik eines psychischen Traumas zeigt sich in der Gleichzeitigkeit des Bedürfnisses, sowohl schreckliche Ereignisse zu verleugnen als diese auch laut zu benennen (vgl. Hermann, 2006, S. 9). Dieses unlösbare Dilemma zeugt von innerer Gefangenschaft mit der Gefahr, in innerer und äußerer Isolation, Einsamkeit und Ausgrenzung zu münden.

### *5.2.2 Strukturelle Dissoziation*

Die Begegnungen und Kontakte mit betroffenen Kindern und Jugendlichen stehen, wie oben dargestellt, oftmals unter dem Vorzeichen allgegenwärtiger Vermeidung und Abwehr von Angst, und lassen den traumatischen Zusammenhang des frühen Erlebens nur schwer erkennen bzw. herstellen.

*****

Wir erinnern uns an Edda, die unter ihren Mitmenschen hauptsächlich ein Gefühl der Angst verbreitet. Angst und darauf gründende Ablehnung scheint bei (fast) allen Menschen aufzutreten, die mit ihr in näheren Kontakt kamen: in der Schule bei Lehrenden und Mitschülerinnen bzw. Mitschülern, unter den Betreuenden und den Jugendlichen der Wohngruppe, in ihrer Familie. Edda scheint ein diffuses Gefühl des Unbehagens und der Unsicherheit zu erzeugen und bei ihren Mitmenschen eine entsprechende Abwehr hervorzurufen. Mich persönlich irritieren zudem ihre fundamentale Orientierungslosigkeit, eingeschränktes Zeitgefühl und Unvermögen, ihr Erleben chronologisch zu ordnen, selbst wenn es sich nur um einen einzigen Tag handelt. Außerhalb von Beziehungen wirkt sie verloren und »verfahren«.

Edda kann während ihrer stationären Unterbringung in der Jugendhilfe nie ganz auf ihr gewalttätiges, provokatives, ausagierendes Verhalten verzichten. Verbale, gestische und körperliche Übergriffe gegenüber den anderen Jugendlichen der Familienwohngruppe nehmen zwar deutlich ab und treten nur noch gelegentlich auf, aber es ist zu beobachten, dass Edda von Stimmungen bzw. »Zuständen« überwältigt scheint, die sie nur schwer zu steuern vermag. Meist gehen ihrem verzweifelten und gleichzeitig aggressiven Agieren körperliche Spannungszustände voraus, die im Laufe der Zeit von den Erwachsenen bereits im Vorfeld identifiziert werden können. Diese Umstände erfordern allerdings die absolute Aufmerksamkeit der Betreuenden, um ein mögliches gewalttätiges Auftreten Eddas zu verhindern. Mögliche Auslöser für ihr selbst- und fremdschädigendes Verhalten können nur schwer identifiziert oder gar differenziert, Zusammenhänge mit spezifischen traumatischen Auslösern nicht ausgemacht werden. Allmählich zeigt sich jedoch, dass es sich dabei weniger um Aspekte handelt, die im Sinne von »Triggern« in Eddas Umfeld auftauchen. Im Vordergrund scheint vielmehr ihre eigene psychische

Verfassung zu stehen, gepaart mit dem Beziehungsgeschehen, in dem sie sich aktuell im Rahmen der Betreuung bewegt. Von Bedeutung scheint ihre eigene hohe Bedürftigkeit, von der sie überwältigt wird, und ihr geringes Vermögen, eigene Bedürfnisse zurückzustellen und Frustrationen auszuhalten. Hinzu kommt ihre massive Überforderung in Form ihrer fundamentalen Orientierungslosigkeit, wie man sich in Beziehungskontexten bewegt. Kontinuität und Stabilität in Beziehungen scheinen ihr unvertraut und lassen zudem einen differenzierten und mentalisierenden Umgang mit Anderen vermissen. Vielmehr liefert soziales Geschehen Edda offensichtlich den Anlass, in – für sie nicht steuerbare – Zustände zu »rutschen«, die mit der gemeinsam geteilten Gegenwart scheinbar nichts zu tun haben. Ihr Kontakt zu ihrem Gegenüber und zur Realität scheint sozusagen unterbrochen.

Eddas Agieren löst bei den Begleitenden ein Gefühl von Chaos sowie Angstaffekte aus. Scheinbar werden die Personen ihres Umfeldes mit verschiedenen »Ich-Zuständen« Eddas konfrontiert, die offensichtlich in Unkenntnis voneinander eine Art Eigenleben führen. Diese Ich-Zustände werden sowohl durch innere Stimmungen als auch durch das Erleben von Nähe in Beziehung ausgelöst, sind traumatischen Ursprungs, und für Edda weder erinnerbar, geschweige denn reflektierbar. Neben eigenen Gefühlen der Angst um Edda, die anderen Jugendlichen, die Betreuenden und mich selbst sowie einer tiefen Verunsicherung, die ich als projektive Identifikation verstehe, suche ich mir unterstützende Begleitung in Form von Supervision, reflektiere mein Erleben im Rahmen meiner Lehranalyse und suche nach Fachliteratur, die Antworten auf meine Verwirrungen und Fragen geben könnte. Zudem kann ich an meine Weiterbildung in Psychotraumatologie und Dissoziation, die bereits einige Jahre zurückliegt, anknüpfen. Als äußerst hilfreich erlebe ich die Lektüre von Michaela Huber[36] und Luise Reddemann,[37] Fachbücher, die sich allerdings vorrangig mit der Psychotherapie erwachsener Patientinnen und Patienten mit dissoziativer Identitätsstörung als Traumafolge beschäftigen. Anhand der Beschreibungen Luise Reddemanns beginne ich die diversen »Ich-Zustände« Eddas als durch traumatische Ereignisse verletzte »kindliche Anteile« zu verstehen, was u. a. konkret meinen Umgang mit Edda im Alltag unterstützt. Auch die Ausführungen von Michaela Huber erlauben mir die

36 Huber (2013).
37 Luise Reddemann zit. n. Reddemann (2006).

Vorstellung, dass Edda in Momenten gewaltsamen Ausagierens unfreiwillig mit Täterintrojekten und täterloyalen Introjekten aus ihrer Vergangenheit in Kontakt ist, die zu ihrem Schutz dienen und es ihr erlauben, traumatisches Erleben zu überleben.

Bezeichnend scheint der Zusammenhang zwischen Beziehungs- und Bindungskontext und dem ausagierenden und gewalttätigen Verhalten Eddas zu sein. Edda zeigt ihr traumaassoziiertes Verhalten relativ unabhängig von Orten und Umständen; es tritt vielmehr in Verbindung mit betreuenden Personen auf, deren Nähe sie immer wieder sucht. Sie »verwickelt« diese Personen in ihr traumatisches Erleben, welches sich immer wieder reinszeniert und Anlass zum Halten gibt. Diesem Kreislauf der Reinszenierung und Reviktimisierung kann zunehmend mit Reflexion der Gegenübertragungsgefühle der betreuenden Erwachsenen begegnet werden, mit einem tieferen Verstehen Eddas Biografie und einem wachsenden Gefühl für sie. Es scheint, dass die Jugendliche es in einem »mental gebundenen Zustand« (d. h. im Kontakt zu einer vertrauten Betreuungsperson) zunehmend vermag, ihren Blick weniger auf Reize in ihrer Umwelt auszurichten und zu versuchen, wahrgenommene Spielräume mit Druck auszuweiten, sondern sich im Rahmen dieses dyadischen Geschehens fokussieren und organisieren kann. Die bindungstheoretisch-psychodynamische Ausrichtung der Wohngruppe befördert es, ein Gefühl für Edda im aktuellen Kontakt zu entwickeln, welches den Vorgang von Mentalisierungsprozessen in den Mittelpunkt stellt.

Diese vertieften Wahrnehmungen im Beziehungskontakt sowie eine Vielzahl begleitender Fallbesprechungen und Reflexion lassen zwar kein Handlungskonzept entstehen, aber eine Vorstellung dafür zu entwickeln, wie der Umgang mit und ein sinnvoller Rahmen für Edda in der Wohngruppe zu gestalten sei – unter Berücksichtigung der Grenzen des emotional Leistbaren und unter Rücksichtnahme auf die anderen Jugendlichen. Es geht dabei auch darum, Eddas Bedarf an Betreuung feinfühlig und effektiv abzustimmen sowie diesen dem Jugendamt gegenüber zunehmend deutlicher als Rahmen formulieren zu können. Wesentlich scheint, dass es weniger um sofortige Entsprechung ihrer Bedürfnisse nach Zuwendung, Aufmerksamkeit und absoluter Nähe zu einer betreuenden Bezugsperson geht, sondern vielmehr darauf zu achten sei, Edda Beziehungen in einem wertschätzenden haltenden Rahmen anzubieten. Dieser Rahmen soll sie dabei unterstützen, gezielte Frustrationen auszuhalten und »Triebverzicht« leisten zu können (ihr beispielsweise

Trennung zuzumuten), und ihr, falls nötig, jederzeit sicher und eindeutig einschränkend in ihrem ausagierenden und destruktiven Verhalten zu begegnen bzw. dieses gar zu verhindern. Zudem umfasst er die Bereitschaft, Edda jederzeit aus dem Gruppengeschehen herauszunehmen und sie im 1:1 Setting zu beruhigen, bzw. ihrem körperlichen Ausagieren einschränkend zu begegnen – letztlich auch, um sie vor ihren eigenen Schuldgefühlen zu schützen.

Der bindungstheoretisch-psychodynamisch ausgerichteten Zugang ist gekennzeichnet durch Spiegelung, emotionale Verfügbarkeit sowie Feinfühligkeit im Kontakt zu Edda. Er zeigt sich zudem in der aktiven und bewussten Gestaltung des Umgangs mit den »Ich-Anteilen« Eddas, die sich innerhalb der Beziehungen zu den betreuenden Erwachsenen zeigen, und im Bemühen aller Mitarbeitenden, Edda auszuhalten und zu verstehen. Dieses Vorgehen dient aus meiner Sicht Eddas Stärkung und Stabilisierung. Ihr gelingt es dann auch zunehmend häufiger zu akzeptieren, nicht in einem 1:1 Setting betreut zu werden. Sie kann sich gelegentlich mit ihrem hohen Bedürfnis nach dyadischer Aufmerksamkeit zurücknehmen und den Kontakt zwischen einem Betreuenden und einem anderen Jugendlichen in ihrem Beisein zulassen. Sie scheint sich zunehmend emotional sicherer zu fühlen, ein »gehalten sein« zu empfinden und ihre Impulse wahrnehmen zu können. Dieser fokussierte Umgang, der aus meiner Sicht für Edda eine emotionale Struktur mit dem Blick auf kleinste positive Veränderungen bietet, muss an sämtlichen Orten (Schule, Alltag) ähnlich gestaltet werden. Unter diesen Rahmenbedingungen gelingt es Edda vermehrt, sich immer wieder als Teil einer sozialen Gemeinschaft im Hier und Jetzt zu erleben, was aus meiner Sicht ihren durch frühe Traumatisierungen strukturierten und fragmentierten »Ich-Zuständen« heilsam entgegenkommt. Edda erfährt durch diesen haltgebenden Rahmen Unterstützung in ihrer Entwicklung von Bindungssicherheit. Allerdings scheint die zu leistende »mentale Bindungsfunktion« nicht nur den Mitarbeitende der Wohngruppe erhebliche Anstrengung abzuverlangen, sondern auch Edda selbst. Eddas Bemühen, ihre »auseinanderdriftenden Persönlichkeitsanteile« zu organisieren und zu fokussieren schlägt sich auf sie sehr erschöpfend nieder.

Kritisch bleibt im Nachgang zu erwähnen, dass Edda bis zuletzt nicht gänzlich auf ihr ausagierendes Verhalten verzichten bzw. ihre »Täteranteile« integrieren konnte. Ihre gewalttätigen und selbstverletzenden Impulsdurchbrüche, die auf Zerstörung von Gegenständen, aber auch auf Verletzungen von Menschen abzielten, bedurften ihr selbst und den anderen Jugendlichen zum Schutz

Beschränkungen, die von den Betreuenden durch körperliches »Festhalten« geleistet werden mussten. Edda konnte im Kontakt zu wenigen Bezugspersonen restlos von traumaassoziiertem Verhalten absehen, was von einer zunehmenden Integration traumatischen Erlebens zeugte. Dennoch zeigte sie in ihrer Persönlichkeitsentwicklung insgesamt eine zunehmende Tendenz, ihr soziales Bezugsfeld zu spalten. Dieser Abwehrvorgang ließ das Wachsen emotionalen Stabilität vermissen, ebenso ihre Fähigkeit, sich bindungssicher in zwischenmenschliche Beziehungen zu begeben. Zudem schien sie in ihrem 15. Lebensjahr derart von sexuellen Erregungen »überflutet« zu werden, dass es sich für sie äußerst schwierig gestaltete, sich zu beruhigen. Aus diesem Grund erwies es sich für einige Mitarbeitende als zunehmend problematisch, Edda körperlich halten zu müssen. Außerdem barg das Halten meines Erachtens auch die Gefahr, Retraumatisierungen zu evozieren, welche Eddas positiven Entwicklungs- und Integrationsprozess, ihre emotionale Entwicklung, deutlich zum Stocken brachten. Hinzu kamen äußere Bedingungen der Wohngruppe, wie Personalwechsel, Mangel an verantwortungsvoller Fallbegleitung durch den allgemeinen Sozialdienst des Jugendamts und klinischer Institutionen sowie die Gefährdung der anderen Jugendlichen durch Eddas zunehmende sexuelle Übergriffigkeit. Das Jugendamt veranlasste daraufhin, dem Wohngruppenalltag begleitendes Sicherheitspersonal zur Verfügung zu stellen, welches allerdings aus finanziellen Gründen auf mehrere Wochen beschränkt zum Einsatz kommen sollte. Obwohl Edda immer wieder ihre Verbundenheit gegenüber ihren Bezugspersonen zum Ausdruck brachte, litt sie enorm unter den o.g. Veränderungen und äußerte letztlich den Wunsch, die Wohngruppe verlassen zu wollen, dem wir schließlich entsprachen.[38] Die Heftigkeit des Leidens und Agierens Eddas soll im Folgenden aus Sicht eines Mitarbeiters des Sicherheitsdienstes dargestellt werden. Hier Ausschnitte aus seinem Bericht:

38 Im Zusammenhang mit Eddas Entlassung aus der Wohngruppe möchte ich meine eigenen Verwicklungen der Beziehungsdynamik mit Edda nicht unerwähnt lassen. Das Gefühl umfassender Verantwortlichkeit gegenüber Edda und ihrer Zukunft erschwerten mir einerseits eine realistische Betrachtung der Umstände ihrer Unterbringung in der Wohngruppe, andererseits sah ich mich in der Fähigkeit, Edda gehen zu lassen, sehr eingeschränkt. Eine Vielzahl von Gesprächen mit der Heimaufsicht und dem Fachcontrolling des zuständigen Jugendamtes sowie Reflexionen innerhalb meiner Lehranalyse waren notwendig, um mich von Edda trennen zu können.

*Seit [...] sind wir als Sicherheitsdienst im Einsatz. Der Dienst wird aufgeteilt unter vier Sicherheitsmitarbeitern in jeweils einer Tag- und einer Nachtschicht – 24 Sunden rund um die Uhr. Es ist jeweils ein Mitarbeiter tagsüber und ein Mitarbeiter nachts vor Ort. Bei diesem Einsatz geht es um eine 14-jährige Jugendliche, wir sind sowohl zum Schutz der Mitarbeitenden da als auch für die weiteren fünf hier wohnenden jugendlichen Jungs [...] Am [...] wurde E. von uns und einem Betreuer aus der Klinik abgeholt. [...] In der Klinik fanden wir E. komplett fixiert in liegender Position auf einer Matratze vor. Ein Sicherheitsmitarbeiter der Klinik war vor ihrem Zimmer postiert. Als der Zeitpunkt der Entlassung kam, wurde das Personal seitens der Klinik verdoppelt. Wir gingen ins Zimmer und stellten uns vor, wir teilten ihr mit, dass wir sie in die Wohngruppe begleiten würden. Sie antwortete ruhig mit OK. Sie wurde dann von der Matratze und allen Gurten gelöst und ging mit uns zum Auto. Die Fahrt verlief ohne Zwischenfälle.*
*Nach drei Wochen des Einsatzes des Sicherheitsdienstes kann ich folgendes zu dem Auftrag sagen: Nach Rücksprache mit meinen Kollegen* ***stufen wir den Einsatz als extrem gefährlich ein****; E.* ***ist unberechenbar*** *und kann* ***in Sekunden extrem aggressiv*** *werden. Sie* ***bringt andere Personen im Haus und sich selbst in Gefahr****. Auch Personen gegenüber, die nicht zu ihrem Umfeld gehören wird sie* ***extrem aggressiv und bedroht und gefährdet diese****. Dazu kommt, dass sie als 14-Jährige eine* ***massive Kraft aufbringt****, als ob es um Leben oder Tod ginge, wir vom Sicherheitspersonal halten sie allein mit viel Mühe auf dem Boden, benötigen aber dazu bei jeder Auseinandersetzung noch ein bis zwei Betreuer zum Halten dazu.*
*Am ersten Abend nach Abholung aus der Klinik rastete sie zwei Mal in der Wohngruppe aus, die* ***Ausraster kamen aus meiner Sicht völlig grundlos****. Wir mussten sie auf den Boden drücken, hielten ihre Beine und Arme fest, bis sie sich wieder beruhigen konnte. Hierbei war deutlich zu spüren* ***welche Kraft sie aufbringen kann****. Was wir zu diesem Zeitpunkt nicht wussten, dass sie bei diesem Ausraster nur halbe Kraft angewendet hat. In den nächsten Tagen und Wochen zeigte sich noch, was es heißt* ***– E. RASTET AUS.***

In den folgenden Zeilen werden mehrere Ausraster aufgezählt und beschrieben, welche bislang vorgefallen sind – bei jedem dieser Vorfälle wird immer gleichermaßen vorgegangen:

*E. wird von uns im Beisein eines Betreuenden sofort zu Boden gebracht, Beine überkreuzt und auf das Gesäß gedrückt – macht man dies nicht strampelt sie so wild, dass sie andere verletzt. Wie am [...]. als sie einen Betreuer an der Hand verletzte, da dieser nicht mehr in der Lage war, sie zu halten. Auch würde sie sich beim Strampeln und mit*

*den Füßen auf den Boden die Zehen oder Knöchel brechen, da sie in dem Moment kein Empfinden für die körperliche Wucht hat, welcher sie ihren Körper aussetzt. E. wird von uns so lang mit den Betreuern gehalten bis diese wieder in einen normalen Zustand kommt, wird dann umgehend losgelassen.*
*Am Anfang in der ersten Woche testete E. mich und die Kollegen, sie stellte mir die Frage, wie ich sterben möchte und machte an dem Tag auch – Hals durchschneiden – per Handzeichen deutlich. Auch eine Schere hielt sie mir schon an den Hals, worauf ich gelassen reagierte. Gern versucht sie zu provozieren und testet, wie weit sie bei uns gehen kann.*
*In den nächsten Tagen gab es immer wieder Ausraster von ihr, angefangen damit, dass sie eine Schildkröte aus einem Meter Höhe auf den Boden fallen ließ und daraufhin in ihr Zimmer sollte. Sie ging dann in ihr Zimmer und versuchte ein Fenster zu öffnen (Fenster haben aus Sicherheitsgründen keine Griffe in ihrem Zimmer), sie schrie sie wolle sterben und aus dem Fenster springen. Sie riss beim auf-den-Boden-Bringen eine Heizung aus der Wandverankerung.*
*Nach einem Psychotherapeutenbesuch am Nachmittag in [...] fuhren ein Betreuer und ich mit ihr nach Hause. Da sie nichts Süßes zu essen bekam rastete sie vollkommen aus. Als der Betreuer mit dem Bus mitten im Feierabendverkehr stand, versuchte E. ihn von der Rückbank aus mit dem Fuß ins Genick zu treten. Ich ging sofort zu ihr hinter und musste sie im Bus 45 Minuten lang bis zur Wohngruppe halten. Hierbei spuckte sie und versuchte mich zu beißen. Sie wurde so lang und sicher festgehalten, bis wir mit dem Bus wieder in der Wohngruppe ankamen. Das Halten im Auto dauerte nochmals weitere 20 Minuten, da sie sich nicht beruhigen konnte. Nachdem sie beruhigt wirkte gingen wir hoch in ihr Zimmer. Nach ein paar Minuten drehte sie wieder grundlos durch, gefährdete das Personal und sich selbst. Wir mussten sie wieder gut 45 Minuten Halten. Bei diesem Ausraster war ihre Kraftanwendung extrem, wie bei keinem Ausraster davor. Zu viert haben wir sie halten müssen allein ein Betreuer ihren Kopf, da sie selbst den Kopf auf den Boden schlägt und versucht sich zu verletzen. Wir können auch aus Erfahrung sagen, dass ihre Ausraster immer heftiger werden – heftiger hinsichtlich der Dauer und Stärke. In so einer Situation sind andere Menschen und sie selbst in höchster Gefahr. Ich weise noch mal drauf hin, dass die Kraft, welche sie aufbringt, nicht der Kraft eines Kindes ihres Alters entspricht.*

Ein anderer Ausraster beschreibt die Gefahr für außenstehende Personen. Hier wollten wir mit einer Betreuerin einkaufen gehen, da sie vorm Supermarkt schon stresste, ging die Betreuerin rein und wir warteten außen. Hier drohte sie mir, dass sie mir – wörtlich – in die Fresse hauen will, worauf ich ihr nur mitteilte, dass sie es lieber nicht versuchen sollte. Daraufhin ging sie zu einem Auto und wollte dies beschädigen, was ich unterband.

> *Als ein alter Herr zum Auto lief ging sie auf ihn zu und wollte ihn schlagen, beleidigte ihn mit »Du fette Sau, fetter Hurensohn, soll ich dich schlagen?«. Als sie auf ihn zu ging zog ich sie weg und schob sie in eine Ecke – auch die Betreuerin war schon wieder da. E. sprach in dieser Situation einen Mann an, er solle die Polizei rufen und schrie, dass ich sie vergewaltigen wolle, dass sie mich nicht kenne – sie verstellte sogar ihre Stimme, von aggressiv auf kindlich – »babyhaft«. Wir liefen nach Hause und auf dem Weg merkten wir, dass sich ihr Zustand verschlimmerte. Als sie uns anspuckte und beschimpfte gab mir die Betreuerin ein Zeichen und ich legte sie auf den Boden und fixierte sie. Sie schrie »Hilfe…, Hilfe…, Vergewaltigung«, ein paar Leute kamen zur Stelle. Allerdings beschimpfte und bespuckte E. diese Leute und schrie, dass sie sich verpissen sollten, woraufhin die Leute Abstand hielten. Einer der Personen rief die Polizei, die im Anschluss zeitgleich mit einem weiteren Betreuer und dem Bus der Wohngruppe eintraf. Wir brachten E. in den Bus, sie wurde wieder gehalten. Die Polizei begleitete E. und die Betreuer in die Wohngruppe, in welcher E. ihr Randalieren fortsetzte. Nach gut einer Stunde Kampf mit E. und der Polizei auf dem Boden in ihrem Zimmer, riss E. sich los und versuchte wieder ein Fenster zu öffnen. E. sagte zur Polizei, sie wolle sich umbringen und aus dem Fenster springen. Die Polizei sah ihre Aufgabe darin, E. aufgrund akuter Eigen- und Fremdgefährdung in die Klinik zu bringen. Der Gruppenleiter forderte mich auf, der Polizei mit E. aus Sicherheitsgründen zu folgen. Zudem befürchtete er, dass E. in der Klinik nicht aufgenommen werden würde. In der Klinik angekommen unterhielt sich E. kurz mit der diensthabenden Ärztin, welche ihr mitteilte, dass sie nicht mehr aufgenommen werde – ihre Worte waren – »Edda, dort ist die Tür, Du gehörst hier nicht mehr her«. E. reagierte wütend über die Nichtaufnahme, sie drückte einfach eine Tür auf und rannte davon. Weder die Leute der Klinik noch die Polizei gingen ihr nach, die Polizei meinte, dass sie da »raus seien«.*
>
> *In der Schule waren wir vor ein paar Tagen zum Gespräch geladen, da E. eine Lehrerin schwer verletzt hatte, worauf ein Schulausschluss erfolgte. Auf Wunsch der Direktorin fand ein Gespräch mit dem Betreuer zuerst statt, ich wartete mit E. im Gang der Schule. Als Pause war und andere Schüler an ihr vorbei gingen und nur schauten fuhr sie sofort hoch und reagiert äußerst aggressiv: »Hurensohn – fick dich – ich schlag die, wenn die so blöd schauen, den bring ich um […]«. Das ist nur ein Teil der Äußerungen. […] ich hatte zu tun, E. aus dem Feld der Schüler zu bringen und konnte sie wieder beruhigen. Die Schüler wirkten sehr ängstlich auf mich.*

***In Absprache mit meinen Kollegen und unabhängig der Wohngruppe, sind wir alle zu dem Entschluss gekommen, dass E. sicherheitstechnisch Tag und Nacht Security benötigt. Allein schon um die Jugendlichen, welche hier in der Wohngruppe wohnen, zu schützen, als auch das Betreuungspersonal.***
*Die oben aufgeführten Ausraster sind nur ein Teil der Vorfälle, welche plötzlich, unerwartet und heftig auftreten. Diese sind aus meiner Sicht nicht vorhersehbar! Ich habe mehrmals auf die Brutalität und Kraft hingewiesen, mit welcher sie vorgeht. Personen in ihrem Umfeld sind dann in echter Gefahr, wenn man E.* ***nicht sofort stoppt*** *und begrenzt.*
*Aber es gibt viele Tage, an denen wir mit E. in den Wald fahren, Spazieren und Einkaufen gehen, Besuche bei Ärzten machen, sie jeden Mittwoch in die Tanzschule zum Tanzen begleiten, Spiele spielen oder sie alle bekocht. Sie ist auch an vielen Tagen ganz normal, ohne jegliche Art von Aggression, wir selbst erkennen sie nicht wieder, wenn sie austickt und wie eine andere Person ist. Sie entschuldigt sich teils sogar danach bzw. merkt man ihr an, dass es ihr sehr Leid tut, aber sie extreme Probleme hat, ihr Verhalten zu steuern.*
***Ende des Berichts****.*

Ich durfte Edda auch noch nach ihrem Weggang aus der Wohngruppe begleiten, da sie von sich aus regelmäßig Kontakt hielt. Über mehrere Jahre fanden eine Vielzahl von Unterbringungen kurzer Dauer in geschlossenem und offenem Setting von Kliniken und Jugendhilfe statt, die ausnahmslos mit Entlassungen endeten.[39] Edda brachte mir gegenüber immer wieder zum Ausdruck, dass sie die Menschen, die sie während ihres vierjährigen Aufenthaltes in unserer Wohngruppe begleiteten, sehr vermissen würde. Als ich sie am Telefon fragte, was ihr denn in der Wohngruppe geholfen habe, meinte sie spontan: »Dass ihr mich immer gehalten habt, und die Ruhe in Schweden.« (Damit ist unser schwedisches Feriendomizil gemeint, ein Haus an einem See im Wald, ein Ort, an dem Edda sehr viel Zeit im Rahmen ihrer Unterbringung verbracht hatte.)

*****

39 Auf die Problematik der nachfolgenden Unterbringungen soll an dieser Stelle nicht weiter eingegangen werden. Wesentlich erscheint mir allerdings dennoch zu erwähnen, dass Edda eine Vielzahl von »Unterbringungsversuchen« an unterschiedlichen Orten erlebt hat, an welchen es immer wieder zu schweren Reviktimisierungen und Reinszenierungen, insbesondere im sexuell gewalttätigen Bereich, gekommen ist.

Die Ausführungen über die vielfältigen Internalisierungsprozesse als Folge traumatischen Erlebens in früher Kindheit beschreiben ein dissoziatives Geschehen, bei welchem sich Anteile im Sinne abgespaltener Introjekte (Selbst- und Objektrepräsentanzen) mit traumaassoziierten Inhalten in der kindlichen Persönlichkeit manifestieren. Sie dienen der Verringerung von überwältigenden Gefühlen der Angst, Schuld und Scham (vgl. Kap. 3.3 in diesem Buch). Dabei werden Zusammenhänge realen und emotionalen Erlebens getrennt, Bezüge zum realen traumatischen Geschehen fragmentiert; Strukturen von Vergangenheit, Gegenwart und Zukunft lösen sich im Erleben auf. Das Realitätsempfinden betroffener Kinder und Jugendlicher ist massiv eingeschränkt, zeigt sich gespalten und zersplittert und weicht dissoziativen Vorgängen. In psychotraumatologischer Forschung, Therapie und Literatur machen sowohl Begriffe wie »Ego-State« (Watkins & Watkins, 2003) als auch die Differenzierungen zwischen einem »anscheinend normalen Persönlichkeitsanteil (ANP)« und »emotionalem Persönlichkeitsanteil (EP)« (vgl. Steele et al., 2021) die Komplexität, das Leid und die Verankerung von Trauma in der Persönlichkeitsstruktur deutlich. Diese Modelle des dissoziativen Geschehens und seiner schwerwiegenden Folgen erlauben die Annahme, dass wir in der Begegnung mit betroffenen Kindern und Jugendlichen mitunter mit Täter- bzw. täterloyalen Introjekten im »Kontakt stehen«, die uns ihre destruktive und bedrohliche Wirkung auf Beziehung spüren lassen.

> »Diese Vergegenwärtigung macht es möglich, auch zu diesem Persönlichkeitsanteil während einer pädagogischen oder therapeutischen Arbeit Empathie aufbringen zu können. Natürlich macht dieser die erfolgreiche Durchführung einer pädagogischen oder therapeutischen Arbeit extrem schwierig. Es ist nicht immer leicht auch diesen Anteil zu verstehen. Auch im Lebensalltag ist er für Pädagogen und Bezugspersonen eine Herausforderung, an der oft gescheitert wird. Sich zu vergegenwärtigen, dass die Täterintrojektion überlebenswichtig war, hilft, auch diesem Anteil gegenüber mit Respekt begegnen zu können.« (Garbe, 2015, S. 127f.)

Respektvolles und empathisches »in Kontakt kommen« mit den verleugneten und dissoziierten Anteilen, so Garbe, ist die Aufgabe der pädagogischen und psychotherapeutischen Begleitung (Garbe, 2015). Dazu sind – wie bereits beschrieben – die Identifikation und Anerkennung des traumatischen Geschehens in der Vergangenheit nötig sowie Kenntnis über entsprechende

Auswirkungen auf die gesamte Persönlichkeit der betroffenen Kinder und Jugendlichen, die diese »Anteile« als immanent und ihnen zugehörig empfinden. Das Geschehen der Kontaktaufnahme gründet vornehmlich nicht auf der Anwendung spezifischer psychotraumatologischer Techniken, sondern es bedarf aus meiner Sicht einer professionellen, authentisch-persönlichen Beziehung, die einen professionellen reflexiven Umgang vorsieht. Zudem braucht es eine geteilte Verantwortung; Ronald Hofmann spricht von einer Konstanz und notwendigen Stabilität hinsichtlich formaler übergreifender Betreuungsstrukturen, eines professionellen Wissens um die Störungsbesonderheiten, einer professionellen Verbindlichkeit auch in Bezug auf Absprachen und einer Kontextkonsequenz (vgl. Hofmann, 2002, S. 226f.).

Ziel muss es aus meiner Sicht sein, ein integratives Potenzial traumaassoziierten Erlebens zu unterstützen. Von wesentlicher Bedeutung sind hierbei die Bereitschaft, die projizierten traumatischen Schrecken auszuhalten, und das Bemühen, Unsicherheiten im Kontakt in demütiger Herangehensweise emotional zu bewältigen – d.h. jenseits von Kontrolle oder Aussicht auf eigenen narzisstischen Zugewinn. Besondere Aufmerksamkeit erfahren in diesem Zusammenhang Prozesse von Übertragung und Gegenübertragung sowie Projektionen in der Beziehungsgestaltung, die einer beständigen Reflexion bedürfen (vgl. Kap. 3.1 in diesem Buch). Denn offensichtlich zeigt sich, dass betroffene Kinder und Jugendliche oftmals nicht in der Lage sind, ihr beziehungsstiftendes Gegenüber realistisch wahrzunehmen. Vielmehr wird traumatisches Erleben mit den früheren Bezugspersonen auf betreuende Personen, die Beziehung anbieten, übertragen, und diese dann unter Umständen zu einem machtvollen und kontrollierenden Agieren herausgefordert (vgl. Cohen, 2017; Garbe, 2015, S. 135ff.). So erleben wir ein destruktives und dissoziiertes Ausagieren betroffener Kinder und Jugendlicher in der Gegenwart, welches aus der traumatischen Vergangenheit des Kindes stammt und sich wiederholend jenseits realistischer Zusammenhänge bewegt. Eine zur Integration fähige Persönlichkeitsstruktur ist nicht gegeben, das Knüpfen vager Beziehungen ist zum Scheitern verurteilt.

Diesen traumatischen Zirkel zu unterbrechen bedeutet aus meiner Sicht, den betroffenen Kindern und Jugendlichen ein durch Beziehung getragenes Angebot zur Verfügung zu stellen, um neue, grundlegende Erfahrungen von Bezogenheit, positiver Abhängigkeit und Bindung zu machen. Allerdings zeigt sich auch an Eddas Geschichte, dass eine interdisziplinäre Zusammenarbeit unterschiedlicher Stellen und Institutionen mit geteilter Verantwortung unverzichtbar gewesen wäre. Ronald Hofmann formulierte die Forderung nach einer »multimodalen Betreuung« »Borderline-gestörter« Kinder und Jugendlicher, einer »professionellen Zusammenarbeit von ambulanten und stationären Psychotherapeuten, Mitarbeitern der staatlichen Institutionen (Ämter) und den Trägern der Hilfe zur Erziehung« (Hofmann, 2002, S. 226f.). Unter diesen Voraussetzungen besteht meines Erachtens die Möglichkeit, traumaassoziierte Ereignisse und Affekte auf der Basis einer gemeinsamen sozialen Wirklichkeit, geteilter Verantwortung und gemeinsam geteilter zeitlicher Dimension in die Persönlichkeit integrieren zu können.

Als zentrale Komponente der Integration traumatischen Erlebens sehen Steele und Mitarbeitende dabei die Fähigkeit zur Realisation (Steele et al., 2021, S. 20ff.). Das Konzept beinhaltet das Akzeptieren der Wirklichkeit sowie die Fähigkeit, sich dieser anzupassen:

> »Realisation beinhaltet, der Realität, so wie sie ist laufend gewahr zu sein, sie zu akzeptieren und sich effektiv an sie anzupassen.« (Steele et al., 2021, S. 20)

Dies umfasst ein Agieren betroffener Kinder und Jugendlicher, die sich ihrer Projektionen und Übertragungen, sozialen Widersprüchlichkeiten, ihrem aggressiven Auftreten und körperlichen Spannungen nicht bewusst sind. Sie vermögen es nicht, ihre Position in der sozialen Wirklichkeit zu realisieren, und »entführen« das Beziehungsgeschehen in ihre traumatische Vergangenheit.

> »Selbst bei Vorliegen einer tiefreichenden Nicht-Realisation präsentieren sich die dissoziierten Anteile somatisch, mit jeweils eigenen physischen Manifestationen, obgleich sie dem Patienten selbst unbekannt bleiben oder von ihm nicht anerkannt werden. Bei dissoziativen Patienten werden Aspekte des erlebten Traumas sowie das Vermeiden desselben in verschiedenen dissoziierten Anteilen verborgen.« (Steele et al., 2021, S. 22)

Auch in psychotherapeutischer Praxis sehe ich mich mit strukturell dissoziativen Jugendlichen konfrontiert, welche meine hoffnungsvollen Fantasien auf technisch handhabbare Methoden zurückgreifen zu können eher einer Haltung demütiger therapeutischer Begleitung weichen lassen:

*****

Zu Beginn der psychotherapeutischen Begleitung ist Günther 17 Jahre alt und imponiert mit seinem coolen und humorvollen Auftreten. Als Zwillingsgeschwister lebt er mit seinen Brüdern und Eltern in guten Verhältnissen. Angst, verlassen und ausgegrenzt zu werden, etablieren sich bereits in frühester Kindheit, hinzu kommt im Grundschulalter ein sexueller Missbrauch durch den Vater eines Schulfreundes. Günther gelingt es sechs Jahre lang das traumatische Erleben aus dem Bewusstsein auszublenden. Erst durch eine Vielzahl von schweren Selbstverletzungen, dissoziativen Zuständen und diversen Klinikaufenthalten über mehrere Monate hinweg werden die Hinweise auf eine pathologische Persönlichkeitsorganisation und eine posttraumatische Belastungsstörung im Außen deutlich. Versuche, die Traumatisierung zu bewältigen, münden in dissoziierten Zuständen (Persönlichkeitsanteilen), die chronisch retraumatisierend wirken und mit Schuldgefühlen einhergehen.

Zentrales Gefühl ist seine Gleichgültigkeit gegenüber seinem Leben, seinem Körper und seinen Mitmenschen, welche sich zunehmend auch bei mir ausbreitet. Aus meiner Sicht wehrt er seine tief verankerte Vernichtungsangst und Ohnmachtsgefühle ab. Seine allgegenwärtige gedankliche Beschäftigung mit Selbstschädigung schafft eine Dynamik des – für ihn – hoffnungsvollen Kampfes, aus der Welt verschwinden zu können. Als verfolgendem und nicht zu entkommendem Drang überkommt ihn immer wieder das Verlangen, sich körperlich zu verletzen. Gelingt es ihm, sich diesem Drang zu widersetzen, diese Gefühle auszuhalten, indem er sie etwa verbalisiert oder auf mentaler Ebene zum Ausdruck bringt, holen ihn die verfolgenden Gedanken wieder ein. Als Folge verletzt er sich selbst, begleitet von einem Gefühl des Triumphes über die Macht, seinem Körper zu schaden. Gleichgültigkeit bildet einen Kontrollverlust und eine Resignation ab, lässt aber auch erahnen, dass Erfahrungen von »Gleichgültigkeit« und »Ungläubigkeit« seiner Person gegenüber für ihn repräsentiert scheinen.

Dieses Gefühlsgemenge auszuhalten gestaltet sich für mich schwierig; meine eigenen vorrangigen Gefühle in der Therapie sind eine enorme Angst und Sorge – Gefühle, denen ich mit Fürsorge und Versorgung der Patientin bzw. dem Patienten gegenüber begegne, welche dann aber die Gefahr einer Grenzüberschreitung bergen.

*****

### *5.2.3 Omnipotenz und Allmacht*

Dieser Abschnitt widmet sich insbesondere den Erfahrungen von Beziehungsgestaltung und der Begleitung von und Auseinandersetzung mit der Art von Kindern und Jugendlichen, denen die Medien in jüngerer Zeit besondere Aufmerksamkeit entgegengebracht haben, und die als sogenannte »Systemsprenger« betitelt werden. Diese Betroffenen sind in Institutionen wie Schule und Jugendhilfe, aber auch in psychotherapeutischen Praxen und psychiatrischen Kliniken, nur schwer zu ertragen – wenn überhaupt. Sie vermögen es mitunter, destruktive und defensive Dynamiken sowie mächtige, beängstigende und befremdliche Inszenierungen mit gesellschaftlichen Institutionen in Gang zu setzen. Im Rahmen der pädagogisch-betreuerischen und therapeutischen Kontakt- und Beziehungsgestaltung treffen und kränken diese betroffenen Kinder und Jugendlichen ganz persönlich, verführen und verleiten ihre Gegenüber zuweilen zu Kampf- und Machtgebaren, zu Dominanz und dem Bedürfnis nach absoluter Kontrolle, oftmals jenseits einer realistischen Verhältnismäßigkeit. Es geht in diesem Abschnitt also um die Konfrontation mit Kindern und Jugendlichen, die uns in ihrem Erleben von Grandiosität, Allmacht, Aggression und Gewalt in Dynamiken verstricken und bei uns – ganz persönlich – häufig Gefühle von Demütigung und Kränkung, Wut, Hilflosigkeit und Ohnmacht hervorbringen.

Wir begegnen Kindern und Jugendlichen, die – nicht nur in Jugendhilfekontexten – auf eine ganz spezifische Art und Weise Arroganz an den Tag legen, uns hoch-manipulativ, manchmal Marionetten gleich, zum Agieren bringen, die um »bloßes Rechthaben« kämpfen als ginge es um Leben und Tod, kriminelles und gewaltverherrlichendes sowie parasuizidales Risikoverhalten zeigen, vernichtend ausgrenzen und triumphierend demütigen, Beziehung und Kontakt sowie institutionalisierte Hilfen scheinbar gezielt durch Provokationen und Eskalationen zum Scheitern bringen, Menschen verletzen und zurückweisen. Als notorische »Lügner« sind sie auf den eigenen Vorteil bedacht und verhalten sich oftmals rücksichtslos; Mitgefühl für Andere oder ein Gefühl von Verantwortung für sich selbst und die Umwelt scheinen ihnen fremd. Vielmehr wirkt es, als ob sie ihre »Zerstörungswut« insbesondere gegenüber ihnen zugewandten Personen, die Beziehung anbieten, ausagieren, worauf sich Enttäuschungen und Kränkungen im Gegenüber niederschlagen. Destruktive Verhaltensweisen wiederholen sich in rigiden Abfolgen, als ob die psychische Entwicklung stagniere. Wir sind mit betroffenen Heranwachsenden konfrontiert, die eine aktiv-agierende Seite ihrer sich ausbildenden Individualität zeigen, aber gleichzeitig auch eine passive Kehrseite der Persönlichkeit erahnen lassen.

Der populär gewordene Begriff »Systemsprenger«[40] für diese Kinder und Jugendlichen zielt vermutlich auf den Schaden ab, den diese Kinder und Jugendlichen den gesellschaftlichen Systemen »antun«. Bei Fachleuten mag dieser Begriff vielleicht auch auf eine »gesellschaftskritische Verortung« dieser Kinder und Jugendlichen hinweisen, die von »frühen Störungen« im Kindes- und Jugendalter betroffen sind. Der Intensivpädagoge und Autor Menno Baumann (2020) sieht das Versagen gesellschaftlicher Systeme und Institutionen im Hinblick auf diese Kinder und Jugendlichen in spezifischen Beziehungsdynamiken begründet, die sich im Erleben der Mitarbeitenden der Institutionen abbildet (Baumann, 2020, S. 16f.). Als »Prozessdynamik des Scheiterns in einem eher sozio-dynamischen Sinne« wurde dieses musterhafte Zusammenspiel zwischen Institutionen und betroffenen Kindern und Jugendlichen von Baumann erforscht und beschrieben (vgl. Baumann, 2020, S. 48). Eine Besonderheit des aufmerksamkeitsschaffenden Geschehens liegt Baumann zufolge in der Konfrontation, die als Provokation wahrgenommen wird und entsprechende Systeme in Not bringt. Betroffene Kinder und Jugendliche erfahren auf diese Weise eine besondere Position gesellschaftlicher Aufmerksamkeit, bei welcher es vorrangig um eine »Not der Systeme« geht. Eine Form der Abwehr dieser »Not« lässt sich, Baumann zufolge, in der Auseinandersetzung mit diesen Kindern und Jugendlichen entdecken. Der Ruf nach härteren Maßnahmen, nach Strafe oder »Rache« ist aus meiner Sicht symptomatisch für diese Problematik. Dabei geht es eben nicht um das psychische Störungsbild, um das Leid vor dem Hintergrund traumatischer früher Lebensläufe, sondern um die Not der Anderen, die nicht mehr weiterwissen, sich hilflos und provoziert fühlen und Teil der Inszenierung werden.[41]

40 vgl. *Systemsprenger*: Filmtitel eines Sozialdramas der Regisseurin Nora Fingscheidt (2019), das große Popularität genoss und deutsche und internationale Filmpreise einstrich.

41 So stellt Menno Baumann mit Winkler beispielsweise fest, dass Straßenkinder, die sich dem Erziehungshilfe- und Schulsystem völlig entziehen, für spezielle Maßnahmen wie einer geschlossenen Unterbringung nicht vorgesehen werden. Als Grund wird von den Autoren genannt, dass diese Kinder und Jugendlichen die Systeme nicht mehr mit ihren Problemen konfrontieren sollen (vgl. Baumann, 2020, S. 56f.).

Es soll aber in diesem Abschnitt weniger um das dynamische Zusammenspiel der Institutionen und Systeme gehen, sondern eher um den »psychischen Zündstoff« auf der Ebene dynamischer Beziehungsgestaltungen, der allzu oft Beziehungen attackiert und »sprengt«, und zu Resignation führt. Zugleich werden oftmals persönliche Hass- und Rachegefühle der Betreuenden aktiv, und das Leid betroffener Kinder und Jugendlicher wird ignoriert. Der Delegationskreislauf von Trennungen und Diskontinuitäten in der Fürsorge und Betreuung wird damit fortgesetzt.

### *5.2.4 Exkurs: Interpretation der Beziehungsdynamiken im Film* Systemsprenger

Das oben beschriebene, sich wiederholende Geschehen findet aus meiner Sicht im Film *Systemsprenger* eine sehr authentische Darstellung als Lebenswirklichkeit betroffener Kinder und Jugendlicher. Dieser Film stellt zudem die vielleicht auch musterhaften Beziehungen zwischen »Systemsprenger-Kind« und den unterschiedlichen Fachkräften dar, bringt den Zuschauenden deren »Verstrickungen« und Erleben näher. Die dargestellten Beziehungsgestaltungen geben meines Erachtens Anlass zu kritischen Überlegungen und führen Fachkräfte vielleicht zu der Idee, etwas anders zu machen im Umgang mit diesen Kindern und Jugendlichen, anstatt sich dem Wiederholungskreislauf zu unterwerfen. Vor dem Hintergrund der Überlegungen dieses Buches sollen im Folgenden die spezifischen Beziehungsgestaltungen in den Blick genommen und kritisch hinterfragt werden:

*****

Der Spielfilm von Nora Fingscheidt erzählt die Geschichte der neunjährigen Benni, die mit ihrem rebellierenden und aggressiven Verhalten das »System der Jugendhilfe« überfordert. Es ist zu befürchten, dass keine Einrichtung dauerhaft zur Verfügung gestellt werden kann, die im Stande wäre, Benni in ihrem Aufwachsen auszuhalten. Wie ausführlich in den vorangegangenen Kapiteln dieses Buches dargelegt, werden als wesentliche Komponenten für gelungene und prägende frühe Erfahrungen psychische Verfügbarkeit, Spiegelung und Containment durch die Bindungsperson emotional vermittelt. Zusammen ermöglichen diese Kennzeichen einer frühen Bindungsbeziehung die Ausbildung der Mentalisierungsfunktion des Kindes sowie die Selbstentwicklung (vgl. Kap. 3 in diesem Buch). Dieses elementare frühe Geschehen bildet das psychische Fundament der Persönlichkeitsstruktur, der Affekt- und Impulskontrolle. Es ist davon auszugehen, dass Benni, die Protagonistin des Films, dies nicht erfahren durfte. Meine Annahme gründet sich darauf, dass Benni genau diese Aspekte bei ihren Bezugspersonen mit Vehemenz sucht, und diese Menschen in ihre fundamentale Not unerfüllter Bedürfnisse »verwickelt«. Insbesondere die Bedeutung des Containments als Aufnehmen unerträglicher Affekte des Kindes, welche auf den Erwachsenen projiziert werden, lässt einen Mangel in der Bindungs- und Persönlichkeitsentwicklung erahnen. Dieser Mangel wiederum veranlasst Benni, energisch nach Erfüllung dieser unerfüllten fundamentalen Bedürfnisse zu suchen. Wie in diesem Buch bereits vielfach beschrieben, handelt es sich um einen Vorgang, der dem Beziehungsgeschehen einer Mutter mit ihrem Säugling entspricht: Die Mutter nimmt die Ängste und Nöte des Kindes in sich auf, hält sie aus, und verwandelt und lindert sie damit. Für ein Kind, bei dem es an diesen existentiell bedeutsamen Erfahrungen mangelt, ergibt sich die besondere Herausforderung, die »Quelle« des Containments woanders als bei der Mutter zu verorten. Dann scheint es, dass die Unerträglichkeit der Affekte massiv beim Helfersystem untergebracht wird, und dieses – und letzten Endes die gesamte Gesellschaft – damit die Not und Hilflosigkeit zu spüren bekommt. Und: Die Suche scheint nicht aufzuhören, insbesondere dann, wenn es sich um eine unbewusste Wiederholung traumatisch assoziierter Erfahrungen, unerfüllter existentiell bedeutsamer Bindungs- und Beziehungsbedürfnisse oder ungelöste Konflikte handelt. Das Agieren und die Not können somit als »Reinszenierung« in dem Sinne verstanden werden, dass ein unerwiderter Wunsch nach Bindung, Sicherheit, Halt und Containment besteht, und das Einfordern dieser Bedürfnisse in den Interaktionen mit der Welt und den Mitmenschen zum Ausdruck kommt. Affekte und Impulse brechen sich ungehindert Bahn. Das Grundvertrauen, durch seine nächsten Bezugspersonen beschützt und in seinen körperlichen und seelischen Abgrenzungen zur Umwelt unantastbar und sicher zu sein, wird insbesondere bei komplex und bindungstraumatisierten Kindern beschädigt.

Vor diesem Hintergrund werden im Film *Systemsprenger* jeweils »einbahnige Beziehungsgestaltungen« dargestellt – insbesondere hinsichtlich der Projektionen unaushaltbaren emotionalen Erlebens Bennis auf die zur Verfügung stehenden Erwachsenen. Beobachten lässt sich, wie Helfende emotional

»verwickelt« werden, indem diese die Hilflosigkeit und die Verzweiflung des Kindes am eigenen Leib zu spüren bekommen. Und dann? Dann, scheint es, ist die Arbeit mit dem Kind gescheitert: Es fehle an professioneller Distanz (vgl. Kap. 4.2 in diesem Buch)! Abbrüche, Entlassungen und Trennungen der »Verwicklungen« werden unreflektiert als selbstverständliche Lösungsansätze favorisiert – es wird sich »am professionellen Rahmen entlanggehangelt«. Dies ist jedoch ein Vorgang, der das Fundament für zukünftige Wiederholungen legt, eine Dynamik, die meiner Erfahrung nach leider immer wieder eine gängige Handlungspraxis im Umgang mit betroffenen Kindern und Jugendlichen darstellt. Kann es angesichts dessen tatsächlich sinnvoll erscheinen, dass ein Helfer, der mit dem »Systemsprenger-Kind« zu tun hat, »unverwickelt« und »professionell distanziert« bleibt? Wäre stattdessen nicht ein Beziehungsangebot eines sogenannten »Dritten« hilfreich, um einen Ausweg aus den symbiotisch ausgerichteten, einbahnigen Beziehungsgeflechten zu initiieren? Wesentlich und hilfreich erscheint mir bei einem Prozess des Verstehens, dass der Fokus des Interesses eben der im Unbewussten angesiedelten Dynamik der gemeinsamen Beziehungsgestaltung gilt: der Vehemenz der Abwehr, der Angst und Übertragung, der Projektionen und projektiven Identifikationen sowie der Gegenübertragung – und nicht zuletzt der Anregung triangulärer Prozesse im Kontext des intersubjektiven Geschehens (vgl. Kap. 3.1 in diesem Buch). Es geht dabei nicht nur um die affektive Teilhabe am Geschehen und der Not des Kindes, sondern um eine beständige Reflexion hervorgerufener eigener Affekte, so dass eine »Entstrickung« und Distanzierung im Rahmen einer Beziehungsgestaltung immer wieder möglich wird.

*****

### *5.2.5 Dynamische Beziehungsgestaltung*

Hier möchte ich nun den Fokus auf die dynamische Beziehungsgestaltung richten, charakteristische Merkmale und Gemeinsamkeiten in der Beziehungsgestaltung entdecken sowie nochmals der Frage nachgehen, was diesen Dynamiken entwicklungspsychologisch zugrunde liegt.

Neben anzunehmenden traumatischen Erfahrungen von Gewalt, Misshandlung und Missbrauch in der Frühgeschichte hebt Kai von Klitzing in seinem Buch *Vernachlässigung* (2022) (vgl. Kap. 3.3 in diesem Buch) die

Auswirkungen eines mangelnden Fürsorgegeschehens hervor, das zur individuellen Pathologie betroffener Kinder und Jugendlicher führt. Die Unterlassung eines zu erwartenden einfühlsamen, beschützenden und versorgenden Eingehens der verantwortlichen Bezugspersonen auf das Kind bildet Kai von Klitzing zufolge eine Misshandlungserfahrung ab; sie stellt sich also nicht als aktive, gegen das Kind gerichtete Handlung der Bindungsfiguren dar. Dennoch ist das Kind im Kontext von Abhängigkeit unweigerlich diesem Geschehen ausgeliefert und erfährt durch Vernachlässigung auf passive Weise Misshandlung. So sind Kinder in ihrem frühen Aufwachsen Vernachlässigung und Zuständen des Verlassen-Seins »ohnmächtig« unterworfen. Dieses die völlige Ohnmacht repräsentierende Beziehungserleben werde in der Innenwelt als Repräsentanz, als inneres Objekt, als Täterintrojekt internalisiert. Die Umkehr von der Passivität zur Aktivität, von der Position des Opfers zu der des Täters, Externalisierung und Inszenierungen zeugen von den Versuchen, die überwältigenden Gefühle der Hilflosigkeit abzustreifen und die frühen Erfahrungen von Diskontinuität, Verlust und Misshandlung – sozusagen aktiv – zu bewältigen:

> »Solche Dynamiken führen dazu, dass Kinderärzt:innen, Kinderpsychiater:innen und Kindertherapeut:innen sehr häufig Kinder vorgestellt werden, deren Entwicklungs- und Beziehungsgeschichte kontinuierlich von Abbrüchen und Trennungen geprägt sind und die mittlerweile aus der Not eine Tugend gemacht haben, indem sie jede Beziehung von sich aus so gestalten, dass ihre Beziehungsumwelt sich schließlich von ihnen zurückzieht. Die Wiederholung von Destruktion und Ausstoßung wird zum Muster. Die Kinder nehmen den Zustand von Vernachlässigung und Trennung quasi in sich hinein und versuchen, ihn zu bewältigen, indem sie ihn von sich aus wiederholen. Und offensichtlich sind Behörden, Sozialpädagog:innen, Jugendhilfeeinrichtungen, Ärzt:innen, Therapeut:innen nicht davor gefeit, ein Bestandteil dieser äußerst destruktiven Wiederholungsdynamik zu werden.« (v. Klitzing, 2022, S. 27)

Einige Jugendliche, auf die solche Muster zutreffen, wurden bereits in den Fallvignetten vorgestellt, ihre Biografien und Entwicklungsläufe nachgezeichnet. Im Folgenden sollen nun mehrere weniger ausführliche Fälle beschrieben werden, die uns womöglich Auskunft über charakteristische Erlebensweisen und Gemeinsamkeiten der Beziehungsgestaltung und entsprechender Verwicklungen entdecken lassen. Diese Darstellungen unterscheiden sich hinsichtlich des Auftrages und Zeitrahmens der Betreuung und der jeweiligen

Rahmenbedingungen. Die unmittelbare Aneinanderreihung der Fallbeschreibungen von Ebbo, Benno, Ben, Jo und Otis verfolgt die Absicht, die Dichte möglicher Gegenübertragungsgefühle zu verdeutlichen.

*****

Als ich Ebbo kennenlernte, war er 14 Jahre alt. Der Auftrag des Jugendamtes an uns bestanden in seiner zeitweisen Aufnahme, um ihn von seinem aktuellen Umfeld fernzuhalten sowie in der Unterstützung des Jugendlichen bei der Klärung möglicher Zukunftsperspektiven. Zum Zeitpunkt der Aufnahme ist Ebbo zur weiteren Vermittlung in einer Übergangseinrichtung untergebracht. Er scheint sich in großer – auch äußerlich sichtbarer – Not zu befinden, vermutlich auch akut bedingt durch traumatisches Erleben in besagter Institution; es handelt sich insbesondere um sexuelle Übergriffigkeit, wobei unklar ist, ob Ebbo Täter oder Opfer oder beides ist. In der Nacht vor seiner Aufnahme mündet sein bereits Wochen andauerndes kriminelles und gewalttätiges Handeln in einer wütenden Eskalation, einem Raubzug mit schweren Körperverletzungen und Messerattacken. Völlig erschöpft kommt er in unserer therapeutischen Wohngruppe an, die zu diesem Zeitpunkt aus zwei weiteren Jugendlichen und mehreren Betreuenden besteht. Zunächst zeigt er sich in einer Art – ihm offenbar vertrauten – »Überlebensmodus«, der sich primär in einer extremen »Selbstverborgenheit« im Kontakt zu Erwachsenen niederschlägt. Er vermeidet konsequent die Beziehung zu den Erwachsenen, während er den Jugendlichen im Haus gegenüber abwertend, manipulativ und »machtvoll« agiert. Bedingt durch seine als hoch anzunehmende Intelligenz vermag er es in sehr kurzer Zeit, die beiden anderen Jugendlichen für seine Zwecke und Interessen zu nutzen. Es ist beinahe unfassbar, wie die anderen Jugendlichen sich unterwerfen und bemühen, ihm gefügig zu sein.

Auch ich bin verleitet, ihn besonders vorsichtig und sanft zu behandeln aus einer Befürchtung heraus, ihn womöglich »noch schlimmer« zu kränken als er es ohnehin bereits wirkt. Mein Zugang ist allerdings nicht nur von Vorsicht geprägt, ich nehme zudem eine Angst vor direkten Angriffen auf meine Person wahr, die mich in einen lähmenden Zustand versetzt. Konflikten mit Erwachsenen scheint er allerdings aus dem Weg zu gehen, er hält sich diese auf Distanz, ein Umstand, der von Anfang an zwei Seiten beim erwachsenen Gegenüber eröffnet: einerseits Wut darüber, ignoriert zu werden, andererseits ein Bemühen um Kontakt und um seine Gunst. Diese Dynamik schlägt sich im Außen als vereitelte Konflikte nieder, führt jedoch auch zu einer beständigen mentalen Beschäftigung mit Ebbo. Offensichtlich zu beobachten sind seine Getriebenheit, Unruhe und Unsicherheit hinsichtlich seiner weiteren Zukunft.

Laut Jugendamt hat ihn seine Mutter im Alter von elf Jahren rausgeschmissen; sie leide an einer Borderline-Störung, trinke zu viel Alkohol und habe wechselnde Männerfreundschaften – sie könne für ihren Sohn nicht Sorge tragen. Der Vater stamme aus Asien sei freikirchlich organisiert und habe eine neue Familie mit mehreren kleinen Kindern. Er lebe sehr beengt in einer Wohnung in der Stadt und verbringe die Wochenenden als Prediger in seiner kirchlichen Gemeinschaft. Unter der Woche müsse er sehr hart arbeiten. Die neue Frau des Vaters zeige große Angst vor Ebbo und lehne ihn deutlich ab, sie befürchte, er könnte ihren Kindern etwas antun. Für ihn gibt es bei seinen Eltern wohl keinen Platz, es scheint so, als ob Gedanken an »Familie« und »familiäre Beziehungen« entsprechender Vorstellung entbehre. Auch im Kontakt mit Ebbo sind seine Beziehungen zu Mutter oder Vater für mich nicht spürbar. Er wirkt eher »pseudoautonom«, ich habe die Vorstellung, er könne sich alleine durchs Leben schlagen. Versuche, mit Ebbo über seine Eltern und seine Zukunft zu sprechen, lösen eine gesteigerte körperliche Unruhe bei ihm aus, schaffen Gefühle, die ihn derart zu bedrängen und bedrohen scheinen, dass er umherläuft und seine Fäuste ballt; auf einem Stuhl zu sitzen ist ihm schlichtweg nicht möglich. Vermutlich verknüpft Ebbo die anzunehmende innere Bedrohungslage und das entsprechende Auftreten u. a. mit der Anwesenheit von Erwachsenen, deren Aufgabe es ist, mit ihm seine Lage zu erörtern und seine Zukunft zu planen. Ebbo scheint es unmöglich, die aktuelle Situation zu realisieren, zu ertragen oder gar zu akzeptieren. Seine Umstände zeichnen sich durch eine fundamentale Zurückweisung seiner Person durch seine Familie aus, was mich daran denken lässt, wie bedrohlich und gleichzeitig unvorstellbar diese Situation für Ebbo sei. Allerdings lassen sich Ebbos Gefühle der Angst und Verzweiflung bestenfalls erahnen, da er den Austausch über diese Inhalte schlichtweg verweigert.

Dazu kommt seine »äußerliche« Bedrohungslage: polizeiliche Anzeigen mit der Aussicht auf mehrere Gerichtsverhandlungen, Drohungen durch andere Jugendliche, etc. Seine anfänglich zu beobachtende körperliche Unruhe und Anspannung beim Ansprechen dieser Problemlage kann er allerdings in einen Zustand »verwandeln«, der ihn im Kontakt unnahbar und stark erscheinen lässt, assoziiert mit einem arrogant und erhaben wirkenden Auftreten. So wird auf der Beziehungsebene nicht nur sein Bemühen um Distanzierung spürbar, sondern auch einerseits ein abwertendes, kränkendes und zurückweisendes Verhalten, und andererseits ein mächtiges und triumphierendes Auftreten, welches er genussfreudig wirkend inszeniert. Es scheint, als ob Ebbo seine erwachsenen Gesprächspartner so in die Reihe der ihn Angreifenden stellt, eine Dynamik, die ihn als Einzigen gegen den Rest der Welt positioniert. Es wirkt zudem so, als ob diese Dynamik eher seiner inneren Stabilisierung, einem Zuwachs an Stärke dient, obgleich anzunehmen ist, dass dieses Austarieren Ebbo auch viel seelische Mühe abverlangt. Insgesamt betrachtet verstehe ich diese Dynamik auch als einen Hinweis auf eine innerliche Stagnation, eine Antriebslosigkeit psychischer Entwicklung, die sich offensichtlich vor Längerem eingestellt hat.

Ich erachte es als sinnvoll, Ebbo jenseits sowohl drohender Katastrophen von außen als auch seines selbstdarstellenden Agierens in Bewegung zu bringen. Ich fühle mich sehr unter Druck gesetzt, »richtig« zu handeln, allerdings scheint mir dieses auf verbal-kommunikativer Ebene unmöglich. Das Reisen im Rahmen der Wohngruppe, als Gemeinschaft, sehe ich hingegen vor dem Hintergrund meiner Erfahrungen als einen möglicherweise wertvollen und geeigneten Impuls, Ebbos rigide wirkende innere Dynamik zu verändern. So fahren wir in den Weihnachtsferien nach Schweden, in den Schnee und in die Einsamkeit.[42]

Im Vorfeld fällt Ebbos kindlich anmutende Freude auf die Freizeitmaßnahme auf, die er als ein besonderes Ereignis formuliert, mit »seiner Familie« in den »Urlaub« fahren zu »dürfen«. Diese Aussage erzeugt Verwunderung bei mir, drückt Ebbo dadurch seine »plötzliche« Sehnsucht nach Familie und Beziehung aus. Wesentlich scheint mir seine Entscheidung, aus freien Stücken daran teilzunehmen, ein Umstand, den ich jenseits seines »pseudoautonomen Verhaltens« verstehe. Zudem meint er, dass noch niemand aus seiner

42 Reisen mit Kindern und Jugendlichen verstehe ich als einen wunderbaren Impulsgeber für psychische Entwicklung, nicht zuletzt da ich persönlich das Reisen und Outdooraktivitäten liebe. So durfte ich eine Vielzahl von Reisen unternehmen und die Erfahrung machen, meine eigene Freude daran und an diversen spannenden Outdoor-Tätigkeiten zu teilen. Ich denke, dass die eigene Freude und Neugierde dabei enorm wichtig sind, und dass es das eigene Erleben bereichert, sich auf ein gemeinsames Abenteuer einzulassen. Diese Haltung hat das Potenzial zur Verwandlung, Jugendliche in Bewegung zu bringen.

Familie mit ihm in den Urlaub habe fahren wollen. Diese Aussage rührt mich an, er wirkt wie ein kleiner Junge in einem beschämten Zustand. In Schweden ist er dann scheinbar mühelos in der Lage, sich den Herausforderungen anzupassen, in der neuen Umgebung zu orientieren und am Familienleben mit Emotionalität teilzunehmen. Seine Anpassungsfähigkeit erlebe ich als beeindruckend, sie verführt mich allerdings auch zu der Annahme, dass Ebbo nur »gute Fachkräfte« brauche, damit er funktioniere. Meine Befürchtungen im Vorfeld scheinen sich in Luft aufzulösen. Es entwickelt sich in diesem Rahmen und unter diesen Bedingungen ein Ambiente, welches Ebbo ermutigt, mit den Erwachsenen in einen emotionalen Austausch zu gehen. Die innere Dynamik zeichnet sich durch Ebbos hoch ausgeprägte Bedürftigkeit nach Anerkennung und Aufmerksamkeit aus, nach spürbarer Resonanz und Spiegelung auf Augenhöhe, nach körperlicher und musikalischer Betätigung, aber auch nach kognitiven Herausforderungen. Während auch die soziale Dynamik mit dem 14-jährigen D. zu Beginn von Eddos Interesse und Bedürfnis nach Kontakt geprägt ist, setzt er jedoch gegen Ende der Freizeit vermehrt manipulative und abwertende Strategien gegenüber dem Gleichaltrigen ein. Wieder zeigt er ein Verhalten, das auf eine manipulative »Unterwerfung« des anderen Jugendlichen abzielt, um sich auf dessen Kosten sein überhöhtes und idealisiertes Selbstbild aufzuwerten. Es scheint so, als ob Ebbo »plötzlich« in »alte Muster« destruktiven Agierens verfalle. Letztlich kann er formulieren, vor dem was komme Angst zu haben, er fühle sich verloren und wolle mit uns in Schweden bleiben. Dieses Verhalten löst bei mir einen inneren Konflikt aus, Ebbo nicht wieder »weg- und abgeben« zu dürfen, mich seiner annehmen zu müssen, obgleich der Auftrag ein anderer ist. Ich spüre die Not und die Verzweiflung, aber auch eine grandioses Verantwortungsgefühl Ebbo gegenüber.

Die reflexive Auseinandersetzung mit dem eigenen Erleben erlaubt es mir, die Freizeit in Schweden im Rückblick als erkenntnisreichen Zeitraum sowohl hinsichtlich wertvoller und intensiver Erfahrungen für Ebbo als auch im Sinne einer Konkretisierung der komplexen Dynamik des Jugendlichen zu verstehen, welche ich im folgenden Bericht damals für das Jugendamt zusammenfasste:

*»Ebbos Agieren erinnert an narzisstische Organisationsstrukturen seiner jugendlichen Persönlichkeit. Seine Kontaktaufnahme zur Umwelt scheint geprägt und begleitet von einem überhöhten Selbstbild, einer hohen Bedürftigkeit nach Anerkennung,*

*einer extrem geringen Frustrationstoleranz, einer depressiven Struktur – insgesamt betrachtet einer feindseligen Konstellation gegenüber der Welt und sich selbst. Trotz seiner hohen Intelligenz sowie seiner vielfältigen Begabungen scheint Ebbo nur sehr bedingt (unter spezifischen Rahmenbedingungen) in der Lage zu sein, sich und andere Menschen empathisch und mentalisierend wahrnehmen zu können. Sein Handeln und Denken scheinen primär im Dienst seiner Bedürfnisbefriedigung zu stehen. Die Wahrnehmung seines Selbstbildes wirkt »idealisiert« und unrealistisch aufgewertet, was auf eine bedürftige Struktur hinweist und für einen Mangel der Fähigkeit zur Regulation der Selbstachtung spricht. Ebbo ist in diesem Zusammenhang auf die »Zufuhr« von Anerkennung und Aufmerksamkeit anderer besonders angewiesen, weshalb er immer wieder Gleichaltrige unterwirft und für seine Zwecke missbraucht. Auffallend in diesem Kontext ist Ebbos Umgang mit der Realität, die im Sinne der Abwehr verkannt, verzerrt, umgedeutet oder gänzlich verleugnet wird. Er meidet dahingehende Konfrontationen durch Entzug, entflieht der Verantwortung und neigt dazu, diese Vermeidungsstrategie durch destruktives und aggressives Handeln sowie durch die Illusion der ›Omnipotenz‹ zu unterstützen.«*

*****

Die Fallvignette, die ich hier einreihen möchte, handelt von einem sich wiederholenden Traum von mir, der aus meiner Sicht einen bedeutsamen Blick auf die Innenwelt des Jugendlichen erlaubt sowie eine Beziehungsaussage trifft. Obgleich mich Träume und Traumbilder faszinieren, fühle ich mich eher selten in der Lage, Träume bei Patientinnen bzw. Patienten aus psychotherapeutischer Praxis oder Kindern und Jugendlichen aus der Jugendhilfe tiefgründig zu deuten. Insbesondere wenn es sich um eigene Träume im Zusammenhang mit betroffenen Kindern und Jugendlichen handelt, suche ich Supervision auf, um einen möglicherweise bedeutsamen Zugang zum Verstehen zu entdecken.[43]

Benno war 15 Jahre alt, als er von einer größeren Einrichtung zu uns in die therapeutische Wohngruppe wechselte. Für die Kolleginnen und Kollegen galt er aufgrund der seines gewalttätigen Agierens gegenüber Anderen, seines beständigen Lügens und seiner »Unfähigkeit aus Erfahrungen zu lernen« als

43 Hans Hopf gibt in seinem wunderbaren Buch *Träume von Kindern und Jugendlichen* (2007) eine Einführung und Vorstellung für Diagnostik und Psychotherapie.

nicht mehr tragbar. Er sehnte sich nach einem familiären Rahmen, fühlte sich in einer größeren Einrichtung verloren. Sein Vater nahm als Soldat an mehreren Kriegseinsätzen teil, war ihm und seiner Mutter gegenüber gewalttätig. Sein um mehrere Jahre älterer Halbbruder blieb weitestgehend verschont. Der Vater verließ die Familie als Benno vier Jahre alt war und zog ins Ausland. Über viele Jahre hinweg bestand keinerlei Kontakt. Seine Mutter fand einen neuen Partner, der mit Bennos Familie für ein paar Jahre zusammenlebte. Aus dieser Verbindung der Mutter stammten weitere Kinder, die erheblich jünger waren als Benno. Auch in dieser familiären Konstellation berichtet Benno von gewalttätigen Übergriffen des Mannes, welche sich insbesondere gegen ihn richteten.

Auffällig wurde Benno bereits im fünften Lebensjahr im Kindergarten. Er sei sehr unruhig und aggressiv gegenüber anderen Kindern und Mitarbeitenden gewesen, eine entsprechende psychiatrische Abklärung mit Medikation sei erfolgt. Bereits mit der Einschulung eskalierten Bennos destruktiv-aggressive, aber auch sexualisierte Verhaltensweisen im Umgang mit Mitschülerinnen und Mitschülern. Im achten Lebensjahr wurde er ertappt, als er sich mit einer Mitschülerin auf der Schultoilette einsperrte, um sich an ihr zu vergreifen. Dieser Vorfall veranlasste die Schule, das Jugendamt zu informieren, so dass Benno in einer Einrichtung der Jugendhilfe untergebracht worden sei. Dort habe sich die Mutter sehr unzuverlässig gezeigt, was die Kontakte mit Benno anging, allerdings auch sehr dominierend. Sie verstand unter Elternarbeit, dass die Betreuenden ihren erzieherischen Maßgaben folgen müssten, da sie wisse, wie mit den Aggressionen ihres Sohnes umzugehen sei; oftmals sei ein Kampf um den richtigen Umgang mit ihrem Sohn entbrannt. Auch Benno gegenüber habe sie sich eher bestimmend gezeigt und seiner »aggressiven Krankheit« gegenüber – wie sie Bennos Verhaltensweisen bezeichnete – verwaltend, ein liebevoller Kontakt sei schwerlich zu erkennen gewesen.

Als Benno die Einrichtung wechselt, sucht er umgehend in einen nahen Kontakt zu kommen, es wirkt so, als klammere er sich an die neuen Betreuenden. Insbesondere die weiblichen Bezugspersonen haben Mühe, sich adäquat zu distanzieren. Er zeigt sich ihnen gegenüber von einer sehr regressiven, bedürftigen und unschuldig wirkenden Seite, löst Gefühle aus, ihn beschützen zu wollen. Im Kontakt hingegen präsentiert er sich eher gefühlsarm, seine Emotionalität wirkt unterdrückt und verschlossen. Bereits am ersten Tag seiner Unterbringung ist er in eine körperliche Auseinandersetzung verwickelt, obwohl er doch nur – so Benno – nach Mädchen des Dorfes Ausschau habe halten wollen. Er bricht zu einem Spaziergang mit einem weiteren jüngeren Gruppenmitglied auf. Sie seien auf Jugendliche getroffen, hätten sich zunächst unterhalten, bis einer der Jugendlichen Benno unvermittelt Schläge angedroht habe. Benno habe darauf mit einem »Erstschlag« reagiert und sei davongerannt. Er könne nicht nachvollziehen, warum der Jugendliche ihn bedroht und seine Mutter beleidigt habe.

Bennos Aggressionslust ist ausschließlich außerhalb der Wohngruppe in der Schule und im Ausgang zu beobachten. Die Anlässe für ein gewalttätiges Agieren sieht Benno in den bedrohlichen Angriffen und Beleidigungen der anderen Jugendlichen. Es fällt zudem auf, dass es in den Konflikten mit Gleichaltrigen um die Gunst von Mädchen geht. So scheint Benno gleichaltrige Jugendliche als Rivalen wahrzunehmen, nachdem er den Kontakt zu deren Freundinnen sucht. Die zunehmende Häufigkeit erlaubt die Annahme, dass Benno einer Konstellation seiner »inneren Objektwelt« folgt, die nur wenig Übereinstimmung mit der Realität zeigt. So führt er jegliche Versuche, Klärungen durch Realitätskonfrontationen herbeizuführen, ad absurdum, so als ob wir nicht eine gemeinsame Realität teilen würden, wenn er beispielsweise sein Zuspätkommen damit begründet, dass die Straßenbahn Umwege gefahren sei. Zudem eskalieren seine Gewalthandlungen in Gewaltexzesse, die einen Zustand hoher affektiver Erregung erahnen lassen. Spürbar ist eine Art Druck, sich entladen zu müssen, dem er sich – trotz verschiedener Versuchsansätze – nicht widersetzen kann. Um die Umwelt vor ihm zu schützen, muss Benno viel Zeit in Begleitung verbringen; auch in der Schule wird ihm Beistand geleistet, Justiz, Jugendkontaktbeamte und Kinder- und Jugendlichenpsychiater werden hinzugezogen, therapeutische Gespräche mit meiner Person intensiviert. Er zeigt sich sehr bemüht, an seiner Situation etwas zu verändern, ist allerdings nicht in der Lage, seine Affekte wahrzunehmen oder gar zu formulieren. Seine Fantasien seien von sexualisierter Gewalt und von Horrorgestalten beherrscht, er erlebe sich »grenzenlos gierig« und »voller Hass«. Am meisten hasse er Mädchen, denen würde er es noch zeigen – eine Freundin wolle er aber nicht.

In dieser Zeit verlässt Benno mehrfach heimlich in der Nacht das Haus, um sich mit einer Schulfreundin zu treffen. Er gibt an, sich nicht steuern zu können, die Not ist in der Gegenübertragung spürbar und überwältigend. Gleichzeitig beteuert er, dass er die Wohngruppe nicht verlassen wolle, er sehe sie als sein Zuhause, wir dürfen ihn nicht wegschicken, aus seiner Sicht können nur wir ihm »helfen«, wir dürfen ihn nicht enttäuschen, er würde »alles« dafür tun. Ich frage mich zunehmend, warum er solch massive unkontrollierte Selbst- und Fremdschädigung betreibt. Ich konfrontiere ihn mit dem Sprichwort, dass er an dem Ast säge, auf dem er sitze. Er sei diesem Geschehen ausgeliefert.

In mir macht sich zunehmend ein diffuses Unbehagen breit, ich befinde mich in einem Dilemma. Ich fühle Bennos Umwelt, aber auch mich selbst, zunehmend bedroht, eine Dynamik, die sich aus meiner Sicht in einem wiederkehrenden Traum niederschlägt: Ich stehe am Rande einer großen Fläche, die an ein Wüstengebiet erinnert. Es herrscht Krieg in dieser Ödnis, einige Leichen liegen in der wüsten Landschaft. Ich beobachte die Szenerie, als Benno in dem Traumbild auftaucht. Er kommt auf mich zu, nimmt mein Auge aus der Augenhöhle und versucht, es abzubeißen.

Mein eigenes Traumerleben schlägt sich stimmungsmäßig im Alltag nieder, aber auch in der Beziehung zu Benno. Zunächst sehe ich mich allerdings dazu verleitet, meine eigenen Ängste zu übergehen; ich meine, die bedrohliche und beängstigende Stimmungslage, die sich in mir ausbreitet, übergehen zu können. Meine Befürchtungen drehen sich auch um ein »Verlassen« Bennos, appellieren an mein Verantwortungsbewusstsein gegenüber dem Jugendlichen und beflügeln meine Fantasien, ihn trotz der emotional grenzüberschreitenden »Erfahrungen« aushalten zu können. Ich bemerke, dass dieser Traum mich jedoch zu verfolgen scheint, ich vermag es nicht, die »Traumbilder« auszublenden oder die »heimsuchende« Dynamik zu verändern. Psychodynamische Supervision erlaubt es mir, einen sinnstiftenden Zusammenhang zwischen meinem Traumerleben und der destruktiven Innenwelt von Benno herzustellen: Auf dem Weg der projektiven Identifikation scheinen destruktive und unintegrierte Anteile Bennos in meinem eigenen Traumerleben untergebracht.

> »Wahrscheinlich träumen fast alle Psychotherapeuten und Psychotherapeutinnen irgendwann von einem Patienten. Diese Tatsache wurde einst eher als beschämend hingenommen. Es war einst davon ausgegangen worden, der Therapeut habe den pathologischen Konflikt, den der Patient im Traum repräsentieren würde, noch nicht ausreichend in seiner Lehranalyse bearbeitet. Inzwischen sind wir der Meinung, **dass es nicht um das verkannte Innere des Therapeuten, sondern um das erkannte Innere des Patienten geht.** Gegenübertragungsträume sind Spontanmanifestationen des

> Unbewussten: Seelische Verletzungen des Patienten korrespondieren mit konflikthaften Strukturen des Therapeuten und umgekehrt. Vereinfacht sage ich, dass solche Patienten noch unintegrierte innere Elemente über projektive Identifikation in ihren Therapeuten unterzubringen suchen. Gegenübertragungsträume können darum zur Lösung aktueller Konflikte in Therapien herangezogen werden.« (persönliche Mitteilung von Hans Hopf; vgl. auch Hopf & Winter-Heider, 2019, S. 188ff.)

Letztlich veranlasst mich mein diffuses Unbehagen, das mich auch im Traum verfolgt, in Zusammenarbeit mit dem Jugendamt eine psychiatrische, tiefenpsychologisch ausgerichtete Begutachtung in die Wege zu leiten. Diese ergibt einen Verdacht auf Entwicklung einer dissozialen Persönlichkeitsstörung mit narzisstischem Kernkonflikt, zudem bestehe eine nicht unerhebliche Gefährdung des mittlerweile 17-Jährigen für sexualisierte Gewalt gegenüber jugendlichen Mädchen und jungen Frauen. Sein Verhalten weist aus meiner Sicht auf die Inszenierung seiner Innenwelt hin. Innere Objekte scheinen wenig installiert, ein väterliches Objekt bedrohlich und verachtenswert. Die Identifikation des Jugendlichen scheint als Täterintrojekt eines grausamen Vaters verankert und wird als verfolgend erlebt. Die Mutter Bennos, vermutlich in Schuld verstrickt, vermag es nicht, liebenswerte Nähe zu ihrem Sohn zuzulassen bzw. herzustellen, seine Sehnsucht zu stillen. Die Innenwelt Bennos gleicht vermutlich einer Ödnis, die von Einsamkeit und Täterintrojekten besiedelt ist. Vielleicht will Benno seine Innenwelt mir nicht preisgeben, vielleicht ist sie zu beschämend für ihn. Andererseits löst er gleichzeitig eine Bedrohungslage aus, sich meiner zu bemächtigen, die Kontrolle zu behalten.

Obgleich Benno mehrere Jahre geschlossen untergebracht war und einige forensische Programme durchlief, hielt er über viele Jahre hinweg Kontakt zu den Bezugspersonen der Wohngruppe. Mittlerweile hat er aufgrund schwerer Körperverletzung einige Jahre in Haft verbracht und ist Vater von mehreren Kindern. Allerdings habe er leider keinen Kontakt mehr zu seinen Kindern, sämtliche Beziehungen scheinen gescheitert. Allerdings – betont Benno – habe er »gute Mütter« für seine Kinder gewählt, und das habe er gut gemacht.

*****

Bereits als Zwölfjähriger vermochte Ben, ein ganzes Stadtviertel zu »terrorisieren«, so dass er den politisch Verantwortlichen ernsthafte Probleme bereitete. Ben und seine delinquenten Taten standen auf der Tagesordnung der Stadtratssitzung, viele Überlegungen wurden angestellt, wie und wo Ben schnellstmöglich untergebracht werden könnte. Sämtliche Einrichtungen erteilten dem Jugendamt eine Absage, so dass er weiterhin in einer Übergangseinrichtung lebte. Den Betreuerinnen zufolge ließ er wenig emotionalen Kontakt zu, gelegentlich habe er seine kindliche und bedürftige Seite gezeigt, um im Anschluss daran wieder auf delinquenten Streifzug zu gehen. Sein destruktives kriminelles Handeln hinterlässt Hilflosigkeit und Unverständnis. Welche emotionalen Motive leiten wohl Bens machtvolles Agieren? Die Betreuenden scheinen hin und hergerissen zwischen Mitleid und Ärger, insbesondere dann, wenn Ben triumphierend seine Macht ausspielt, erzieherische Bemühungen und Kontaktaufnahmen verhöhnt, so dass die Betreuenden sich oftmals ohnmächtig fühlen. Als wir uns bereit erklären, Ben auf ein Freizeitprojekt mitzunehmen, brechen Diskussionen aus: Während es uns sehr wichtig ist, dass Ben freiwillig mitkommt, entstehen Vorschläge und Fantasien, ihn mit Zwangsmaßnahmen, quasi per Handschellen, zur dänischen Grenze zu bringen, falls er nicht freiwillig mitfahren wolle. Zudem ist im Gespräch, ihn im Anschluss an die Freizeit in einem Haus im Wald unterzubringen, ohne Strom und Wasser. Sein destruktives Agieren wird aus meiner Sicht nicht nur als Bedrohung verstanden, sondern gar als machtvolle Stärke, die Hilflosigkeit und das Bedürfnis nach Kontrolle auslöst. Ich habe den Eindruck, dass Ben ein ganzes Stadtviertel seine eigene – für mich noch unbekannte Geschichte – hat »fühlen lassen«, wie es ihm vermutlich gehe.

Wie sich in der Arbeit mit Ben zeigt, ist es für ihn nur schwer möglich einen emotionalen und lebendigen Kontakt zu sich selbst und zu Anderen herzustellen. Zu bedrohlich scheint das »Fühlen«; ein freundliches Zugehen auf ihn löst Abwehr, vermutlich Beschämung und heftigen Widerstand aus. Er könne sich nicht vorstellen – so Ben – für jemanden liebenswert zu sein. Er fühle sich überflüssig und hässlich, verstehe nicht, warum man ihn mögen solle. Obgleich Ben später sogar gelegentlich sein Dilemma formulieren kann, scheint er auf emotionalem Gebiet nicht Herr der Lage zu sein; es stellt ein Feld dar, das er nicht beherrschen kann. Es wirkt auf ihn geradezu bedrohlich, vor dem Hintergrund der anzunehmenden inneren Dynamik einen liebevollen Kontakt zuzulassen. Es mache ihn schwach, das dürfe nicht passieren. Denn als er sich allmählich einer jungen Mitarbeiterin gegenüber öffnet, seine intensiven Sehnsüchte und Wünsche nach Nähe, Versorgung und Spiegelung auf die Betreuerin richtet, macht diese »sogähnliche« und berührende Dynamik eine behutsame Abgrenzung und Distanzierung von Seiten der Betreuerin notwendig. Umgehend werden darauf Bens destruktive Kräfte aktiviert, die sich in einem unvorstellbaren Maße gegen die Beziehung zur Betreuerin richten, diese quasi zu vernichten sucht. Der wiederkehrende Konflikt zeigt sich in der destruktiven Bekämpfung der ersehnten Beziehung, die er doch aus meiner Sicht so sehr bräuchte.

*****

Ich lernte Jo in seinem 13. Lebensjahr in einer Einrichtung der Jugendhilfe kennen, in welcher ich als Fachdienst tätig war. Er meldete sich mit seinem jüngeren Bruder beim Jugendamt nachdem er eine Vielzahl von gewalttätigen Übergriffen seines Vaters erlebt und eine Freundin der Familie ihm diesen Rat gegeben hatte. Er wurde im Rahmen einer Inobhutnahme in der Einrichtung untergebracht. Eine Vielzahl an Narben, Rippenbrüche und ein mäßig verheilter Kieferbruch zeugten von der Gewalttätigkeit des Vaters ihm gegenüber, während der jüngere Bruder von den Gewalthandlungen weitestgehend verschont geblieben war. Er sei mit seinem Bruder von der Mutter an den Vater »weitergereicht«, quasi vor die Tür gestellt worden, nachdem diese einen äußerst unsteten Lebenswandel pflege. Jo hatte noch ältere Halbgeschwister mit denen er aufgewachsen sei, bis die Mutter sich gänzlich von ihren mütterlichen Versorgungsaufgaben verabschiedet habe. Von der Lebensgeschichte ist zudem zu erfahren, dass seine Bindungserfahrungen sich maßgeblich durch Vernachlässigung, Angst und Frustrationen auszeichneten. Es habe eine Großmutter gegeben, die er sehr vermisse, zu der aber seit längerer Zeit kein Kontakt mehr bestehen würde.

Jo rührt mich in seinem Auftreten und seiner Kontaktaufnahme sehr an. Ich bin auch beeindruckt von der Tatsache, dass er es vermag, sich aus dem anzunehmenden Gefängnis von Gewalt »selbstmeldend« zu befreien. Er wirkt allerdings zunächst wenig entlastet oder erleichtert, sondern depressiv verstimmt und im Kontakt eher schüchtern und beschämt. Während er sich in der Wohngruppe nach kurzer Zeit zunehmend in Autoritäts- und Machtkonflikte insbesondere mit den männlichen Betreuern verstrickt, sucht er die fachdienstlichen Kontakte, erlaubt mir einen Einblick in seine Innenwelt. Sicherlich ist dieses unterschiedliche Verhalten gegenüber Erwachsenen der Einrichtung auch meiner »externen« Position als therapeutischer Fachdienst geschuldet; in meiner Funktion zähle ich zu den Personen, die nichts mit den täglichen Aufforderungen und der Durchsetzung von Regeln zu tun haben. Jedoch habe ich auch den Eindruck, dass diese Offenheit womöglich mit meiner Anteilnahme für ihn, der Sympathie und des Mitgefühls, die er zweifelslos bei der ersten Begegnung bei mir auslöste, zu tun habe könnten. Während er seine Fachdiensttermine zuverlässig und gerne wahrnimmt, zeigt er in der Wohngruppe ein Verhalten, das von Schulverweigerung, kränkenden Machtkämpfen, körperlichen Auseinandersetzungen mit Wohngruppenmitgliedern sowie selbst- und fremdgefährdendem, gewalttätigem Hochrisikoverhalten geprägt ist; ähnlich verhält er sich auch außerhalb der Wohngruppe. Bedrohliche Situationen beherrscht er scheinbar durch Gewalt; er schafft auf diese Weise Tatsachen, die ihm den juristischen Status eines Intensivtäters einbringen. Sein Risikoverhalten und seine Gewalttätigkeiten münden in einem sich wiederholenden Kreislauf, welcher mit adoleszentem Verhalten nicht erklärbar scheint. Es zeigen sich aus meiner Sicht Reinszenierungen einer grausamen inneren Objektwelt, die von Täterschaft, Vernachlässigung und Lieblosigkeit geprägt ist. Die destruktive Dynamik löst bei den Mitarbeitenden Hilflosigkeit, Wut und Kränkungen aus und verwickelt sie in körperliche Auseinandersetzungen, die sich gegen Jo richteten und geleugnet werden. Die Mitarbeitenden fordern die Einrichtungsleitung schließlich auf, den Jugendlichen zu entlassen, andernfalls würden sie kündigen.

Auch ich verspüre einen enormen Druck Jo von seinem risikobehafteten und gewalttätigen Agieren fernzuhalten. Ich erlebe mich oftmals vor die Entscheidung gestellt, entweder zusammen mit ihm gegen die Welt in Gestalt von Justiz, Betreuenden (insbesondere aber den männlichen) und seinem Vater zu kämpfen, oder gegen ihn zu handeln, ihn im Stich zu lassen und zu verlassen. Ich erfahre diese persönliche Entscheidungsnot insbesondere dann, wenn ich zu krisenhaften Situationen hinzugezogen werde – wenn Jo wieder eine schwere Körperverletzung begangen hat, körperlich auf Mitarbeitende losgegangen ist, sich verweigert hat, die Schule zu besuchen und die pädagogischen Konsequenzen einzuhalten, aber auch wenn er körperlich von seinen Schlägereien verletzt ist und sich in einem schwer zugänglichen – aus meiner Sicht sehr depressiven und beschämten – Zustand befindet. Zwei

Seiten zeigen sich dann in meinem Erleben: einmal das Gefühl, ihm beweisen zu müssen, dass ich ihn nicht im Stich lassen würde, zum anderen auch ein wenig Erleichterung, dass nicht ich die Adressatin seiner ohnmächtigen Wut und seines verletzenden Verhaltens gewesen bin. Zudem erlebe ich mich als äußerst kompetent, narzisstisch aufgewertet, quasi als die Einzige, die ihn in seiner Destruktivität bremsen und mit ihm umgehen könne, auf die er höre. Ab und an werde ich aber auch von den Gefühlen eingeholt, von Jo benutzt und kontrolliert zu werden, was mich in Unsicherheit und Not bringt. Ich habe oftmals den Eindruck, dass er mit seinem krisenhaften, destruktiven Agieren Anderen und sich selbst das zufügt, was er in seinem Aufwachsen immer wieder erlebt hat. So externalisiert sich nach einem Einkauf in der Stadt mit mir womöglich seine innere Situation: Wir nähern uns meinem parkenden Auto, welches unbeabsichtigt eine Einfahrt versperrt. Drei ältere Männer sehen uns auf sie zukommen und fragen, ob das mein Auto sei, was ich bestätige. Ich entschuldige mich freundlich für die Unannehmlichkeiten, was wenig Gehör findet. Vielmehr beleidigt mich der Passant als »blondes Dummerchen«, die nichts im Kopf habe. Dabei nähert er sich mir auf körperlich bedrohliche Art und Weise an. Ehe ich mich versehe, geht Jo dem wütenden Mann an den Kragen. Er packt ihn, hebt ihn hoch und fällt mit ihm zu Boden. Der Passant schreit »Du Bastard, ich bringe Dich um«. Ich bin von den Ereignissen überwältigt, fühle mich wie gelähmt. Ich habe zudem eine »abgründige« Angst um Jo, dass er den Passanten zusammenschlagen und töten werde. Ich versuche in hilflosem Agieren Jos Hände von dem Mann zu lösen, spreche beruhigend auf ihn ein – immer wieder: »Nicht schlagen, nicht schlagen, nicht schlagen, …«. Jo erlaubt es nach einiger Zeit, dass ich ihn »aufhebe«, beruhige und zum Auto bringe. Er »lässt sich ins Auto setzen«, ich schließe die Tür und sperre das Fahrzeug ab. Der Passant fragt erbost, ob dieser »Hurensohn« mein Sohn sei. Ich beantworte dies mit »Ja«.

Jo bedankt sich Wochen später dafür, dass ich es ihm aus seiner Sicht »ermöglicht« habe, das erste Mal trotz überwältigender Wut nicht zuzuschlagen. Er bedankt sich auch dafür, dass ich aus seiner Sicht für ihn Beleidigungen eingesteckt habe, das habe noch nie jemand für ihn getan. Diese Situation intensiven Erlebens gibt ihm und mir über Jahre hinweg die Möglichkeit seine demütigende Geschichte zu verstehen, was auch über meine »Verwicklungen« in seine gedemütigten, aber auch grandiosen Anteile seiner Innenwelt geschieht.

In der Folgezeit wird Jo mehrfach nach Jugendstrafrecht verurteilt und arrestiert. Diese Zeit zu überleben gestaltet sich sehr schwierig, er könne das Alleinsein und die Leere nicht aushalten, das erinnere ihn an früher. Das Angebot eines täglichen Briefwechsels nimmt er an; dieser ermöglicht es in meiner Vorstellung, Kontakt zu halten. Denn meine Befürchtungen drehen sich um meine Fantasie, dass er »verloren gehe«, die zarten Bande zu seiner Innenwelt verschwinden würden. Er erzählt in den Briefen von seiner Angst vor Nähe und Abhängigkeit, aber auch von seinem Neid auf andere, die liebende Eltern erfahren durften. Er habe Angst, Menschen – meine Person – zu verlieren, sei oftmals so hoffnungslos und von den Menschen enttäuscht. Er verspüre aber auch mit seinen Opfern Mitleid, allerdings nur im Nachhinein; während er schlage sei er in einer Art Rauschzustand, er könne sich dann nicht kontrollieren. Er wolle etwas verändern, wisse aber nicht, wie das gehen solle.

Nach seiner Entlassung aus dem Arrest verfällt er allmählich wieder in alte Verhaltensmuster, allerdings in abgeschwächter Form. Während er sich männlichen Personen gegenüber enorm angsteinflößend und gewalttätig zeigt, unterscheidet sich sein Verhalten gegenüber Mädchen und Frauen sehr. In dieser Beziehungsgestaltung geht es weniger um Dominanz und Überlegenheit, sondern aus meiner Sicht um Versuche der Selbstoffenbarung. So zeigt er seine verletzlichen und wunden Anteile, vielleicht auch in der Hoffnung, gesehen und nicht mehr enttäuscht zu werden. Ein zarter Versuch, eine Beziehung mit einem Mädchen zu führen, zeigt allerdings sein Unvermögen, sich abhängig zu fühlen. Er gibt an, die Wünsche seiner Freundin nach Nähe und Intimität würden ihn unter Druck setzen, er verachte dieses Verhalten, er würde es nicht so weit kommen lassen. Er brauche niemanden, er fühle sich unabhängig und sei auf niemanden angewiesen.

*****

Otis lernten wir bereits in der Einleitung kennen. Es war eigenen Angaben zufolge zu vermuten, dass er sexuelle Übergriffe durch seine Mutter, aber auch durch einen Betreuer in einer Institution erfahren hatte. Als ich ihn zu einer Freizeitmaßnahme abhole, bemerke ich große Unsicherheiten auf Seiten des Jugendlichen und seiner Mutter, die ich der anstehenden Trennung zuschreibe. Als wir kurz vor dem Aufbruch sind, nimmt mich Otis Mutter zur Seite, um mir eine Tube mit Creme zu übergeben. Sie teilt mir mit, dass ihr Sohn einen Ausschlag habe und ich den 13-Jährigen mehrmals am Tag zwischen den Oberschenkeln länger eincremen solle. Ich bin sprach- und fassungslos und angeekelt, erlebe die Situation als Aufforderung der Mutter, ihren Sohn zu missbrauchen. Neben meiner Fassungslosigkeit spüre ich aber auch eine enorme Wut auf die Mutter. Meinen Ekel wegschiebend konzentriere ich mich auf mein Bemühen, Otis aus den Fängen seiner Mutter zu befreien, welches mich immer wieder zum Agieren verleitet. Ich lasse mich von der Fantasie leiten, ihn von seiner Mutter ablösen zu können, den Missbrauch zu beenden, und lasse mich in eine Position manövrieren, die mich als konkurrierendes und rivalisierendes Gegenüber der Mutter inszeniert.

Trotz einer verständnisvollen Zusammenarbeit mit dem Jugendamt, einer Kinder- und Jugendpsychiaterin sowie der Schule gelingt es weder mir noch anderen, Otis aus seiner Lage zu befreien, die mich den inneren Dynamiken letztlich ohnmächtig gegenüberstehen lässt. Otis jugendliches Leben gestaltet sich in einer unwürdig anmutenden Abhängigkeit zu seiner Mutter; er scheint über Jahre hinweg unfähig, sich von ihr zu lösen. Sämtliche Versuche, die Mutter mit unterstützender Begleitung zu verlassen, scheitern aus meiner Sicht nicht zuletzt daran, dass eine Distanzierung Otis von seiner Mutter nicht nur heftige Angst auslöst, sondern auch einen Verzicht auf triumphale Kontrolle über die Mutter bedeuten. Er scheint nicht in der Lage, sich aus dem Gefängnis von Missbrauch und Gewalt, Macht und Ohnmacht zu befreien. Vielmehr wirkt es so, als ob er die anzunehmende erlebte Ohnmacht ins Gegenteil verkehrt: Er zeigt ein sexuell bedrohliches Agieren seiner Mutter gegenüber durch körperliche, sexualisierte Angriffe und erlebt triumphale Gefühle. Möglicherweise bildet diese Umkehr der Rollen einen Versuch ab, sie machtvoll zu beherrschen. Eigenartigerweise scheint die Mutter diesen Übergriffen weniger mit Abscheu zu begegnen, sondern sie eher als Bestätigung ihrer nahen Beziehung zu deuten. Otis berichtet zunehmend von gewaltassoziierten pornografischen Fantasien. Äußerlich zeigen sich seine inneren Begehrlichkeiten am Sammeln von Horrorfilmen. Diese Beobachtung, die bei mir ein Gefühl von Ohnmacht und Hilflosigkeit auslöst, lässt annehmen, dass seine innere Objektwelt keine Unabhängigkeit kennt, seine Bindungsgeschichte sich jenseits bedingungsloser Liebe, Feinfühligkeit und Versorgung in einem mütterlich-emotionalen und vermutlich sexuell missbräuchlichen Ausgeliefertsein vollzieht. Die Identifikation mit der Destruktivität und mit unheilvoller Abhängigkeit dominiert die innere Objektwelt, einhergehend mit einer Verachtung des Weiblichen, die er immer wieder zum Ausdruck bringt.

*****

Auf der Suche nach wesentlichen Gemeinsamkeiten der Fallvignetten sticht sicherlich die Auswahl männlicher Jugendlicher hervor, die hier beschrieben werden. Vor dem Hintergrund untersuchter Geschlechtsspezifitäten bei psychischen Störungen im Kindes- und Jugendalter weist Hans Hopf darauf hin, dass sich Jungen von Mädchen u. a. hinsichtlich eines narzisstischen Erlebens und externalisierender Verhaltensweisen unterscheiden:

> »Jungen neigen zu Bewegungsunruhe, externalisieren ihre Konflikte und tragen Sand ins soziale Getriebe. [...] Sie zeigen häufiger eine narzisstische Persönlichkeit ... mit entsprechenden Verhaltensweisen.« (Hopf, 2015, S. 28)

Auch aus Sicht von Frank Dammasch tendieren männliche Kinder und Jugendliche mehr als weibliche dazu, von einer Vorstellung »narzisstischer Unabhängigkeit und phallischer Größe« beherrscht zu sein. Dieses Erleben ergebe sich aus der Abwehr von frühen Mangelerfahrungen sowie Ängsten zu versagen, stehe unter dem Primat des »Lustprinzips« und bestimme das Handeln (vgl. Dammasch zit. n. Hopf, 2015). Entladungen von Wut werden als Reaktion auf Kränkungen verstanden. Diese Beschreibungen bilden sich auch in meiner Praxis der Jugendhilfe und Psychotherapie ab und finden deshalb ihren Niederschlag in den Fallvignetten, obgleich ich den Eindruck habe, dass die geschlechtlichen Differenzierungen hinsichtlich spezifischer Störungsbilder im Kindes- und Jugendalter schwächer werden.

Als zusätzliche wesentliche Gemeinsamkeit fällt allerdings aus meiner Sicht auf, dass sich die Dichte persönlicher »Verwicklungen« in Beziehungskontexten mit diesen Kindern und Jugendlichen intensiviert; so treffen wir auf polarisierende Dynamiken und mobilisierte Abwehrstrukturen auf unterschiedlichen Ebenen. Betroffene Kinder und Jugendliche fordern sowohl in Institutionen als auch in sehr persönlicher Hinsicht zu Beschäftigung und authentischer Begegnung mit ihnen heraus, die so manche beziehungsstiftende Fachkräfte hilflos machen und in die Flucht schlagen, und die – oftmals aus einer bestrafenden oder vernichtenden Haltung heraus – Entlassungen aus

Einrichtungen erzwingen.[44] In meiner langjährigen Arbeit in der Jugendhilfe erlebte ich Kolleginnen und Kollegen, die in der Auseinandersetzung mit diesen betroffenen Kindern und Jugendlichen »psychisch ausbrannten«, plötzlich kündigten, ihren Beruf aufgaben und sich zum Busfahren oder Gärtnern ausbilden ließen, depressiv wurden, sich gegenüber ihren anvertrauten Kindern und Jugendlichen im Ton oder in der Handlung vergriffen, »entweder er oder ich«-Trennungsszenarien aufführten, Gerichtsverhandlungen im Namen strafender Gerechtigkeit gegen die Jugendlichen anstrebten, auswanderten, etc. Ich erlebte aber andererseits auch die Kehrseite eines superlativen Beziehungsgefüges, das illusorische Fantasieren und Ausleben von Allmacht, Errettung und Verschmelzung.

Charakteristisch ist aus meiner Sicht auch die Intensität des Erlebens im Beziehungskontext. Bei den Fachkräften werden als Gegenübertragung verstandene bewusste, aber auch unbewusste Reaktionen aktiviert, die sich in einer Unverhältnismäßigkeit resonanten Agierens darstellen. Es scheint so, als ob diese Beziehungsdynamik eine auf den individuellen Selbstwert abzielende Bedrohungslage repräsentiert. Zentral muten dabei Gefühle der Angst, Scham und Hilflosigkeit an, welche die beteiligten Personen in ihrem persönlichen Wert und ihrer jeweiligen Rolle fundamental destabilisieren. Es zeigen sich mentale und psychische »Eruptionen«, Kränkungen und Wut bilden sich in einem wechselseitigen Erleben von Macht und Ohnmacht ab. Eigene Fähigkeiten zur Abgrenzung und Reflexion wirken eingeschränkt und Kräfte eines mitunter primitiven Abwehrgeschehens werden mobilisiert, oftmals einhergehend mit Distanzierung, Objektivierung und »Entmenschlichung« der betroffenen Kinder und Jugendlichen, oder gar Gewaltanwendung gegenüber sogenannten »Schutzbefohlenen«.[45]

So sind die im Vorfeld anzunehmenden Ängste der Helfer sicherlich nachvollziehbar; ebenso verständlich scheinen das Bemühen, Distanz zu halten, an eigener Abwehr festzuhalten, und die Befürchtung, die Beobachterperspektive gegenüber diesen Kindern und Jugendlichen verlassen zu müssen. Vor diesem

44 Möglicherweise bildet der Bezug zu persönlicher Auseinandersetzung Anlass zur gängigen Praxis der Verschiebung von Verantwortlichkeiten und Entlassungen in Jugendhilfe und Psychiatrie.

45 Vor diesem Hintergrund erörtert Tanja Kraushofer wie psychoanalytisch verstanden werden könne, »dass sich Personen, Teams oder ganze Einrichtungen – entgegen ihrem Selbstverständnis als Schutz- und Entwicklungsraum – zu Orten von Leid und Schmerz für betreuungsbedürftige Menschen entwickeln« (Kraushofer, 2022, S. 27ff.).

Hintergrund scheint es auch im Sinne eines Selbstschutzes naheliegend, die Gefahr persönlicher »Verwicklung« insgesamt vermeiden zu wollen; so neigen Fachkräfte manchmal dazu, sich im Umgang hinter institutionellem Regelwerk oder ihrer professionellen und institutionellen Rolle zu verstecken – vermutlich auch mit dem bewussten oder unbewussten Ziel, einem persönlichen Kontakt zu entkommen. Letztlich münden diese Vorgehensweisen dennoch in Machtkämpfen, die sowohl auf persönlicher als auch auf institutioneller Ebene beobachtet werden können. Menno Baumann untersucht diese Verläufe in Institutionen und beschreibt einen eskalierenden Teufelskreis:

> »So entbrennt ein Machtkampf mit immer rigideren und engeren Maßnahmen, den das Hilfesystem am Ende nicht gewinnen kann.« (Baumann, 2020, S. 49)

Institutionelle Rollen und Funktionen scheinen Fachkräfte mit Insignien pädagogischer Macht auszustatten, womöglich auch in der Hoffnung, sich vor Übergriffen schützen zu können. Allerdings scheinen sich unterschiedliche Rollen und Autoritätskonstellationen im Kontakt mit betroffenen Kindern und Jugendlichen als wenig effektiv zu erweisen, vermögen letztere es doch oftmals, über Grenzen hinwegzugehen und Fachkräfte persönlich zu treffen. Es entsteht daher vielmehr der Eindruck, dass sich die betroffenen Kinder und Jugendlichen die Auseinandersetzung mit den Fachkräften erzwingen, um sie dann machtvoll zu inszenieren. Im Rahmen pädagogischer Beziehungsgestaltungen wirkt dieses Erleben grenzüberschreitend und landet vermutlich oftmals jenseits eines professionellen Selbstverständnisses.

Einen Zugang zum Verstehen eröffnet es aus meiner Sicht, die Identifikation derart destruktiven Agierens als ehemals resilientes Verhalten zu begreifen:

> »Häufig sind es offenbar gerade die sogenannten Resilienzfaktoren, welche die Kinder und Jugendlichen in ihrer schwierigen Lebenslage aktivieren konnten, die sie aber in pädagogischen Institutionen in Schwierigkeiten brachten, da ihre ›Überlebensstrategien‹ dort eben gerade nicht dienlich waren, sondern deren Gruppenalltag völlig durcheinander brachten […].« (Baumann, 2020, S. 88)

Der Begriff der Resilienz erlaubt es, eine vage Verbindung herzustellen zwischen vermutlich als katastrophal und traumatisierend erlebten biografischen Ereignissen und entsprechenden Reaktionsweisen, deren Sinn erst in der Idee von Überleben nachvollziehbar werden kann. Sicherlich dreht es sich hier um die Ansätze eines sinnstiftenden Zusammenhangs, der dennoch aus meiner Sicht angesichts gezielter Verletzungen und Kränkungen verborgen bleibt; das Wesen destruktiver Angriffe auf Personen entzieht sich im Erleben meist dem Versuch sinnvoller Einordnung. Durch Umdeutung des Sinnzusammenhangs wird aus meiner Sicht das Aushalten evozierter Resonanzen im Umgang ausgespart, denn oftmals geht es nicht »nur« um destruktives Verhalten gegenüber sich selbst und Anderen, sondern um ein diesem Agieren beiwohnendes Gefühl der Allmächtigkeit und des Triumphes, das häufig als äußerst kränkend erlebt wird und bei den Fachkräften Abwehrkräfte mobilisiert.

Ebenso hilfreich, aber in der Umsetzung schwierig, bleiben die Forderungen nach einer gelassenen Haltung der Fachkräfte im Sinne einer »Symptomtoleranz«, dem Verzicht von Machtkämpfen sowie einem deeskalierenden Umgang (vgl. Baumann, 2020, S. 180f.). Diese Maßgaben verheißen aus meiner Sicht einen Umgang mit betroffenen Kindern und Jugendlichen, bei welchem eigene (mitunter heftige) Gefühle eben eine zu geringe Rolle spielen, sofern Gelassenheit nicht auch Absichtslosigkeit im Aushalten bedeutet. Versuche des Verstehens durch das Entwickeln von Deutungsmustern, so wie Baumann es in diesem Zusammenhang begreift, erfordern es aus meiner Sicht, Prozessen von Übertragung und Gegenübertragung nachzuspüren, zu reflektieren und nachzugehen, Gemeinsamkeiten der Übertragungs- und Gegenübertragungsphänomene zu entdecken und Ideen innerer Objektwelten zu entwickeln. Es handelt sich meines Erachtens bei den betroffenen Kindern und Jugendlichen nicht um eine Strategie, die die Option entscheidungsfähigen Handelns birgt. Wenn eigenes Erleben in therapeutischen und pädagogisch-betreuerischen Bezügen mit Macht, Allmacht und Ohnmacht konfrontiert wird, geht es um eigene Gefühle der Angst, der Verfolgung, der Kränkung, etc.; es lässt einen selbst den spannungsreichen Druck erfahren und sich oftmals in emotionaler Verwicklung wiederfinden.

Im Kontakt zu betroffenen Kindern und Jugendlichen wird nicht selten unser eigenes narzisstisches Gleichgewicht gefährdet, ein Ringen um Auf- und Abwertung aktiviert. Wie sich in den Fallvignetten zeigt, handelt es sich eben nicht um eine »mäßige Abwehrstrategie«, die durch Gelassenheit und reichlich einfühlsame Zuwendung aufgelöst werden könnte; stattdessen scheint diesem Beziehungsgeschehen eine narzisstisch geprägte Konstellation innezuwohnen, die als Teil der werdenden Persönlichkeit bereits tief verwoben ist. Leidvoll erfahrene Kränkungen und Demütigungen durch Bezugspersonen lassen die Betroffenen oftmals *sämtliche* Beziehungsgestaltungen als bedrohlich und verachtenswert inszenieren, wodurch der pädagogische Auftrag, Beziehungen zu gestalten, von Beginn an zum Scheitern verurteilt ist. Diese narzisstisch geprägte innere Ausstattung der Objektwelt zeugt von dem unauflösbaren Dilemma, das beschädigen zu müssen, was am dringlichsten ersehnt wird, nämlich eine liebende und wertschätzende, nahe und haltende Beziehung. Diese beziehungsstiftende Verbindung scheint in der Frühgeschichte aufs tiefste beschädigt worden zu sein, was Vulnerabilitäten in der Persönlichkeitsstruktur hinterlässt.

Dem Selbstpsychologen Heinz Kohut zufolge bedarf es zur frühen Entwicklung eines gesunden Selbst Bezugspersonen, die als Selbstobjekte zur Verfügung stehen, und die in spiegelnder und empathischer Weise wesentliche Funktionen für die Selbstentwicklung erfüllen. Dieses Zusammenspiel ermöglicht sowohl die Entfaltung von infantiler Grandiosität als auch die Idealisierung der Bezugsperson, zu welcher eine »verschmelzende Nähe« hergestellt wird. Sanfte und altersgerechte Frustrationen ermöglichen eine allmähliche Transformation der infantilen Omnipotenz und eine verinnerlichende Integration in das sich entwickelnde »Kernselbst«:

> »Diese Struktur ist die Grundlage für unser Gefühl, daß wir ein unabhängiger Mittelpunkt von Antrieb und Wahrnehmung sind, ein Gefühl, das mit unseren zentralsten Strebungen und Idealen und unserer Erfahrung integriert ist, daß unser Körper und Geist eine Einheit im Raum und ein Kontinuum in der Zeit darstellen. Diese kohärente und bleibende psychische Konfiguration, gemeinsam mit einer damit verbundenen Gruppe von Begabungen und Fertigkeiten, die an sich zieht oder die sich als Reaktion auf die Forderungen der Strebungen und Ideale des Kern-Selbst entwickeln bildet den zentralen Sektor der Persönlichkeit.« (Kohut, 1979, S. 155).

Das Erleben infantiler Omnipotenz gehört Kohut zufolge wesentlich zur Entwicklung des Selbsterlebens in elementarer Angewiesenheit auf eine spiegelnde Bezugsperson, und bildet einen mentalen Entwicklungsschritt ab. Heinz Kohut sieht in den Idealisierungsvorgängen der frühen Entwicklung ein strukturierendes Moment sowohl der Persönlichkeitsentwicklung als auch der grundsätzlichen Fähigkeit authentischer Beziehungsgestaltung. Die Erfahrung der Illusion positiver Omnipotenz dient in frühen Entwicklungsphasen dem emotionalen Zugang zu Individualität und persönlicher Bedeutsamkeit (vgl. Kohut, 1971; vgl. auch De Masi, 2022, S. 98). Vor diesem Hintergrund kann narzisstisch geprägte Beziehungsgestaltung im Sinne Kohuts als repräsentatives Geschehen von Beziehungserfahrungen während einer frühen Entwicklungsphase verstanden werden. Die Illusion von Allmacht und Grandiosität ist ein wichtiger Bestandteil; sie dient dem Schutz und der Verhinderung des Erlebens von Frustrationen und Trennungen. Sicherlich ist das Phänomen omnipotenzen Auftretens von Kindern und Jugendlichen im pädagogischen und therapeutischen Kontakt wohl vertraut und kann uns mitunter zu Gefühlen des Ärgers oder konkurrierenden Haltungen herausfordern. Dieses Geschehen kommt aus meiner Sicht einem »Wiederaufflackern« einer unvollendet durchlaufenen Entwicklungsphase gleich. Mit der Intensität triumphalen Agierens über Andere, vernichtender Feindseligkeit gegenüber der Welt und sich selbst, und dem nahezu fehlenden Zugang zu Emotionalität scheinen die in den Fallvignetten dargestellten Kinder und Jugendlichen ein narzisstisch-pathologisches Organisationsprinzip aufzuweisen, das ihre seelische Entwicklung stagnieren ließ und seine destruktive Wirkung oft – und relativ unabhängig von äußeren Umständen – weiter entfaltet.

Otto F. Kernberg unterscheidet eine narzisstische Pathologie seiner erwachsenen Patientinnen und Patienten von narzisstischer Abwehr. Aus seiner Sicht kann jegliche Abwehr als narzisstisch verstanden werden, verfolgt sie doch die Absicht, das Selbstwertgefühl zu schützen, den Kontakt zu eigenen Schwächen, Verletzungen und Kränkungen zu vermeiden. Im Unterschied zu Kohut hebt Kernberg den pathologischen Charakter der verinnerlichten Objektbeziehungen bei der Entstehung eines pathologischen Narzissmus hervor. Kernberg zufolge bildet die »zentrale Problematik eine Störung des Selbstwertgefühls in Verbindung mit bestimmten Störungen der Objektbeziehungen« (Kernberg, 2019b, S. 35). Hinzu kommen der chronische Neid und die sich daraus entwickelte Abwehr:

> »Darüber hinaus möchte ich auch den chronischen heftigen Neid und die dagegen entwickelten Abwehrformen – besonders Entwertungstendenzen, omnipotente Kontrolle und narzißtischer Rückzug – als Hauptmerkmale ihres Gefühlslebens hervorrufen.« (Kernberg, 2019b, S. 302).

Diese Konstellation bildet sich laut Kernberg nicht durch die Fixierung auf eine infantil omnipotenze Entwicklungsphase, sondern durch die Erfahrungen früher Entwertungen, die sich in zukünftigen Beziehungen reinszenieren:

> »[W]as diese Patienten in der Übertragung wiederholen sind frühe Entwertungen wichtiger äußerer Objekte und ihrer intrapsychischen Repräsentanzen als sekundäre Verarbeitung und Abwehr gegen tieferliegende Konflikte im Umkreis von oraler Wut und Neid. Sie müssen alles, was ihnen Liebe und Befriedigung spenden könnte, zerstören, um die Anlässe für ihren Neid und ihre projizierte Wut zu beseitigen; stattdessen ziehen sie sich auf ein Größen-Selbst zurück, das eine primitive Wiederverschmelzung von idealisierten Elternimagines und idealisierten Selbstvorstellungen darstellt, um auf diese Weise dem Teufelskreis von Wut, Frustration und destruktiver Entwertung potentieller Befriedigungsquellen zu entrinnen, was aber nur um den Preis einer schweren Schädigung der verinnerlichten Objektbeziehungen gelingt.« (Kernberg, 2019b, S. 315)

Kernberg zufolge wird das Selbst mit idealen und allmächtigen, aber auch sadistischen Eigenschaften besetzt, der Zugang zu den eigenen schwachen und bedürftigen Anteilen bleibt verborgen. Die Inszenierung des Größenselbst verfolgt den Triumph über Andere. Wird es in seiner Konstellation bedrängt, werden innere und äußere Objekte im Dienst pathologischer Selbststabilisierung attackiert, ausgebeutet und gedemütigt (Kernberg, 2019b). Als psychopathologische Organisation von Persönlichkeitsstruktur verstanden, vollzieht sich eine grundlegende Veränderung der Wahrnehmung und des Bewusstseins, die mitunter von Hass und Beziehungslosigkeit beherrscht scheinen. »Narzisstischer Hass auf Bedürftigkeit und Abhängigkeit« bilden einen Teil psychisch-pathologischer Strukturen ab (vgl. De Masi, 2022, S. 105).

Vor diesem Hintergrund wird aus meiner Sicht die charakteristische Beziehungsgestaltung mit betroffenen Kindern und Jugendlichen nachvollziehbar. Das drängende Verlangen machtvoller Kontrolle über Beziehungen dient zum einen dem Selbstschutz, zum anderen aber maßgeblich als Ersatz der Erfahrung von eigener Bedeutsamkeit, von liebevollen Beziehungen; es ist ein Zusammenhang, der auf der tiefen und beschämenden Überzeugung gründet, nicht liebenswert zu sein. Zu betonen bleibt, dass sich diese Organisationsstruktur im Dienst einer existentiell bedingten Kompensation von Selbstwerterhalt gebildet hat. Wenn wir Veränderungen erwarten, dann kommt es manchmal zu einer Bedrohungslage, die sich in einem existentiellen Kampf mit der Außenwelt externalisiert. Die narzisstische Dynamik scheint leitend, jenseits entsprechender Vernunft (vgl. Hopf, 2015, S. 169).

Hans Hopf beschreibt anhand eines Jugendlichen, wie sich auf der Basis schwerer Kränkungen in der Frühgeschichte eine unstillbare Rachsucht mit Vernichtungswünschen entwickelte:

> »Jeder Mensch neigt bis zu einem bestimmten Grad dazu, auf Kränkungen und Herabsetzung mit Beschämung und Ärger zu reagieren. Narzisstisch verwundete, das heißt in ihrem Selbst und Selbstwert verletzte Menschen reagieren jedoch deshalb mit besonders quälender Scham und heftiger narzisstischer Wut, weil sie zur Aufrechterhaltung ihres Selbst und ihrer Selbstachtung auf ein bewunderndes Objekt angewiesen sind und dieses, aus Angst es zu verlieren, ständig kontrollieren müssen. Zumeist herrschen unbewusste sadistische Spannungen vor, weil jene Individuen in der frühen Kindheit häufig erniedrigt und sadistisch behandelt worden sind.« (Hopf, 2015, S. 295f.)

Auf diese Weise werden auch wir, sofern wir uns den betroffenen Kindern und Jugendlichen in pädagogischen oder therapeutischen Zusammenhängen als erwachsene Gegenüber zur Verfügung stellen, oftmals lebendiger Teil einer innenweltlichen Inszenierung. Uns wird in der Beziehungsgestaltung zu den Betroffenen beispielsweise die Rolle von »Selbstobjekten« von Grandiosität oder Demütigung, »Täterintrojekten« oder »bedrohlichen Verfolgern« gegeben; wir dienen in der emotionalen Teilhabe somit als »Hilfsobjekte« ohne dass wir das »Drehbuch« narzisstischer Inszenierung kennen würden. Hans Hopf erlaubt in dieser Falldarstellung Einblick in das Moment persönlicher Verwicklung:

> »In jenem Moment, als Sebastian davon berichtete, Amok laufen und alle Lehrer erschießen zu wollen, hielt er mich als Selbstobjekt fest. Er war jetzt grandioser Täter, nicht mehr Opfer, und er kontrollierte mich, indem er mich mit seinen wilden Phantasien in Angst und Schrecken versetzte. […] An dieser Stelle wurde mir klar, wie sehr ich mit meiner Gegenübertragung lediglich auf die Übertragungen des Patienten reagierte. Ich türmte auf die Größenphantasien des Patienten nur meine therapeutischen Höhenflüge. Tatsache war jedoch, dass ich ebenso hilflos war wie Sebastian.« (Hopf, 2015, S. 96)

So sehe ich als Zugang zu betroffenen Kindern und Jugendlichen eigenes emotionales Erleben, das sich nicht nur der Frage widmet, was sich in diesem Kampf reinszeniert, sondern auch, inwieweit wir selbst mit eigenen narzisstischen Wünschen, Wunden und Begehrlichkeiten involviert sind; es geht also auch immer um die Wahrnehmung eigener Gefühle im Zusammenhang mit der Beziehungsgestaltung. Gerade das Zusammenspiel gegenseitiger Übertragungsprozesse in narzisstisch geprägten Zusammenhängen gleicht aus meiner Sicht oftmals einer unbewussten »Infizierung« des Selbstwerterhalts; es geht um Größe und Grandiosität, die sich in wiederholender Musterbildung darstellen. Wie können dann diese persönlichen »Verwicklungen« als umfassende und tiefgreifende Beziehungsdynamiken verstanden und hilfreich genutzt werden? Das, was betroffene Kinder und Jugendliche auf uns übertragen, kann im Rahmen von Beziehungsgestaltung erlebt, gefühlt und mentalisierend als Reinszenierung frühen katastrophalen Erlebens verstanden werden. Übertragungsgefühle bergen aus meiner Sicht auch das Potenzial zur einfühlenden Wahrnehmung, zum Teilen einzelner Anteile der Erlebenswelt in unterschiedlichen Rollen; sie schaffen Visionen eines hilfreichen Umgangs und können so Anteil an einem tiefgründigen Veränderungsprozess tragen.

In den dargestellten Fallvignetten habe ich versucht zu zeigen, dass ich auf sehr persönliche Art und Weise nicht nur betroffen, sondern mit meinem eigenen Erleben in den Beziehungen verwickelt war. Obgleich ich mich bemüht habe, mit den vorgestellten Kindern und Jugendlichen unter sehr unterschiedlichen Bedingungen Beziehungen aufzunehmen und zu gestalten, ging es aus meiner Sicht zunehmend weniger um den Auftrag, sozusagen das »Handling eines Störungsbildes«. Die betroffenen Kinder und Jugendlichen vermochten es, mich zutiefst anzusprechen, nicht zuletzt dadurch, dass sie meinem Gefühlserleben nach meinen eigenen Selbstwerterhalt von ihrer Stabilisierung abhängig machten. Ein Zulassen, Eingestehen und Reflektieren eigener Gefühle von Grandiosität, Hilflosigkeit und Kränkung in der Beziehungsgestaltung mit betroffenen Kindern und Jugendlichen finde ich daher absolut notwendig. Dieser Zugang birgt das Potenzial, sich aus der »Ver-wicklung« durch »Ent-wicklung« zu befreien, dieses Erleben zu benennen und zu formulieren, und den Betroffenen hilfreich zur Verfügung zu stellen. Es geht dabei gerade nicht um die professionelle Dominanz eines Besserwissens, die vorwiegend dem Selbstschutz im Sinne des eigenen Selbstwerterhalts dient, sondern verfolgt das Ziel der Mentalisierung seelischer Dynamik zwischen Grandiosität und Ohnmacht. In den Worten Hans Hopfs gegenüber seines »Amoklauf« androhenden Jugendlichen:

> »Ich war mit meinem Latein am Ende. [...] Diese Befindlichkeit habe ich Sebastian mitgeteilt: ›Du machst mich jetzt hilflos, so hilflos, wie Du Dich immer fühlst und worüber Du erzählt hast. Ich kann weder irgendwelche Menschen noch Dich selbst vor Deiner Wut schützen.‹ Das war die reine Wahrheit und meine Deutung machte Sebastian klar, dass er mich ansonsten als Objekt verlieren würde.« (Hopf, 2015, S. 296)

Vor diesem Hintergrund sehe ich die »Ver-strickungen« zwischen Fachkräften und betroffenen Kindern und Jugendlichen nicht als Übel der Beziehungsgestaltung, die eine professionelle Distanzierung in Form eines Beziehungsabbruchs notwendig macht. Vielmehr können »Ver-wicklungen« als wertvolle Bereicherung dienen, die den Blick auf bedeutsame strukturelle Zusammenhänge erweitert, oder gar erst eröffnen.

*****

Die in den Fallvignetten dargestellten Kinder und Jugendlichen Ebbo, Benno, Jo, Ben und Otis berührten mich zutiefst und hinterließen tiefe Spuren in meiner Erinnerung, meinem Erleben, aber auch in meinem Zugang zu anderen betroffenen Kindern und Jugendlichen, die mir begegneten. Trotz ihrer Individualitäten zeigt sich für mich als Gemeinsames nicht nur ihre anzunehmende von Mangel, Gewalt und Missbrauch durch erwachsene Bindungspersonen geprägte Frühgeschichte, sondern auch ihre narzisstisch maskierte Suche nach Kontakt, Versorgung und Veränderung durch eine heilsame Beziehung. In welchem Ausmaß meine Beziehungsangebote für Ebbo, Benno, Jo, Ben und Otis hilfreich waren, und inwieweit sie mich als »Beziehungsobjekt« für einen heilsamen Entwicklungsprozess der inneren Objektwelt »verwenden« konnten, wurde meines Erachtens manchmal äußerlich sichtbar, beispielsweise durch zunehmende Lebenszufriedenheit, wachsende Leistungsbereitschaft oder mutige Beziehungsfähigkeit. Eindeutige kausale Zusammenhänge bleiben jedoch verborgen.

*****

Zum Ende dieses Abschnitts möchte ich noch auf Udo Rauchfleisch hinweisen, der sich seit vielen Jahren in Forschung und Behandlung Erwachsener u. a. intensiv mit dissozialen Persönlichkeitsstörungen auseinandersetzt (vgl.

Rauchfleisch, 1981, 2017, 2020). Aus meiner Sicht ist es wesentlich schwieriger, die verletzten und gedemütigten Anteile *erwachsener* Patientinnen und Patienten mit dissozialer oder antisozialer Persönlichkeitsstörung in der Begegnung und therapeutischen Beziehungsgestaltung zu entdecken. Ich erlaube mir dennoch einen Zusammenhang zwischen erwachsenen und jugendlichen Pathologien herzustellen, der sich aus meiner Sicht insbesondere dadurch ergibt, dass die in den Fallvignetten dargestellten Kinder und Jugendlichen Gemeinsamkeiten mit dieser Persönlichkeitsstörung aufzeigen. Zudem weisen Entwicklungslinien von erwachsenen dissozialen Patientinnen und Patienten auf einen frühen Beginn und entwicklungspsychologische Kontinuität dissozialen Verhaltens bis zur Chronifizierung hin.

Udo Rauchfleisch spricht in seinem 1981 erschienen Buch *Dissozial* in Orientierung an Kernberg von einem depressiv-narzisstischen Kernkonflikt auf der Grundlage einer Borderline-Persönlichkeitsorganisation (vgl. Kap. 4.3 in diesem Buch). Er geht von einer Strukturpathologie mit starken Externalisierungstendenzen aus, welche sich in sämtlichen Lebensbereichen niederschlagen können (Rauchfleisch, 1981, S. 19). Betroffene zeigen ein handlungsmäßiges Inszenieren innerer Konflikte in der Außenwelt und weisen u. a. pathologische Entwicklungen im narzisstischen Bereich auf. Unter anderem gelten Frustrationsintoleranz, Störungen in den Realitätsbezügen, Desintegration der Persönlichkeit sowie eine depressive Problematik als charakteristische Eigenschaften einer dissozialen Persönlichkeitsstörung. Beziehungsgestaltung bedeutet Rauchfleisch zufolge eine Aktualisierung von Objektbeziehungen, die sich als verinnerlichte, aggressiv aufgeladene Beziehungserfahrungen konstituiert haben. Die innere Objektwelt ist beherrscht von heftiger oraler Aggression aufgrund früher oraler Frustrationen, und findet projektive Verarbeitung (vgl. Rauchfleisch, 2020, S. 16). Die entwicklungsorientierte Perspektive erlaubt es, einen Zusammenhang herzustellen zwischen dieser schwerwiegenden Strukturpathologie und dem frühen Erleben von emotionalen und sozialen Deprivationen traumatischer Qualität. Seit frühester Kindheit etabliert sich das zur inneren Gewissheit werdende Gefühl, dass die Welt feindselig, angsterregend und unberechenbar sei. Innere Objekte unterliegen einer Verzerrung, werden durch Projektionen externalisiert. Wesentlich scheint mir nochmals mit Rauchfleisch die Massivität psychopathologischer Strukturorganisation zu betonen:

»Das handlungsmäßige Inszenieren innerseelischer Konflikte in der Außenwelt stellt, abgesehen von einem gewissen Bedürfnis nach Selbstbestrafung, wohl vor allem den Versuch dar, eine auf andere Art nicht zu bewältigende Gefahr psychischer Desintegration zu begegnen.« (Rauchfleisch, 1981, S. 166)

Diese Not gilt es im Kontakt mit betroffenen Kindern und Jugendlichen wahrzunehmen und zu verstehen, und vor dem Hintergrund eigener Reflexion und Mentalisierung Beziehung anzubieten.

## 5.3 Halten, Aushalten und Containment

Im therapeutischen und pädagogisch-betreuerischen Umgang mit betroffenen Kindern und Jugendlichen lösen die Begriffe des Haltens und Aushaltens unterschiedliche, emotional abwehrende oder begrüßende Reaktionen aus. Einigkeit scheint meist darüber zu bestehen, dass das sogenannte »Halten« und eine entsprechende »Haltung« sinnvoll und notwendig sind, wobei sich aber die mangelnde Konkretisierung der Begriffe bzw. Verhaltensweisen für die praktische Umsetzung als wenig hilfreich erweist.

Ich erinnere mich in diesem Zusammenhang an einen Vortrag zum Thema »Borderline-Persönlichkeitsorganisierte Jugendliche aus-halten«, den ich vor vielen Jahren in einer Jugendhilfeeinrichtung hielt, die mit äußerst schwierigen Jugendlichen arbeitete. Bevor ich überhaupt mit meinen Ausführungen beginnen konnte, wurde mir entgegengehalten, dass ein einfühlsames Verstehen der jugendlichen Dynamik nichts mit der pädagogischen Notwendigkeit Handeln zu müssen gemein habe, letzterer sogar eher widerspreche. Diese Kontroverse verwies aus meiner Sicht bedauerlicherweise nicht nur auf eine unflexible Festlegung beruflicher Identifikationen, sondern diente dem Schutz vor der Möglichkeit, sein eigenes Erleben zu nutzen um unbewusste, kommunikative und hilfreiche Inhalte über pathologische Zustände, mit denen Betreuende oft konfrontiert sind, emotional nachzuvollziehen. Pädagogisches Alltagshandeln und verstehende, haltende Zugänge als widersprüchlich zu betrachten greift auf eine lange Tradition zurück; und noch immer werden Handeln und Verstehen im pädagogischen Diskurs dichotomisiert, Theorie und Praxis als unvereinbar betrachtet (vgl. Einleitung). Im Laufe der Veranstaltung wurde deutlich, dass einige der Teilnehmenden Halten und Aushalten mit Erfahrungen von Kränkung oder körperlichen Angriffen durch Jugendliche, dem Gefühl »alleine gelassen zu sein«, und daher mit einer generalisierten beruflichen Überforderung assoziierten. Halten und Aushalten bedeutete in diesem Sinne ein empathisches Mitfühlen jugendlicher Destruktion, Arroganz und Abwehr, im Gegensatz zu und auf Kosten von persönlicher mentaler Integrität im Sinne von Unversehrtheit. So entstand bei mir der Eindruck, dass die befremdliche anfängliche Aussage des Teilnehmers von persönlichen – unreflektierten – Affekten motiviert war, die somit als Inhalte des beruflichen Aushaltens und Handelns identifiziert wurden. Vielleicht war es auch Ronald Hofmanns Beschreibung des Haltens, die den Teilnehmenden half, die zentrale, aktive und persönliche Bedeutung des Begriffs zu verstehen; ich zitiere sie deshalb an dieser Stelle in voller Länge:

> »Das Halten ist der wesentlichste Teil der therapeutischen und pädagogisch-betreuerischen Beziehung und damit der personellen Grundhaltung zu borderlinegestörten Kindern und Jugendlichen. Aus entwicklungspsychologischer Sicht ist er deshalb bedeutsam, weil darüber die Betroffenen ihre inneren Arbeitsmodelle der Bindung und daraus folgend der Identität als Grundvoraussetzung für die Entwicklung von Ressourcen korrigieren und entwickeln können. Halten beschreibt eine Fähigkeit und eine innere Haltung als individuelle nichtlernbare Therapie- und Erziehungskompetenz. Dies beinhaltet das bindungsrelevante Schützen und Beschützen der Kinder und Jugendlichen. Praktisch heißt dies für sie einzutreten (Vermittlung eines rückhaltlosen Schutzes ohne Gegenleistung, Liebe trotz Begrenzung, Liebe trotz eigener Wut, Angst, Demütigung, Hilflosigkeit). Aus der Perspektive der protektiven Funktion oder der bindungsrelevanten Schutzfunktion bietet diese Grundhaltung Borderlinegestörten ein Nachholen der in der Psychogenese nicht erlebten Bindungsstabilität. Haltefähigkeit als Vermittlung der sicheren Basis ist gleichzeitig ein personifiziertes Produkt der therapeutischen und pädagogisch-betreuerischen Arbeit und ein therapeutischer Wirkmechanismus.« (Hofmann, 2002, S. 229f.)

Ronald Hofmann (vgl. Kap. 4.1 in diesem Buch) sieht also im Halten den wesentlichen Aspekt im Umgang mit betroffenen Kindern und Jugendlichen, versteht es als qualitatives Charakteristikum einer bindungsausgerichteten therapeutischen und pädagogisch-betreuerischen Beziehung zwischen Betreuenden und Betroffenen. Es geht um die aufmerksame Wahrnehmung der im Kontakt auftauchenden Gefühle sowie um die Kompetenz, diese bei sich auszuhalten, zu deuten und prompt und angemessen auf sie zu reagieren, ihnen gar mit »Liebe« zu begegnen. Die persönliche Kompetenz des Haltens liegt Hofmann zufolge in der Fähigkeit zur Selbstreflexion, und nicht zuletzt in einer »gesunden Identitätsorganisation« der Betreuenden. Der Vorgang des Haltens und Aushaltens kann einen Zugang zum Nachvollziehen eröffnen, ist als aktives Geschehen zu verstehen und unterstützt im Kontext einer Beziehung die Entwicklung bzw. das Nachholen der Entwicklung von Bindungssicherheit des betroffenen Kindes oder der/des Jugendlichen.

Entwicklungspsychologisch betrachtet zeichnet sich die Nachträglichkeit der mentalen und emotionalen Versorgung durch ein – für das Überleben notwendige – interaktives Geschehen aus, das als Wiederauflage eines frühen Zusammenspiels zwischen Säugling und primärer Bezugsperson verstanden werden kann. Winnicott spricht dem »Halten« wesentliche Bedeutung für eine gelingende Selbstentwicklung zu (Winnicott, 1994, 2006, 2015; vgl. auch Cohen, 2017; Kap. 4.2 in diesem Buch). Vorgänge körperlichen Haltens und fürsorglicher Versorgung während des »Halte-Stadiums« finden ihren direkten Niederschlag in der psychischen Entwicklung des Säuglings (vgl. Winnicott, 2006, S. 56ff.). Umstände dieser physischen und psychischen Versorgungsleistung fasst Winnicott als »Umweltzustand« zusammen (Winnicott, 2006). Diese Verknüpfung gründet auf seiner Annahme, dass sich ein Gefühl der »Ganzheit des Selbst«, das Körper und Psyche zugleich umfasst, durch die Fähigkeit der »Mutter-Person« zum »Halten« konstituiert (Winnicott, 1994, S. 124f.).

> »Psychologisch formuliert, zerfällt das Selbst des Säuglings in Einzelteile, wenn es nicht zusammengehalten wird, und körperliche Fürsorge ist in diesen Phasen zugleich psychische Fürsorge.« (Winnicott, 1994, S. 171)

Durch Internalisierung und Erinnerung dieser »Umwelt-Fürsorge« – so Donald W. Winnicotts Formulierung – gelingt durch das Wachsen der Fähigkeit zur Selbstfürsorge eine allmähliche Konsolidierung und strukturierte Integration des Selbst (Winnicott, 2006, S. 56). Die Bedeutung des »Haltens« umfasst Winnicott zufolge einen Integrationsprozess, verstanden als »Bündelung der Selbstanteile«, der in einen dauerhaften Zustand integrierten Selbsterlebens mündet (Winnicott, 1994, S. 171f.). Charakterisiert ist dieser Zustand als Selbsterleben von Kontinuität, als »kontinuierliches Sein« im Gegensatz zum Reagieren:

> »Die Alternative zum Sein ist Reagieren; reagieren unterbricht aber das Sein und vernichtet. Sein und Vernichtung sind die beiden Alternativen. Die Hauptfunktion der haltenden Umwelt besteht deshalb darin, die störenden Übergriffe, auf die der Säugling reagieren muß, woraus eine Vernichtung personalen Seins folgt, auf ein Minimum zu reduzieren.« (Winnicott, 2006, S. 60f.)

Winnicott sieht allerdings auch die Möglichkeit, das Gefühl »gehalten zu werden« nachträglich mental zu erfahren, was aus seiner Sicht dem Erleben körperlicher Fürsorge und physischen Haltens durch die primäre Bezugsperson, also biografischen Erfahrungen aus der Vergangenheit, gleichbedeutend ist (Winnicott, 1994, S. 104). In Winnicotts Überlegungen (vgl. auch Cohen, 2017) wird somit dem »Halten« – aus meiner Sicht zu Recht – eine fundamentale Bedeutung für die integrative Selbstentwicklung zugeschrieben. Zugleich eröffnen Winnicotts Ausführungen das Potenzial eines therapeutischen und pädagogisch-betreuerischen (Aus-)Haltens – d. h., Prozesse des (Aus-)Haltens im Kontext aktueller Beziehungsgestaltung zu fokussieren und reflektieren, um ein Nachholen des »Gehalten-Werdens« auf psychischer Ebene zu initiieren.

Die wesentliche Bedeutung des Haltens zeigt sich auch im Containment-Konzept Bions, welches ebenso auf entwicklungspsychologischen Überlegungen gründet. Auch er betrachtet das frühe Zusammenspiel zwischen Säugling und primärer Bezugsperson und versteht es als unbewusste kommunikative Austauschprozesse, die der Transformation psychischer Erlebnisse diene (Bion, 2020, 2012; vgl. auch Kap. 3). Die Aufgabe der Bezugsperson umfasst die mentale Verwandlung unerträglicher Affekte des Säuglings, indem sich die Bezugsperson als Resonanzkörper – in Bions Worten als »Container« – zur Verfügung stellt. Sie nimmt die Spannungen und Übererregungen des Säuglings wahr und in sich auf, hält sie aus und gibt sie in modifizierter, »verdauter«, dem Säugling zumutbarer Form zurück. Dieses Geschehen dient der Reduktion von Anspannung, die durch schwer erträgliche emotionale Zustände entsteht, die der Säugling nicht selbst regulieren kann. Es bedarf vieler solcher Vorgänge, die auf der Feinfühligkeit, Spiegelung, Interpretation und Resonanz der Bezugsperson beruhen, um es dem sich entwickelnden Säugling zu ermöglichen, die erlebte mentale »Verwandlungsfunktion« bei sich aufzunehmen, zu introjizieren. Diese frühen Erfahrungen bilden die Voraussetzung, eigene emotionale Zustände letztlich selbst regulieren und mentalisieren zu können. Wie bereits erwähnt, versteht sich das »Containment-Konzept«

Bions aber auch als Form unbewusster Kommunikation: Mittels projektiver Vorgänge der »Entledigung« unerträglicher affektiver Spannungen können intrapsychische Zustände des Säuglings auf unbewusstem Wege von der Bezugsperson erfasst und wahrgenommen, mitunter als eigene Gefühle erlebt (projektive Identifizierung), in einen Zusammenhang gestellt und mit Bedeutung und Sinn versehen werden:

> »Als realistische Aktivität sind projektive Identifizierungen ein Verhalten, das sinnvoll darauf abzielt, in der Mutter diejenigen Gefühle hervorzurufen, die das Kind loszuwerden wünscht. Wenn das Kind fühlt, dass es stirbt, so kann es in der Mutter die Furcht wachrufen, daß es sterbe. Eine ausgeglichene Mutter kann dieses Gefühl akzeptieren und therapeutisch darauf reagieren: d. h. in einer Art und Weise, daß das Kind fühlt, daß es seine angsterfüllte Persönlichkeit zurückerhält – aber in einer nunmehr erträglichen Form – die Ängste werden für die kindliche Persönlichkeit tragbar. Wenn die Mutter diese Projektionen nicht tolerieren kann, dann ist das Kind gezwungen, die projektive Identifizierung mit wachsender Stärke und Häufigkeit fortzusetzen.« (Bion, 2012, S. 230)

Gelingendes Containment ist also für die weitere psychische Entwicklung von fundamentaler Bedeutung. Bion verweist auf eine Zunahme an Heftigkeit und Frequenz projektiver »Entlastungen« im weiteren Verlauf der Entwicklung, falls diese frühen Prozesse aus unterschiedlichen Gründen nicht gelingen.

Franco De Masi greift die Annahme einer existentiellen Bedeutung gelingenden Containments für die psychische Entwicklung angesichts seiner Erfahrungen in psychoanalytischer therapeutischer Arbeit mit »schwierigen Patienten« auf. Aus seiner Sicht ermöglicht gelungenes Containment das Gefühl von Lebendigkeit und Existenz sowie die grundlegende Fähigkeit, sich auf Beziehung einzulassen, und dient schließlich als schützende Membran gegenüber einem Übermaß an Reizen (vgl. De Masi, 2022, S. 37).

> »Wenn Patienten die Erfahrung eines emotionalen Containers fehlt und sie außerdem ihre eigenen Gefühle nicht auf andere projizieren können, führt dies dazu, dass sie unter psychopathologischem Schmerz, Verwirrung und chronischer Angst leiden. Sie identifizieren sich häufig mit dem Aggressor und ihr Gefühl für das eigene Selbst ist ständig von Auflösung bedroht. Aufgrund der Frustration durch die Eltern, die vor allen Dingen auf mangelnde Empathie zurückzuführen ist, sind sie voller Ärger. Dieser richtet sich gegen den lebendigen Teil ihres Selbst und wird als Quelle von Schmerz erlebt.

> So entsteht eine konfuse Mischung aus Erwartungen und Enttäuschungen, die zu einem Gefühl von Leere und Passivität führt.« (De Masi, 2022, S. 22)

Vor diesem Hintergrund folgert De Masi, dass weitere traumatische Ereignisse, die im Laufe der Entwicklung einwirken, dann auf eine Psyche treffen, die außer Stande ist, Ereignisse zu integrieren.

> »In vielen Fällen verblüfft die außergewöhnliche Besonderheit eines Traumas tatsächlich nicht so sehr, sondern vielmehr das Fehlen eines menschlichen Umfeldes, das in der Lage ist, seine Auswirkungen zu teilen, für sie eine Container-Funktion zu übernehmen und sie schließlich zu transformieren.« (De Masi, 2022, S. 54)

De Masi zufolge ist also ein Halten im Sinne eines nachträglichen Teilens und Nachvollziehens auch ein wesentlicher Bestandteil heilsamer Verwandlung und Integration in der psychoanalytischen Arbeit mit Erwachsenen. Das Halten verknüpfe ich in meiner beruflichen Erfahrung insbesondere mit Tabea, die lange Jahre in der Wohngruppe verbrachte.

*****

Tabea ist zum Zeitpunkt ihrer stationären Unterbringung in der Wohngruppe 16 Jahre alt. Gegen den Widerstand ihrer Mutter strebte sie seit Längerem – nach mehreren Suizidversuchen, rezidivierenden schweren depressiven Episoden mit Selbstverletzungen und mehrfachen Klinikaufenthalten – eine von der Mutter getrennte Wohnform an. Als zentrales Gefühl beschreibt die Jugendliche, nicht mehr leben zu wollen, das Leben nicht mehr aushalten zu können. Da sie einen Hund besitzt, gestaltet sich das Finden einer Wohngruppe im Rahmen der Jugendhilfe als aussichtslos. Als ich Tabea kennenlerne, wird mir sehr schnell deutlich, dass der Hund für sie eine lebenserhaltende Funktion im Sinne eines »erweiterten Ichs« innehat, womöglich einem Bedürfnis nach Abhängigkeit entspricht;[46] eine Trennung scheint für sie unmöglich bzw. würde sich negativ auf ihr lebenserhaltendes Bemühen auswirken. Nach Rücksprache mit den Betreuenden nehmen wir Tabea und ihren Hund

46 Tabea hat einen Zwillingsbruder, weswegen aus meiner Sicht Prozesse von Abhängigkeit und Autonomie in der psychischen Entwicklung besonders zu berücksichtigen sind.

in der Wohngruppe auf. So ziehen beide in die Wohngruppe, Tabea wird von ihrem Vater, der seit vielen Jahren getrennt von Tabeas Mutter lebt, in ihr neues Domizil gebracht. Dieses Unterfangen kommt aus meiner Sicht einem Abstellen von Ware gleich. Die Mutter vermag es emotional nicht, dem Umzug beizuwohnen, da sie ihre Ablehnung, Wut und Trauer gegenüber Tabeas Wohnsitzwechsel nicht aufgeben kann. Eher gleichgültig wirkend verhält sie sich hingegen hinsichtlich Tabeas depressiver Passivität dem Leben gegenüber sowie ihren Selbstverletzungen und Versuchen, sich das Leben zu nehmen. In einem psychiatrischen Gutachten wird ein »Mangel an Wärme in der Eltern-Kind-Beziehung« angegeben, der im Kontakt der Mutter zu Tabea spürbar ist. Tabeas Beziehung zu ihrer Mutter wirkt sehr belastet, kann als emotional diffus beschrieben werden, und ihr selbstverletzendes Verhalten scheint mit Kontakten zur Mutter assoziiert zu sein.

Tabea fällt es zu Beginn sehr schwer in Kontakt zu kommen. In der Wohngruppe dient zunächst ihr Hund maßgeblich dazu, Beziehung zu den anderen Jugendlichen und zu den Betreuenden herzustellen. Im Laufe ihrer bindungs- und beziehungsbasierten Unterbringung im Sinne eines aushaltenden Rahmens mutet Tabea den Betreuenden emotional sehr viel zu. Sie finden »Verwendung« in Tabeas teils aggressiven Schuldzuschreibungen, heftigen Kränkungen und scheinbar unvermittelten Kontaktabbrüchen mit absolutem Rückzug, welche die Betreuenden immer wieder mit Gefühlen von Schuld und Sorge um ihr Überleben zurücklassen. Beständige Fallsupervisionen unterstreichen die Notwendigkeit eines emotionalen Containments, welches Tabea in der frühen Beziehung zu ihrer Mutter vermutlich nicht zur Verfügung stand. Anamnestische Gespräche mit Tabeas Mutter erlauben zunehmend einen Einblick in die große Not der Mutter in Form von schweren depressiven Episoden und einer damit einhergehenden psychischen Überforderung in Tabeas ersten Lebensjahren. Sie gibt an, die Depressionen ihrer Tochter nicht zu sehen, auch das selbstverletzende Verhalten könne sie nicht ernst nehmen, da sie das von sich selbst kenne. Sie habe sich schon immer einsam gefühlt, sowohl ihre Mutter als auch ihre Großmutter hätten sich suizidiert. Zudem leide die Mutter sehr unter der Trennung zum Vater, sie habe nach eigenen Angaben das »Verlassenwerden« emotional nie verkraften können. Umso mehr fokussiert sie die Wünsche nach Nähe und Zweisamkeit auf ihre einzige Tochter, die sie letztlich auch verlassen habe. Die Mutter hält im Elterngespräch daran fest, dass ihre Tochter vielleicht wieder zu ihr zurückkommen werde.

Im Laufe ihrer Unterbringung entwickelt Tabea allmählich eine Vorstellung darüber, dass ihre Wünsche und Vorstellungen nicht unbedingt mit denen Anderer identisch sind. Sie versucht im Falle eines Konfliktes die Perspektive des Anderen einzunehmen, dessen Motivationen zu ergründen, und diese Unterschiedlichkeit auszuhalten – eine Differenzierung, die sich aus meiner Sicht auf der Grundlage eines »frühen Trennungsgeschehens« vollzieht. Zudem ist zu beobachten, dass sie nach einiger Zeit der konflikthaften Auseinandersetzung zu einem positiven Selbstgefühl zurückfinden und wieder in Kontakt gehen kann. Sie vermag es teilweise, in diesen Situationen Beziehungsaspekte von sich aus anzusprechen bzw. zuzuhören, wenn diese ihr gespiegelt werden. Die aus meiner Sicht positive Entwicklung bildet sich auch in der Beziehungsgestaltung Tabeas zu ihrem Hund ab, der von ihr nicht mehr existentielle Funktionen des Kontaktaufbaus und der Kontaktpflege »übernehmen« muss. Tabea scheint mitunter auf gebildete »Repräsentanzen« von Beziehung und wertschätzenden Personen zurückgreifen zu können, die ihre Fähigkeit, sich als unabhängiger und autonomer zu erleben, unterstützen. Zudem erlauben es ihr meines Erachtens die gewonnenen Bindungserfahrungen, innere Konflikte zwischen Autonomiebestrebungen und Wünschen nach Abhängigkeit und Versorgung auszuhalten; diese verlagern sich von einer eher passiven Austragung des Konfliktes zu einem aktiven Modus. Ihre Wünsche nach Verselbstständigung werden deutlich. Sie entwickelt allmählich Perspektiven für ihre Zukunft, die auf ihrer emotionalen Fähigkeit zur Trennung und zum Alleine-leben gründen. Auch gelingt es ihr, Kontakt zu ihrer Mutter und ihrem Zwillingsbruder zu pflegen, der von diesen erworbenen emotionalen Kompetenzen geprägt ist.

So besucht Tabea ihre Mutter und ihren Bruder an einem Samstag. Um sich das Trennungsgeschehen mit ihrer Mutter nach einem Besuch zu erleichtern, wünscht sich Tabea, dass ich sie abholen solle. Sie ruft mich gegen Abend an und sagt: »Martina, komm schnell, meine Mama hat sich umgebracht.« In einem tranceähnlichen, befremdlichen Zustand fahre ich zum Wohnort der Mutter und treffe dort – neben Polizei und Rettungssanitätern – Tabea und ihren Bruder an. Die Jugendliche riecht nach Erbrochenem; sie hat versucht, ihre Mutter nach dem Auffinden im Badezimmer durch Druckmassage wiederzubeleben. Sie scheint psychisch nicht präsent zu sein, sich in einem dissoziativen Zustand zu befinden. Wie von fremder Hand gesteuert läuft sie in der Wohnung auf und ab, um sich dann auf einem Sessel einzurollen.

Ich erfahre von Tabeas Bruder, dass die Mutter angegeben hat, ein Bad nehmen zu wollen. Tabea und ihr Bruder verbrachten daraufhin gemeinsam Zeit in seinem Zimmer, das gegenüber dem Badezimmer liegt. Als die Geschwister nach mehreren Stunden nichts mehr von ihrer Mutter wahrnehmen, suchen sie nach ihr. Sie finden sie erhängt am Heizkörper des Badezimmers. Verzweifelte Wiederbelebungsversuche Tabeas scheitern.

Nachdem die Mutter in einem Sarg die Wohnung verlässt, gelingt es Tabea zunehmend, punktuell in Kontakt zu mir zu gehen. Wir informieren den Vater, der angibt, in den nächsten Tagen kommen zu wollen. Sie macht ihr Unvermögen deutlich, die mütterliche Wohnung jemals verlassen zu können. Sie fühle sich schuldig, ihre Mutter überhaupt verlassen zu haben. Ich bin überwältigt von den Ereignissen und erlebe mich als unfähig, einen klaren Gedanken zu fassen. Nach einer Weile der Fassungslosigkeit nehme ich wütende Gefühle auf die verstorbene Mutter wahr. Ich erlebe den Suizid der Mutter – quasi im Beisein ihrer Kinder – als aggressiven Akt, der sich insbesondere gegen Tabea richtet und ein traumatisierendes »Erbe« hinterlässt, das mit Schuld assoziiert ist. Obgleich ich aus eigener Angst um Tabeas Leben an die Unterbringung in eine Klinik denke, wird mir bewusst, dass sie sich freiwillig nicht darauf einlassen könne, wenn sie die Wohnung ihrer Mutter wirklich nicht verlassen würde. So beschließe ich – in Absprache mit den Betreuenden der Wohngruppe – die erste Nacht mit Tabea und ihrem Bruder in der mütterlichen Wohnung zu verbringen. Am nächsten Abend trifft dort der Vater der Zwillinge ein, der sich dazu bereit erklärt, in den folgenden Tagen bis zur Beerdigung der Mutter in der Wohnung zu übernachten, während er tagsüber seinen Geschäften nachgeht.

In diesen Tagen begleite ich Tabea in der mütterlichen Wohnung im Sinne eines emotionalen Containments. Nachts fahre ich nach Hause, um mich zu erholen. Es gelingt allmählich, mit Tabea Überlebensvereinbarungen zu treffen, die einen Klinikaufenthalt abwenden können. Auch gelingt es Tabea mit viel emotionaler Unterstützung, sich nach einer Woche von der mütterlichen Wohnung zu trennen und zurück in die Wohngruppe zu ziehen. Allerdings scheint sich ihre psychische Verfassung in meiner Wahrnehmung überwältigend abzubilden, die mich projektiv identifikatorisch beschäftigen. So überlege ich – ganz beiläufig –, wie man sich aus der Welt stehlen könne, welche Arten von Suizid wohl den meisten »Erfolg« versprechen würden, erlebe mich selbst wie »gelähmt«, verloren und fragmentiert, depressiv-hoffnungslos und stelle mir täglich die Frage, ob und wie ich den nächsten Tag wohl schaffen werde. Es fühlt sich für mich wie ein über Wochen und Monate dauerndes Ringen an, das sich tageweise, stündlich und minütlich in Gedanken um das Überleben oder auch Sterben dreht. In der Hoffnung, Tabea könne eine traumatherapeutische Akutintervention nützen, nehme ich Kontakt zu einer erfahrenen, von mir sehr wertgeschätzten Kollegin auf, die auch Techniken des Eye Movement Desensitization and Reprocessing (EMDR) anbietet – vielleicht auch, um eigene Ängste »loszuwerden«. Ich bin zunächst nicht in der Lage, dieses Erleben aus eigener mentaler Kraft als Tabeas Projektionen zu verstehen, sondern identifiziere es als mein Erleben. Erst die reflexive Arbeit in der Lehranalyse, in welcher ich selbst emotionales Containment erfahren kann, vermag mich in die emotionale Position zu bringen, differenzieren zu können. Diese Arbeit erlaubt mentale Bewegungen der Strukturierung und Zuordnung von Zugehörigkeiten der vernichtenden Gedanken und des Erlebens.

Tabea durchlebt in der Folge dieses traumatischen Ereignisses – beinahe unvermindert – heftige emotionale Krisen, in welchen es in einer unglaublichen Intensität um Leben und Tod geht, die ihre Persönlichkeitsstruktur massiv erschüttern und ihr Erleben fragmentieren. Ich verstehe den Suizid der Mutter als traumatisches Ereignis, das auf eine Persönlichkeitsstruktur trifft, die sich gerade erst von vormals erlittenen Traumatisierungen in Form eines mangelnden frühen Containments erholt. Aus der Betrachtungsperspektive des Erlebens frühkindlicher Entwicklung ist es Tabea mittels einer emotional aushaltenden Beziehungsgestaltung gelungen, sich von ihrer »absoluten Abhängigkeit« zur Mutter zu lösen und autonome Impulse zu entwickeln (vgl. Winnicott, 2006, S. 108f.). Dieser Prozess scheint nun durch das traumatische Ereignis unterbrochen; im Vordergrund stehen jetzt ihr dissoziatives Erleben und ihre Fragmentierung. Tabea vermag es zunächst nicht, sich aus ihrer akuten traumatischen Situation zu lösen. In der Hoffnung, »irgendwie« an geleistetem Containment anknüpfen zu können und der, aus meiner Sicht andauernden »Akutsituation«, zu entweichen, begebe ich mich zusammen mit Tabea und einem weiteren Jugendlichen auf einen mehrwöchigen Road-Trip durch die USA.[47] In meiner Vorstellung soll diese Unternehmung im Dienst des Containments stehen: die Fahrt in einem geschlossenen Wagen, das Gefühl, weit weg von Tabeas Mutter

47 An dieser Stelle soll erwähnt werden, dass ich persönlich sehr gerne reise und außerdem einen emotionalen Bezug zu diesem Land habe, in dem ich mehrere Semester studierte habe und in dem Freunde leben.

zu sein, sich vielleicht einem Abenteuer zuzuwenden, die Weite des Ozeans zu entdecken und letztlich mental und körperlich in Bewegung zu kommen.

Nachträglich betrachtet übertraf die Reise mit Tabea sogar meine Hoffnungen. Die Reise war insbesondere durch das Aushalten von Nähe gekennzeichnet, auch von einem dyadischen Geschehen, das immer wieder Einblick in Tabeas mentale »Abgründe« von Schmerz, Angst und Tod gewährte. Wir konnten – nach dieser außergewöhnlichen Maßnahme – allmählich an die bereits vollzogene emotionale Entwicklung anknüpfen, und Tabea konnte Prozesse des Trauerns mit emotionaler Begleitung bewältigen. Einige Jahre später formulierte Tabea, dass ihre Mutter vielleicht aus Liebe zu ihr aus dem Leben geschieden sei. Denn ihre Mutter habe sich aus der Abhängigkeit womöglich nicht anders lösen können, habe zu sehr an ihr festgehalten, so dass sie nun »frei« sein könne.

*****

Der Bezug zu frühen psychischen Entwicklungsprozessen, so wie diese von Winnicott und Bion beschrieben wurden, erlaubt die Vorstellung einer nichtsprachlichen Kommunikation, die sich auf emotionalem Wege zwischen Tabea und mir ereignete. Die wesentliche Ressource liegt aus meiner Sicht im Zugang zum Verstehen, in der emotionalen Wahrnehmung dessen, was Tabea auf meine Person projiziert und dessen, was – unaussprechbar – zwischen uns liegt. Dieses Geschehen bringt Gedanken hervor, stellt Inhalte des Denkens dar, findet auf diese Weise eine Form, so dass die Inhalte »verdaut« oder auch »unverdaut« an Tabea zurückgegeben werden. Meine Handlungen, Ideen und Hoffnungen gründen auf diesen kommunikativen Zusammenhängen, ganz jenseits von gelerntem, beruflichem Wissen. Es geht um das »Halten« und »Aushalten« der Angst, der Nähe, der destruktiven Anteile, aber auch um das Aushalten des Unfassbaren, des Nicht-Verstehens und Nicht-Wissens, um ein Schützen und Beschützen der Jugendlichen – ein Geschehen, welches durchaus an einen frühes »Halten« eines Säuglings durch seine primäre Bezugsperson erinnert (vgl. Winnicott, 2006, 2015; Bollas, 2020, Holmes, 2012).

Ich habe versucht, die Entwicklung der Beziehung zwischen Tabea und mir unter dem Blickwinkel des Haltens darzustellen. An dieser Stelle möchte ich vor dem Hintergrund meiner Erfahrungen allerdings darauf hinweisen, dass die Funktion »mentalen Haltens« betroffener Kinder und Jugendlicher *sämtliche* therapeutische und pädagogisch-betreuerische Beziehungen durchdringt, wenn auch in unterschiedlichem Maß. Aus meiner Sicht handelt es sich in diesen Beziehungen um ein allgegenwärtiges Phänomen, das für einen heilsamen Prozess in der seelischen Entwicklung betroffener Kinder und Jugendlicher unverzichtbar ist. Ich verstehe dieses Geschehen als emotionales Containment, nicht zuletzt als eigene Erfahrungen identifiziert, die ich in meinem frühen Leben, in meinem privaten Leben, aber auch in Sinne einer Nachträglichkeit im Rahmen beruflicher Supervisionen und Lehranalysen immer wieder erfahren und reflektieren darf.

## 5.4 Veränderung und Transformation auf der Grundlage authentischer Beziehungsgestaltung

Dieser Abschnitt widmet sich nun der Frage, wie sich Transformationsprozesse und Veränderungen von psychischer Struktur vollziehen. Wie entstehen neue emotionale Erfahrungen, die auf der Ebene struktureller Veränderungen greifen, die innere Objektwelt auch der Bereiche betreffen, die als »psychopathologische Konstruktionen« ihr Eigenleben zu führen scheinen? Wie bereits mehrfach dargestellt, sind die Entstehung und Entwicklung von Selbstempfinden, bedeutsamer Individualität und einmaliger Identität, die tief in die heranwachsende Persönlichkeit eingeschrieben werden – von Christopher Bollas als »Grammatik des Seins« bezeichnet (Bollas, 2020) – als fundamentales Geschehen in früher Beziehungsgestaltung eingebettet. Aus meiner Sicht erweist es sich als ungleich schwierig, Veränderungsprozesse auszumachen, die sich mittels eines zwischenmenschlichen therapeutischen Geschehens in der inneren Objektwelt vollziehen.

> »Was sich tatsächlich in Therapiestunden abspielt – verbal, non-verbal, interaktionell, physiologisch, bewusst und unbewusst –, ist bestenfalls ansatzweise durch theoretische Positionen erfassbar.« (Holmes, 2012, S. 28)

Dies gilt aus meiner Sicht um so mehr für pädagogisch-betreuerische und therapeutische Begegnungen im Kontext der Jugendhilfe, nachdem der Rahmen pädagogischen Geschehens weiter gefasst ist und der Beziehungsaufbau im Vergleich zu einem psychotherapeutischen Setting oftmals weniger im Fokus steht. So sehe ich die Gefahr, mit einer Haltung des Wissens einen verstehenden Zugang vorneweg zu verdrängen. Dennoch stellt sich mir immer wieder die Frage, welche Bedeutung aktuelle Beziehungen und Beziehungsgestaltung bei den Veränderungsprozessen spielen, und wie diese Begegnungen auf heilsame Art und Weise gestaltet werden können. Wie ich im vorangegangenen Abschnitt zu zeigen versuchte, kommen aus meiner Sicht dem »Halten« und »Aushalten« entscheidende Bedeutung für Prozesse von »Umbildungen emotionaler Erfahrungen« zu (Bion, 1997, S. 7). Im Sinne Bions umschreiben diese Vorgänge ein »Treffen« mit der Erlebniswelt des Anderen. Dabei scheint es meist an einem sinnvollen Zusammenhang zu mangeln, das Wahrnehmen und das eigene Erleben stellen sich als fragmentiert, manchmal irritierend dar, weisen sich jenseits sinnstiftender Bezüge aus, und verhindern eher einen verstehenden Zugang auf Anhieb (vgl. Bion, 1997). Diese unbewussten Wahrnehmungen vollziehen sich in einer Dimension, die einer unbewussten Organisation folgt und unbewusste Kommunikationsformen bietet.

Wie können nun trotzdem wesentliche Momente innerhalb einer Beziehungsgestaltung als therapeutisch identifiziert werden, die es betroffenen Kindern und Jugendlichen vielleicht ermöglichen, Sinnzusammenhänge ihres eigenen Verhaltens und Erlebens herzustellen, in Kontakt mit sich selbst zu kommen, sich zu ertragen oder sich als bedeutsam und liebenswert zu erfahren? Diese Frage stellt sich insbesondere angesichts der Annahme, dass es Kindern und Jugendlichen mit frühen Störungen meist nicht gelingt, aus Erfahrungen zu lernen, Realitäten zu akzeptieren und sich als wertvoll erleben zu können. Vielmehr scheint man mit jungen Menschen konfrontiert zu sein, denen es in der Frühgeschichte an guten Erfahrungen mit einem Bindungsobjekt mangelte, an denen angeknüpft werden könnte. Für die psychoanalytische Behandlung hebt Winnicott diese Unterscheidung hervor und lässt die Herausforderung notwendiger Beziehungsgestaltung erahnen:

> »Es besteht ein großer Unterschied zwischen den Patienten mit befriedigenden frühkindlichen Erfahrungen, die man in der Übertragung entdecken kann, und jenen, deren allerfrüheste Erfahrungen so mangelhaft oder so gestört waren, dass der Analytiker der erste Mensch im Leben des Patienten sein muss, der ihn mit bestimmten grundlegenden, unentbehrlichen Umweltelementen versorgt.« (Winnicott, 2020, S. 72)[48]

48 Der Begriff der »Umwelt« umfasst bei Donald W. Winnicott den Aspekt früher Versorgung durch die Bezugsperson. Nachdem im frühen Dasein die Mutter die Umwelt für das Kind bildet (»Umwelt-Mutter«) ist Umwelt identifiziert mit einem frühen Beziehungsgeschehen.

Aber Winnicott schreibt diese Aufgabe nicht nur der analytischen (psychotherapeutischen) Situation zu, sondern gewährt Einblick in eine sinnstiftende Beziehungsgestaltung mit einem Neunjährigen, den er für kurze Zeit in seinem Haushalt aufgenommen hatte:

»Während des Zweiten Weltkriegs kam ein neunjähriger Junge in ein Heim für evakuierte Kinder, der nicht wegen der Bomben aus London fortgeschickt worden war, sondern weil er ein Ausreißer war. Ich hoffte, ihm während seines Aufenthaltes im Heim eine Behandlung angedeihen lassen zu können, aber sein Symptom trug den Sieg davon, und er lief weg, wie er schon immer überall weggelaufen war, seitdem er im Alter von sechs Jahren zum ersten Mal von zu Hause durchgebrannt war. Ich hatte jedoch in einem Gespräch Kontakt zu ihm bekommen, bei dem ich aus einer Zeichnung, die er gemacht hatte, ersehen und deuten konnte, dass er durch sein Weglaufen unbewusst das Innere seines Elternhauses rettete und seine Mutter vor Attacken bewahrte, aber auch versuchte, seiner eigenen inneren Welt zu entkommen, die voller Verfolger war.
Ich war nicht sehr überrascht, als er in dem Polizeirevier auftauchte, das nicht weit von meiner Wohnung entfernt ist. Es war eins der wenigen Polizeireviere, wo er noch nicht bekannt war wie ein bunter Hund. Meine Frau nahm ihn sehr großzügig bei uns auf und behielt ihn drei Monate lang; diese drei Monate waren die Hölle. Er war das liebenswürdigste und zermürbendste Kind und oft starrte er vor sich hin wie ein vollkommen Verrückter. Aber glücklicherweise wussten wir, was wir zu erwarten hatten. Mit der ersten Phase wurden wir fertig, indem wir ihn völlige Freiheit gewährten und ihm jedesmal, wenn er wegging, einen Schilling gaben. Er brauchte nur anzurufen, dann holten wir ihn in jedem Polizeirevier ab, das ihn in Verwahrung genommen hatte.
Bald trat die erwartete Wendung ein, das Symptom des Weglaufens kehrte sich um, und der Junge fing an, die Stürme in seiner inneren Welt zu dramatisieren. Wir waren eigentlich beide mit dieser Aufgabe voll beschäftigt, und wenn ich nicht zu Hause war, ereigneten sich die schlimmsten Zwischenfälle.
Zu jeder Minute, am Tag oder in der Nacht, musste gedeutet werden, und oft war eine Krise nur dadurch zu lösen, dass man die richtige Deutung gab, als sei der Junge in Analyse. Die richtige Deutung schätzte er über alles.
Das aus der Perspektive dieser Abhandlung wichtige Element ist die Art und Weise, wie die Entfaltung der Persönlichkeit des Jungen in mir Hass erzeugte und was ich damit anfing. Ob ich ihn geschlagen habe? Die Antwort lautet: ›Nein, ich habe niemals zugeschlagen.‹ Aber ich hätte es tun müssen, wenn ich nicht über meinen Hass genau Bescheid gewusst hätte und ihn nicht auch von diesem Hass hätte wissen lassen. In Krisenfäl-

> len pflegte ich ihn ohne Wut oder Tadel einfach hochzuheben und vor die Haustür zu stellen, ohne Rücksicht auf das Wetter oder die Tages- oder Nachtzeit. Es gab eine besondere Glocke, die er in Gang setzen konnte, und er wusste, wenn er diese Glocke läutete, würde er wieder eingelassen werden, und über das Vergangene würde niemand ein Wort verlieren. Er bediente sich dieser Glocke, sobald er sich von seinem Anfall an Raserei erholt hatte.
> Das Wichtigste ist, dass ich immer dann, wenn ich ihn vor die Tür brachte, etwas sagte, was geschehen sei, habe in mir Hass gegen ihn erzeugt. Das war leicht, weil es so war. Ich glaube, dass diese Worte unter dem Gesichtspunkt seines Fortschritts wichtig waren, aber sie waren hauptsächlich deswegen wichtig, weil sie mich befähigten, die Situation zu ertragen, ohne zuzuschlagen, ohne in Zorn zu geraten und ohne ihn umzubringen.
> Ich kann hier nicht die ganze Geschichte des Jungen erzählen. Er besuchte eine Schule für jugendliche Delinquenten (Approves School). Seine tief verwurzelte Beziehung zu uns ist einer der wenigen stabilen Faktoren in seinem Leben geblieben.« (Winnicott, 2020, S. 73ff.)

Die Erzählung Winnicotts erlaubt es leider nicht, zu erfahren, wie es mit dem Jungen weitergeht. Allerdings beschreibt Winnicott, dass er davon ausgehe, dass dieser Junge nach so kurzer Zeit etwas »lebenslang« Bleibendes an Beziehung erfahren habe, was als Beziehungsgestaltung zu begreifen ist, die ein intersubjektives Geschehen auf einer tiefen emotionalen Ebene zu verankern scheint. Aber es lässt sich auch ein sinnstiftendes Geschehen vermuten, welches sich auf der Grundlage der Wahrnehmung eigener »abgründiger« Gefühle vollzieht, Ideen und begründende Vorstellungen eines schwer nachvollziehbaren Verhaltens des Jungen erschafft. Vor diesem Hintergrund, so kann weiter angenommen werden, gelang eine Intervention, die vermutlich dem Jungen seine eigenen Motive näherbrachte. Auch ich habe in Jugendhilfe und psychotherapeutischer Praxis eine Vielzahl von Erfahrungen gemacht, die mich innerlich mit ohnmächtiger Wut und auch Hassgefühlen erschütterten. Allerdings muss ich eingestehen, dass ich im Gegensatz zu Winnicott oftmals keine Idee oder Vorstellung hatte, mich also quasi emotional unvorbereitet in diesen Situationen wiedergefunden habe. Jedoch ist es aus meiner Sicht enorm wichtig, den Prinzipien des »Haltens« und »Reflektierens« – im Gegensatz zum Agieren – treu zu bleiben. Nicht nur deshalb braucht es einen Platz – nicht nur im wörtlichen Sinn als Therapieplatz oder Platz in der Jugendhilfe, sondern vielmehr einen »inneren Raum« im professionellen Gegenüber, der für eigene Reflexion und Betrachtung, aber auch für die betroffenen Kinder und Jugendlichen zur Verfügung gestellt ist. De Masi fasst diese Gedanken im Zusammenhang mit der Analyse Erwachsener zusammen:

> »Auch bei schwierigen Patienten hängt das therapeutische Ergebnis von der Fähigkeit des Analytikers ab, in seiner Psyche einen besonderen Platz für den Analysanden zu schaffen (für seine Geschichte, seine Probleme und für seinen unausgesprochenen Wunsch nach psychischer und emotionaler Entwicklung), [...].« (De Masi, 2022, S. 318)

Und nun nochmals zu Ben:

*****

Ich erinnere mich an die erste Zeit mit Ben, kurz nach seiner Entlassung aus einer geschlossenen Einrichtung. Sein Verhalten ist von einer Taktlosigkeit geprägt, die mich seine Anwesenheit teilweise als Zumutung erleben lässt, obgleich es glücklicherweise nicht an sein destruktives Agieren der Vergangenheit anknüpft. Er nimmt sich auf äußerst unsensible, einnehmende Art und Weise einen Platz, verweigert den Kontakt, zeigt eine unvergleichliche Anspruchshaltung gegenüber materiellen Dingen, lehnt »hilfreiche« Angebote des sich Zurechtfindens in seiner neuen Umgebung ab, missachtet meine Versuche, mich ihm als »eine Gute« zu präsentieren. Ich fühle mich zunehmend in eine Position manövriert, ihm »Böses« angetan zu haben, fühle mich mies, an seinem Schicksal schuldig und geradezu verachtenswert. Es braucht einige Zeit, um meine eigene Wut zu merken, die sich zunehmend gegen ihn richtet. Ich versuche, diese Gefühle auszuhalten, zu »containen«, wobei ich allerdings erwähnen möchte, dass mir dies viel emotionale Mühe bereitet. Nach einigen Tagen des »Aushaltens« entzündet sich meine noch »unverdaute Wut« in einem Moment, in dem ich mental mit der Verarbeitung eines eigenen Unwohlseins beschäftigt bin, das nicht mit Ben in Zusammenhang steht. Während er unvermittelt seinem »pseudoautonomen Überlebensprinzip« nachgeht, empfinde ich dieses »plötzlich« als rücksichtslos, für mich unerträglich und weise ihn forsch und wütend darauf hin. Er scheint erschüttert. Einige Zeit später suche ich den Kontakt zu ihm und entschuldige mich für meinen »Ton«. Er meint daraufhin, dass er es gut gefunden habe, da er solche »Ansagen« manchmal brauche. Er fühle sich so oft »schlecht« und »mies«, wie ein »wirkliches Arschloch«, wie ein Idiot gegenüber Anderen, da täte es ihm gut, wenn auch ich einmal »ausrasten« würde.

*****

Es geht hierbei um bleibende Erfahrungen, die sich tief verankern und eine Kontinuität von Beziehungserfahrung im Seelenleben abbilden, die Gefühle beim Gegenüber hervorrufen, die wahrgenommen, für bedeutsam erachtet und ausgehalten werden. Es beginnt sozusagen mit dem eigenen Fühlen, dem Einlassen auf unbekanntes Terrain, und dem eigenen Ringen um Verstehen durch Reflektieren der eigenen Wahrnehmung, das womöglich einen Zugang erlaubt.

In einem Interview (DVD zum Buch *Das traumatisierte Kind*, 2017) betont Yecheskiel Cohen die Notwendigkeit authentischer – insbesondere auch schwieriger – Gefühle der Fachkräfte, ohne diese gegen das Kind zu richten, für einen hilfreichen therapeutischen Prozess. Es scheint von tragender Bedeutung für das Verstehen, dass auch wir mit den »abgründigen« Gefühlen betroffener Kinder und Jugendlicher in Kontakt kommen, auf diese Weise »beteiligt« sind und die Situation »überleben«.

> »Winnicott ist der Ansicht, dass es im Bereich von Beziehungen in der psychoanalytischen Praxis positive und tiefgreifende Veränderungen geben kann. Sie beruhten darauf, dass der Analytiker den Angriff des Patienten überlebt, so dass sich beim Patienten die Vorstellung entwickeln kann, dass Angriffe nicht unabdingbar zur Vergeltung führen müssen. Diese Angriffe sind für den Analytiker zumeist schwer zu ertragen, und er gerät immer wieder in die Situation, Rache nehmen zu wollen. [...] Denn wesentlich ist, dass der Analytiker und die psychoanalytische Situation überleben: Damit der Hass analysierbar wird, müssen wir ihn also erst einmal fühlen. Wir müssen ihn annehmen und wir müssen vor allem unsere Gegenübertragungsreaktionen analysieren.« (Winnicott zit. n. Hopf, 2015, S. 284f.)

Hier also liegt das Potenzial struktureller Veränderungen in der emotionalen Korrespondenz intersubjektiver Ereignisse: eine Aufnahmebereitschaft des professionellen Gegenübers für unbewusste Übertragungen und Dialoge, die Wahrnehmung eigener Emotionen oder Stimmungen, das Zulassen von daraus erwachsenden Vorstellungen und Gedanken; sie alle zeugen von einem Prozess, der aus meiner Sicht tiefgreifende Veränderungsprozesse ermöglicht. Dazu zählt insbesondere die Bereitschaft, sich im Sinne einer »Absichtslosigkeit« auf präverbale Zustände und Inhalte einzulassen. An dieser Stelle möchte ich nochmals auf die psychotherapeutische Behandlung von Leni zurückkommen und Ausschnitte des Protokolls einer Stunde vorstellen, die sich ungefähr in der Mitte der langjährigen Behandlung ereignete:

*****

Ich fahre auf den Parkplatz, gehe zur Eingangstür und sehe Lenis Vater vor dem Tor. Er lacht mich an, hält seine Hände vor sein Gesicht, und sagt: »Bin nicht da.« Ich verstehe die Aussage als Witz und erwidere: »Ich auch nicht.« »Dann kann ich ja wieder gehen?« Ich gebe freundlich zur Antwort: »Nein, auf gar keinen Fall, denn es braucht Väter in der Therapie.« Der Vater gibt an, sich heute mit seiner Tochter hier treffen zu wollen, er warte noch auf sie. Ich freue mich, dass Leni mit ihrem Vater kommt, bin gespannt wie es Leni bei ihrem Vater und dessen Lebensgefährtin in den Ferien ergangen sei. Beide kommen in die Praxis. Schon bei der Begrüßung wirkt Leni lebendiger auf mich, vielleicht auch souveräner in Anwesenheit ihres Vaters. Ich bitte Leni um Erlaubnis, etwa zehn Minuten mit ihrem Vater alleine sprechen zu dürfen, Leni nickt und lächelt eher verhalten. Ich denke, dass es wohl enttäuschend für sie sei, allerdings bin ich sehr neugierig auf die Erzählung des Vaters und hoffe auch auf Veränderungen, die sich womöglich im Hinblick auf die »Beurlaubung« Lenis zum Vater ergeben haben.

Der Vater berichtet, dass es im Urlaub mit seinen Kindern sehr schön gewesen sei. Leni habe sich vollkommen »normal« verhalten. Sie sei in Kontakt gegangen, habe gesprochen. Er habe lediglich ein wenig Unterstützung geleistet im Hinblick auf den Kontakt seiner Tochter zu seiner Lebensgefährtin. Nachdem Leni sich zunächst mit Fragen und Bedürfnissen ausschließlich an ihn gewandt habe, habe er ihr zu verstehen gegeben, dass er die Antworten auf ihre Fragen nicht wisse und sie sich doch auch an seine Lebensgefährtin wenden könne, er sei ja dennoch für sie da. Diese Intervention habe aus der Sicht des Vaters dazu geführt, dass Leni selbst »schwierige Situationen« mit anderen habe meistern können. So erzählt er von einem Besuch von entfernten Verwandten, auf welche Leni zunächst sprachlos-verweigernd und mit Rückzug reagiert habe. Seine Lebensgefährtin und er hätten dann die Situation mit Feingefühl aufgelöst, indem sie das irritierende Verhalten Lenis ausgehalten, aber auch sorgsam angesprochen und sich zunächst als Vermittler zur Verfügung gestellt hätten. Leni vermochte es dann, in einen ganz »normalen« Kontakt zu gehen, sich sogar mit dem etwa gleichaltrigen Mädchen des Besuchs anzufreunden. Auch den Abschied von seiner Tochter nach der Beurlaubung halte er für gelungen, es bestehe seither ein regelmäßiger Kontakt mit ihr, worüber er sich sehr freue. Auch ich freue mich über Lenis Entwicklung, bemerke aber auch, dass ich ein wenig neidisch auf die vom Vater erlebte »Normalität« Lenis werde und frage mich, ob Leni wohl jemals mit mir sprechen würde.

Der Vater berichtet mir weiter vom Besuch Lenis beim Kinder- und Jugendpsychiater, den in den Ferien er anstelle der Mutter begleitet habe. Der Vater erzählt, dass dieser für ihn wirklich ein Erlebnis gewesen sei, er habe seine Tochter noch nie in solch einem bedrohlichen Zustand gesehen. Leni habe sich aus seiner Sicht vollkommen verschlossen, sie sei starr und bewegungslos gewesen, habe kaum laufen können. Sie habe kein Wort gesprochen und Dr. S. mit bösen Blicken »bestraft«. Er könne sich nicht erklären, warum dies passiert sei. Ich bin sprachlos, bemerke mein Unbehagen, welches sich auch körperlich niederschlägt. Ich gebe den Anstoß dazu, gemeinsam mit mir zu überlegen. Ich erinnere mich, dass Leni mit Dr. S. verknüpft ist, dass er sie zu Beginn der Therapie in eine Klinik geben wollte, damit sie zum Sprechen gezwungen werde; sie müsse sprechen, alles andere mache keinen Sinn, so Dr. S. Ich denke an mein eigenes Dilemma, meine Unentschiedenheit hinsichtlich unterschiedlicher therapeutischer Vorgehensweisen, zwischen Zwang und Aushalten. Ich finde mich in eigenen konflikthaften Unsicherheiten hinsichtlich dieser Fragestellung wieder. Vielleicht tröste ich mich mit dem Eindruck, dass ich Leni und ihr »Nichtsprechen« völlig anders wahrnehme als zu Beginn der Therapie. Denn ich begreife es als notwendigen Schutz, als Abgrenzung, respektiere dieses Verhalten, nehme sie darin ernst und versuche es immer wieder, mit ihr in den Therapiestunden zu mentalisieren. In der Post befand sich eine Anfrage von Dr. S., einen Therapiebericht zu verfassen, was mich wiederum seit Anfang der Woche beschäftigt. Ich erzähle dem Vater von dieser Anfrage. Der Vater meint, dass Dr. S. wahrscheinlich wissen möchte, wie ich die Lage einschätze, nachdem er ihm berichtet habe, dass Leni auch mit mir nicht spreche. Dr. S. sei jederzeit bereit – und rechne damit, Leni umgehend einzuweisen. Ich verabschiede mich vom Vater und Leni kommt zu mir.

Leni setzt sich mit angezogener Winterjacke, den Mund – wie so oft – verdeckt durch den Kragen in den Stuhl. Ich begrüße sie nochmals und bedanke mich, dass sie so geduldig im Wartezimmer gewartet habe: »Wie geht's Dir? Gut?« Sie lächelt, strahlt schon fast und nickt. »Ich habe mich bei Deinem Vater erkundigt, wie er wohl die Beurlaubung und die gemeinsame Zeit mit

Dir erlebt habe. Hast Du eine Idee, was er geantwortet haben könnte?« Leni nickt, legt ihren Kopf leicht nach hinten und lacht. »Ja eine Idee hast Du wohl und ich denke, dass Du auch davon ausgehst, dass Dein Vater sehr glücklich darüber ist, wie es in den Ferien gelaufen ist.« Leni wirkt ganz aufmerksam – erwartet vielleicht Anerkennung – und freut sich. »Ich finde es auch schön, dass er Dir zugetraut hat, dass Du sprechen und in Kontakt gehen kannst. Hat Dir das gefallen?« Leni nickt, lächelt und denkt nach. – Lange Pause – »Dein Vater hat auch darüber berichtet, dass Du mit ihm bei Dr. S. gewesen bist und er erschrocken darüber war, dass Du Dich ihm gegenüber ganz verschlossen hast.« Ich hatte den Eindruck, dass Leni die Szene bei Dr. S. wiederhole. Sie »verschließt« sich nun auch in der Mimik, wirkt starr, leicht ängstlich und starrt mich an. »Oh weh, da habe ich ein Thema angesprochen, da scheint es, als ob sich gleichmal die Situation wiederholen würde.« – Schweigen – »Ist das so, als ob Du das gleiche Gefühl nun erlebst wie bei Dr. S.?« – Schweigen – Leni nickt nach einer Weile sehr zaghaft. Ich denke an Übertragung, Grenzüberschreitungen und willentlich nicht beeinflussbare »Entführungen« in die Situation. Ich denke auch an Dr. S., da darf das Sprechen scheinbar nicht besser sein als bei mir, sonst dürfte Leni vielleicht nicht mehr zur Therapie kommen. Ich denke an die tiefe Verankerung ihres Schutzbedürfnisses vor Übergriffigkeit, aber auch an ihr Erlebnis von und Angst vor Fremdbestimmung bzw. Zwang, zu sprechen und in eine Klinik zu müssen. Letzteres spreche ich an, da es mir für Leni am nachvollziehbarsten scheint. »Kann es sein, dass Dr. S. Dir Angst macht, nachdem er Dich damals in eine Klinik schicken wollte?« Leni nickt sehr zaghaft, immer noch sehr bewegungslos wirkend. Ich versuche, unsere Situation anzusprechen. »Ich glaube, dass es zwei Seiten des Nichtsprechens gibt … also … ich meine, Sprechen als Zwang, als Übergehen Deiner Grenze, als fremdbestimmte Anpassungsleistung, und dann vielleicht ein Nicht-Sprechen, Winterjacke im Sommer anziehen, etc. als Bedürfnis, Grenzen zu zeigen, die respektiert werden sollen – und vielleicht als Ausdruck dafür, wie schwer Du darunter gelitten hast und noch leidest, dass Deine Grenzen so massiv überschritten wurden und werden.«

Mir fällt auf, dass ich stammle und »gatze« – habe das Gefühl, mich nicht ausdrücken, nicht verständlich machen zu können. Ich bin verwirrt und es fällt mir schwer, mich einzustimmen und zu konzentrieren. Habe den Eindruck, keine adäquaten Worte finden zu können. Muss an vorherige Stunden denken, die misslungene Versuche darstellten, mein Erleben von Leni zu spiegeln. Habe das Bedürfnis aufzustehen, mich zu bewegen, bleibe aber sitzen und fühle mich sehr diffus, schwimmend. Leni scheint hoch konzentriert, beobachtet mich. »Vielleicht geht es Dir auch so wie mir gerade… Ich verliere den Faden, es ist sehr schwierig, das in Worte zu fassen, was mir durch den Kopf geht.« Leni schaut mich immer noch sehr interessiert wirkend an. Ich denke mir, dass ich nochmal versuchen möchte, meine Gedanken Leni mitzuteilen, denke daran, nicht aufzugeben. – Lange Pause – »Also es scheint die zwei Seiten des ›Nichtsprechens‹ zu geben, die vielleicht ein Durcheinander, einen unlösbar wirkenden Konflikt bei Dir auslösen. Ich sehe die zweite Seite, dass es gut ist, wenn Du nicht mit mir sprichst, da ich dadurch vielleicht sehen kann, wie schlimm es bei Dir mit den Grenzüberschreitungen gewesen ist, mit dem ›Nicht-Gesehen-Werden‹, mit dem, dass vermutlich über viele Bedürfnisse hinweggegangen wurde. Verstehst Du, was ich meine?« – Stille – Leni scheint nachzudenken, schüttelt sich leicht und nickt verzögert. Ich beobachte sie, habe ein wenig Angst, dass sie dissoziieren könnte, wie es in vorherigen Stunden passiert ist. Ich habe allerdings den Eindruck, dass sie nicht dissoziativ ist; vielmehr scheint Leni meine angebotenen Verknüpfungen von ihrem Erleben aushalten zu können. – Pause – »Ich habe dieses Bild im Kopf – wie Du weißt – am Anfang der Therapie hast Du nur zwei Seiten gezeigt, die angepasste, die völlig weg war von eigenen Gefühlen, von eigenen Gedanken, eine, die sich völlig zurückgezogen hat, so als ob ein Anteil von Dir – vielleicht die sehr kleine Leni – im Keller eingegraben sei, mit Steinen verschüttet.« Ich stelle mir dieses Bild wieder vor, es ist auch malerisch geteilt mit Leni durch ein Bild, welches ich gezeichnet habe. Ich komme in den Stunden immer wieder auf dieses Bild zurück, beziehe mich darauf. Ich bemerke, dass Leni lockerer wird, aus der Starre auftaucht und nach meinem Dafürhalten »Nähe im Kontakt« entsteht. »Wenn ich über das Bild erzähle, habe ich den Eindruck, dass Du es mit mir teilen kannst. Und dennoch bleibe ich in einem respektvollen Abstand zu Dir sitzen.«

Leni scheint wieder zu ihren Bewegungen gefunden zu haben, sie nickt. Ich freue mich darüber. – Pause – »Ich frage mich jetzt, wie sehr Du dieses Symptom des Nichtsprechens noch brauchst?« Leni blickt mich konzentriert an. »Fragst Du Dich das auch?« Leni überlegt und nickt. – Pause – »Ich habe manchmal den Eindruck, dass Du es gerne loshättest?« Leni nickt. Ich fühle mich erschöpft. »Gibt es Menschen, Situationen, bei oder in welchen Du Dich symptomfrei fühlst?« – Ich finde den Begriff symptomfrei ganz gut, weil es eben ein Symptom ist und nicht die »ganze Leni«. Leni lächelt und nickt …

»Was? (Therapeutin übertrieben in der Mimik) Na, das ist sehr berührend für mich!« Ich bekomme Gänsehaut während Leni strahlt. »Ok, dann lass uns mal überlegen, bei welchen Menschen das denn vorkommt. ... Beim Papa und seiner neuen Frau?« Leni lacht laut und nickt. »Fühlst Du Dich in seiner Anwesenheit ganz normal und vollständig und sprichst, usw.?« Ich male mir laut kommentierend die Situation aus, wie Leni sich fühle bei dem Papa, begleitet von Lenis Ausdruck der Freude. Sie kratzt sich am Kopf, bewegt ihre Arme, und die Situation zwischen uns verändert sich bzw. die Grenzen wirken durchlässiger. Sie lächelt und nickt. – Pause – »Hast Du manchmal das Gefühl, dass Du – oh je, das fühlt sich jetzt wie ein dunkles Geheimnis an – gar beim Papa leben möchtest?« Leni blickt auf den Tisch, schaut auf und nickt. »Diese Wünsche müssen Dir ja enorme Angst machen!« – Pause – »Auf einer Skala von zehn Punkten, wie viele Punkte möchtest Du beim Papa wohnen? Wie sehr kannst Du diesen gefährlichen Wunsch zulassen?« Leni überlegt lange und schweigt. »Vielleicht fünf, vielleicht ...?« Leni nickt bei drei Punkten. »Und die weiteren sieben Punkte möchtest Du bei der Mama leben?« Sie nickt zögerlich. »Hast Du eine Idee, warum Du sieben Punkte stark bei der Mama leben möchtest?« Sie zuckt mit den Schultern und wirkt wieder sehr starr. »Oh, diese Gedanken scheinen bedrohlich und gefährlich für Dich?« Leni antwortet durch Nicken. »Wenn wir uns mal vorstellen, Du würdest zum Papa ziehen, welches Gefühl hättest Du der Mama gegenüber?« Leni zuckt mehrfach mit den Schultern, wirkt unruhig, ihre Mimik »verdunkelt« sich. »Heißt das Gefühl ›Katastrophe‹?« – Pause – Leni nickt heftig, ihre Augen werden feucht. Ich empfinde tiefe Anteilnahme, aber auch Hoffnungslosigkeit und Ausweglosigkeit. – Pause – »Ich habe Dich heute wieder als sehr mutig erlebt. – Pause – Ich bin müde, Du auch?« Leni nickt. Wir verabschieden uns.

Nach dieser Stunde veranlasste Leni in ihrer Umwelt eine bedeutungsvolle Dynamik. Sie sorgte wohl für viel Verwirrung sowie heftige Affekte der Angst und Aggressionen, insbesondere »in« ihren Eltern. Unsere Gedanken des »Umzugs« – ich dachte an »Ausbruch« – die in der vergangenen Stunde quasi »gedacht« wurden, »landeten« als Impulse bei der Mutter. Diese begleitet Leni zur nächsten Stunde, kommt aufgebracht zu mir und fordert mich auf, ihr zu erklären, was das solle: »Leni will zu ihrem Vater ziehen, der und seine blöde Freundin sind angeblich netter zu ihr als ich. Leni sagt, Sie, Frau Dr. Scharrer, Sie wüssten alles, ich soll doch einfach Sie fragen. So geht das ja nicht!« Ich bin sprachlos, frage mich, wie drei Punkte auf der Skala wohl zu zehn gewachsen seien. Ich versuche, die Mutter zu beruhigen, und biete ihr noch für den gleichen Tag ein Elterngespräch an. In Lenis Stunde erlebe ich Leni in einer geradezu euphorischen Stimmung: Ich teile ihr mit, was mir die Mutter erzählt hat und frage nach, ob es für sie in Ordnung sei, wenn ich beide Eltern zu mir einladen würde, um ihre Umzugswünsche mit diesen zu besprechen. Sie nickt heftig, lächelt so, als ob sie das »sowieso von mir erwartet hätte«. Ich bin fasziniert und beeindruckt, wie Leni es vermag – ohne zu sprechen – durch mich oder/und mit mir ihre Eltern an einen Tisch zu bringen, um mit diesen über ihre Wünsche, Bedürfnisse, über die Zukunft zu sprechen.

Ich verstehe auch in den darauffolgenden Stunden, was es bedeuten könne, dass sie sich mir gegenüber immer so schützen müsse – mit verschlossener Jacke, schweigend und sprachlos – während sich in ihrem äußerlichen Leben so viel bewegt: Sie beginnt, mit Lehrenden und Mitschülerinnen bzw. Mitschülern zu sprechen, verändert ihr Aussehen und zeigt sich ihrer Umwelt weniger angepasst, manchmal wütend und konfliktfreudig, insgesamt aber offener und weniger ängstlich. In unseren Stunden vertieft sich jedoch mein Eindruck, dass sich gerade in dieser Szene ein »Zustand« ausdrückt, den Leni erlebt und quasi mit sich trägt – vielleicht als Tochter einer intrusiven Mutter, die des Schutzes, Haltens und Verstehens bedarf, was ich ihr in den Stunden immer wieder zu spiegeln versuche. Ich habe in diesen Momenten aber auch den Eindruck, dass Lenis Ausdruck *mir* gilt, sie zeigt sich mir gegenüber in dieser Weise mit den entsprechenden grauenvollen Affekten. In ihrem Vorhaben, zum Vater ziehen zu wollen, bekommt Leni schließlich »kalte Füße«. Sie äußert der Mutter gegenüber, von ihrem Vorhaben abzusehen. Ich kann es nachvollziehen – vielleicht ist es für sie noch nicht auszuhalten, die Mutter zu verlassen. Diesen Eindruck bespreche ich auch mit Leni; ich sehe eine wesentliche Bedeutung in ihrem Versuch – so wie er sich in mir darstellt – und vergleiche ihn mit einer Art »Laufen lernen« eines Kleinkindes. Ich verbalisiere, zeige und fühle Freude darüber, dass ihre »innere Welt« aus meiner Sicht beginnt, einen Ausdruck zu finden – sozusagen Spuren »im Außen« zu hinterlassen. Auch Leni lässt mich ihre Euphorie darüber zunehmend spüren.

*****

Diese Erfahrungen können sicherlich auf vielfältige Weise verstanden werden. Ich sehe mein Aushalten von Lenis »Sprachlosigkeit« als Einlassen auf Zustände, die in ihrer frühen Geschichte verortet und nur schwer in Sprache zu verwandeln sind. Sie knüpfen an Vorstellungen über frühe Entwicklungspathologien im Sinne der Konstituierung des Selbst an. Die Patientin konnte gegenüber ihrer Umwelt keinen Ausdruck finden, der mit ihrem Selbsterleben zu korrelieren schien. Die Welt und Beziehungen wirkten »unrepräsentiert«, Leni vermochte es aus meiner Sicht weder, sich als »Aktcurin«, als selbstwirksame Gestalterin ihrer Welt, zu verstehen, noch schien sie dazu in der Lage, einen Bezug zu ihren Wahrnehmungen und Emotionen herzustellen. Mein Verständnis und meine Interpretationen gründen auf Ausführungen der Säuglingsforschung, welche im ersten Abschnitt dargestellt wurden, und die ich an dieser Stelle nochmals zusammenfassen möchte: Frühkindliche Intersubjektivität mit Bezugspersonen organisiert unsere Erfahrungen und bedarf einer Entwicklungskontinuität, so dass sich vor dem Hintergrund generalisierter Beziehungsmuster sogenannte Selbst- und Objektrepräsentationen bilden, die mit diesen einen Symbolisierungsprozess erfahren (Beebe & Lachmann, 2004, S. 83ff.). Als innere Repräsentationen grundlegender Beziehungserfahrungen zeigen diese sich in aktualisierten Beziehungen. Dieses Geschehen ist beständigen Rekonstruktionen und Transformationen im Sinne von Anpassungs- und Abstimmungsprozessen unterworfen. Ebenso erinnern wir uns, dass frühkindliche Interaktionsstrukturen auf präsymbolischer Ebene abgebildet sind, sich als unbewusste Organisation oder Gedächtnisstrukturen im Kind oder Erwachsenen konstituieren (Beebe & Lachmann, 2004, S. 96). Demzufolge handelt es sich um nonverbale Repräsentationssysteme, die sich durch Abstraktion zu symbolischen Repräsentationen entwickeln; sie sind demzufolge im präreflexiven Unbewussten angesiedelt. So ist davon auszugehen, dass Transformationsprozesse, die das Selbst- und Objekterleben betreffen, auf unbewusster Ebene stattfinden (Beebe & Lachmann, 2004).

Auch an De Masi soll in diesem Kontext nochmals erinnert werden, der auf eine Schwäche »emotional-intuitiver Funktion« hinweist, die im Zusammenhang mit mangelnden empathischen Reaktionen der primären Bezugsperson in der Frühgeschichte steht. Die Entwicklung der »emotional-intuitiven Funktion« gründet auf der Fähigkeit, Bedeutungen zu erkennen und eigenes Erleben in einen bedeutungsvollen Zusammenhang einzuordnen (vgl. De Masi, 2022, S. 113).

Bollas beschreibt die frühe Funktion der primären Bezugsperson als »Objekt der Verwandlung«. Demzufolge ist sie in ihrem »Dasein zum Säugling« für dessen Ich-Strukturierung und Ich-Verwandlung von existentieller Bedeutung:

> »Die tätige Gegenwart der Mutter, die intensive Unterweisung durch sie und ihr Handeln als ein Verwandlungsobjekt integriert das Baby in die psychische Struktur, die sein Ich ausmacht; in dieser Grammatik des Ichs sind die Regeln für den Umgang mit Selbst und Objekten gespeichert.« (Bollas, 2020, S. 72)

Zudem beschreibt er, wie dieser frühe Umgang im präreflexiven Bewusstsein als »mütterliches Idiom« internalisiert und verankert ist:

> »In gewissem Sinne lernen wir die Grammatik unseres Seins, ehe wir die Regeln unserer Sprache begreifen. In einer ›genügend guten‹ Situation wirkt die Mutter als Verwandlungsobjekt auf die Umwelt ein, damit diese in Einklang steht, was das Kind braucht. Doch schließt das nicht aus, daß das Kind dennoch eine frustrierende Ästhetik verinnerlicht. Weil diese Erfahrung in die Struktur des Ichs eingeht, sucht das Selbst später nach Verwandlungsobjekten, um eine relative Symmetrie mit der Umwelt herzustellen oder aber um traumatische Lücken in der Symmetrie wiederzubeleben.« (Bollas, 2020, S. 48)

Im Sinne Bollas kann die therapeutische Situation zum Ort einer Reinszenierung der frühen Objekt- und Umwelt betroffener Kinder und Jugendlicher werden. Auf die analytische Situation bezogen wird Bollas zufolge die Analytikerin bzw. der Analytiker von der Patientin bzw. vom Patienten »gezwungen«, an diesem inneren Erleben nicht nur teilzuhaben, sondern es selbst zu »durchleben« (Bollas, 2020, S. 262).

*****

Neben der Zunahme an Vielseitigkeit auftauchender Affekte, Gefühle und Bilder in der Psychotherapie mit Leni sehe ich eine Entwicklung der Patientin in der unterschiedlichen »Verwendung« meiner Person als Therapeutin. Sie scheint »unterschiedliche Rollen« für mich vorzusehen und mich unterschiedliche Aspekte ihrer Persönlichkeit erleben zu lassen. Faszinierend und eindrücklich erlebte ich das »plötzliche« Verstehen der sich wiederholenden therapeutischen Szene (Jacke, Schweigen, sprachlos), als ob ich vielleicht

»endlich« einen Einblick bekäme von dem, wie es sich für Leni anfühlte, verstanden als »Dasein« im »Schatten des Objekts« (vgl. Bollas, 2020).

*****

Was ist nun notwendig, um tiefgreifende Veränderungsprozesse bei betroffenen Kindern und Jugendlichen anzustoßen, die womöglich andauern und zu einer Grundlage entscheidender Entwicklungsprozesse werden können?

Aus meiner Sicht braucht es ein professionelles Gegenüber, das sich, um mit Bollas zu sprechen, als »Verwandlungsobjekt« zur Verfügung stellt; ein erwachsenes Gegenüber, das hält und aushält, das sowohl eigene Gefühle der Wut und der Kränkung als auch die Wut und Verletzungen der betroffenen Kinder und Jugendlichen wahrnimmt – auch die Gefühle, die im Verständnis von Übertragung und Gegenübertragung oder als Projektionen auf einen selbst gerichtet sind, und uns treffen und meinen. Daraus kann die Möglichkeit erwachsen, betroffene Kinder und Jugendliche mit ihren eigenen Gefühlen und emotionalen Erlebensweisen in Kontakt zu bringen, die womöglich zurückgehalten, verborgen und erst durch Spiegelungen wahrgenommen und »gefühlt« werden können. Obgleich psychodynamisch ausgebildete Psychotherapeutinnen und -therapeuten bereits nach dem, was sich im ersten Kontakt zeigt, eine Vorstellung der zugrundeliegenden Psychodynamik entwickeln, bleibt es unabdingbar, die Gefühle, die sich in einer therapeutischen Beziehung im »Hier und Jetzt« der therapeutischen Situation zeigen, auch wirklich zu fühlen. So geht es aus meiner Sicht um ein Einlassen auf den Anderen, das zwischen Wahrnehmungen von eigenen Emotionen und den Gefühlen der betroffenen Kinder und Jugendlichen oszilliert, einem Identifizieren von auftauchenden Gedanken und Vorstellungen, die im Kontakt entstehen, den Versuchen, diesen eine Bedeutung zu verleihen, sowohl im Handeln als auch im Gespräch, aber vor allem im Spiel.

Gleichwohl bedarf es aus meiner Sicht einer unermüdlichen Suche, einen sinnvollen Zusammenhang von Erleben, Verhalten und Biografie früher Störungen herzustellen, vielleicht einen Zugang im Sinne einer Vorstellung zur »inneren Objektwelt« betroffener Kinder und Jugendlicher zu entdecken. Dies verstehe ich nicht als Frage nach Wahrheit; der Vorgang beschreibt vielmehr eine Reflexion vor dem Hintergrund wissenschaftlicher Erkenntnisse zu frühen Bedingungen des Selbstwerdens. Bei meinen Versuchen, einen Sinnzusammenhang zwischen meinen Gefühlen und Vorstellungen, meinen Erfahrungen und meinem Wissen über die biografischen Ereignisse betroffener Kinder und Jugendlicher zu knüpfen, ist es mir stets wichtig, den Kindern und Jugendlichen gegenüber zu erwähnen, dass ich mit meinen Annahmen nicht Recht haben muss – es ist »lediglich« ein Versuch zu verstehen – *mein* Versuch, sie zu verstehen. Oftmals geht es um ein Erleben, dessen »Wahrheit« erst noch entdeckt werden muss, damit es für betroffene Kinder und Jugendliche hilfreich sein kann. Ebenso müssen aus meiner Sicht die »gesunden Anteile« der betroffenen Kinder und Jugendlichen entdeckt werden, vielleicht taucht etwas anderes auf im Beziehungsgeschehen, in der »Verwendung« der eigenen Person. Das mag beispielsweise in Gestalt einer kleinen Veränderung in der Kontaktaufnahme auftreten, in der Entdeckung eines anderen Interesses, einer anderen Mimik oder Gestik, oder aber einer anderen Stimmung oder Atmosphäre, die womöglich entsteht. Aus meiner Sicht liegt diesem Geschehen eine Bereitschaft zugrunde, sich in einem Zustand der Absichtslosigkeit auf ein Beziehungsgeschehen einzulassen, ohne vorher wissen zu wollen, was für die betroffenen Kinder und Jugendlichen sinnvoll und richtig ist. Vielmehr braucht es Behutsamkeit im Umgang mit dem »Besser-Wissen«, es geht um Authentizität im Sinne von innerer Aufrichtigkeit und innerer Teilhabe an einer Beziehungsgestaltung, die Vertrauen schaffen kann.

All diese Aspekte dienen aus meiner Sicht einer authentischen Beziehungsgestaltung, die Raum und Gelegenheit schaffen kann für neue Erfahrungen, eine Beziehung jenseits traumatischer Erwartung, Enttäuschungen und Missbrauch. Auf diese Weise kann sich das Potenzial entfalten, Bindungen mit erwachsenen Personen bzw. Fachkräften einzugehen, die Verlass bieten, aushalten, und auch innerlich zur Verfügung stehen, in vergleichbarer Qualität zu frühen Bindungspersonen – also Bezugspersonen, die sich um ein Verstehen der »inneren Welt« bemühen und sich für Unbehagen und Leid betroffener Kinder und Jugendlicher verantwortlich fühlen. Diese Beziehungsgestaltung schafft auch Abhängigkeit auf der Basis gegenseitigen Vertrauens, die auf wechselseitiger Intersubjektivität beruht. Tilman Moser stellt auf – wie ich meine – eindrückliche Weise seine Vorstellungen über frühkindliche Erfahrungen eines Kindes dar, das einem Mangel und Verlust frühkindlicher Versorgung ausgeliefert war. Er verleiht durch seine Beschreibungen, die in Dialogform an die Bezugsperson gerichtet sind, diesen möglichen Erlebnisweisen eine Sprache:

> »Von einem schlimmen frühen Zeitpunkt an konnte ich Dir nicht mehr zeigen, wie sehr ich Dich brauche. Unmerklich bin ich hineingeglitten in eine Rolle: ich bin unabhängig, stolz, ein wenig unnahbar. Ich habe es gelernt, die Sehnsucht niederzuhalten, abzuschalten. Schließlich sah es für Dich und andere so aus, als hätte ich niemanden mehr nötig. Und wenn mir jemand sehr nahe kam, gab es einen inneren Aufruhr, und jedesmal habe ich die Schotten ein wenig dichter gezogen. Ich habe die Schmerzgrenze weiter nach außen verlegt, innere Warnsignale aufgestellt: Achtung, Demarkationslinie für späteres Unglück, besser nicht überschreiten, umkehren! Ich habe verlernt abhängig zu sein, und du hast es honoriert, es paßte soviel besser in das schwankende Gleichgewicht unseres kleinen Familienbootes.« (Moser, 1979, S. 49f.)

Beziehungen, die positive Abhängigkeiten entwickeln, erlauben aus meiner Sicht ein Nachholen dieser existentiell bedeutsamen Erfahrungen, erinnern an ein frühes Bindungsgeschehen mit den primären Bezugspersonen und fördern inneres Wachstum. Psychoanalytisch verstanden basiert die therapeutische Beziehungsgestaltung »auf einem natürlichen Bedürfnis nach Abhängigkeit von einem Objekt, das seelisches Wachstum fördert« (De Masi, 2022, S. 61–62). Dies steht im Zusammenhang mit den Wahrnehmungs- und Abstimmungsfähigkeiten der Psychotherapeutin bzw. des Psychotherapeuten auf der Basis eines rezeptiv-emotionalen Kommunikationsgeschehens. Bezogen auf Beziehungsgestaltungen mit betroffenen Kindern und Jugendlichen unter institutionellen Rahmenbedingungen formuliert Yecheskiel Cohen (2017) in Anlehnung an Winnicott den »potential space«: Als intersubjektiver Zwischen- und Übergangsraum ereignen sich kreative Prozesse mentalen Selbstwerdens und ermöglichen es auf diese Weise, einer mangelnden Selbstentwicklung und einem fragmentierten Selbsterleben heilsam zu begegnen (vgl. Kap. 4.2 in diesem Buch).

Dies beschreibt aus meiner Sicht einen Prozess der Beziehungsgestaltung, welcher sich grundsätzlich durch gegenseitige »Freiwilligkeit« auszeichnet. Sich auf Beziehung einzulassen, unterliegt dem Prinzip jeweils eigener Beteiligung aus freien Stücken auf der Basis innerer, psychisch-emotionaler Ausstattung, unabhängig des jeweiligen Bezugssystems (z.B. Therapie, Jugendhilfe), in welchem sich Beziehung ereignet. Orientiert an den Forschungen von Ronald Schleiffer (2007) hebt Menno Baumann diese Voraussetzungen für betroffene Kinder und Jugendliche im Rahmen der Jugendhilfe hervor:

»Positiv formuliert ist diesbezüglich Schleiffer beizupflichten, der betont, dass positive Beziehungen immer dann entstehen können, wenn es auch die Möglichkeit gibt, sich gegen die Beziehung zu entscheiden – sowohl für den Pädagogen als auch für das Kind oder den Jugendlichen.« (Baumann, 2020, S. 31)

Sowohl in Psychotherapie als auch im Rahmen der Jugendhilfe erhält Beziehungsgestaltung die Bedeutung eines intersubjektiven Gemeinschaftswerks, welches aus meiner Sicht nur auf dieser Grundlage das Potenzial bergen kann, Wachstum und positive Abhängigkeitserfahrungen im Sinne eines »emotionalen Nachholens« zu ermöglichen. In der Beziehungsarbeit mit betroffenen Kindern und Jugendlichen muss allerdings auch die »Freiwilligkeit« im Sinne einer unterstützenden Haltung durch die Eltern Berücksichtigung finden (vgl. Cohen, 2017; Kehr & Köpp, 2021).

## 5.5 Die Bedeutung psychodynamischer Fallbesprechungen

»Was uns den Umgang mit gewalttätigen Jugendlichen so schwer macht, ist unsere Furcht vor unkontrollierten und blitzartigen Aggressionsdurchbrüchen. Darum wird selten nach therapeutischen Maßnahmen gefragt, sondern ein hartes Durchgreifen der staatlichen Organe verlangt. Es sieht so aus, als ob diese jungen Männer mit ihrem aggressiven Verhalten genau das weitergeben würden, was sie als Kinder hinnehmen mussten und verspürt hatten. Wie sie einst beherrscht und gequält wurden, so beherrschen und quälen sie heute andere; sie erzeugen das gleiche Chaos, verbreiten die gleiche archaische Angst, die sie einst erlebt haben. So wie die Kommunikation in der Familie von Gewalt in Form autoritärer Strukturen geprägt war, wurde körperliche Gewalt zum einzigen Kommunikationsmittel, wenn die intellektuelle Kontrolle versagt, was beim geschilderten Personenkreis recht schnell geschieht.« (Hopf, 2020, S. 167f.)

Soweit Hans Hopf, der in seinem Buch *Abgründe* (2020) bereits sinnstiftende Zusammenhänge anbietet zwischen bedrohlicher Aggression, Autoaggression und Erfahrungen des Aufwachsens der Betroffenen sowie der Wahrnehmung von Angst und Ohnmacht der mit diesem Verhalten konfrontierten Anderen. Ich denke, diese Zusammenhänge lassen sich oftmals in der Arbeit mit betroffenen Kindern und Jugendlichen generalisieren: Wir sind in professionellen Situationen einem Verhalten ausgesetzt, das Angst, Ohnmacht und

Hilflosigkeit auslösen kann. Es birgt zudem die Gefahr, zu einem »Ausbrennen« unter den Mitarbeitenden zu führen, scheint reflexives Denken zu verhindern, und kann auf direktem Weg zum Agieren oder chaotischem Aktionismus verführen, wenn diese als Ausweg oder Flucht gesehen werden. Prinzipiell vermag uns das Unplanbare, Unerwartete und Unvorhersehbare in Gestalt von Extremverhalten eines Gegenübers in unserer Integrität zu bedrohen und reflexhaft selbstschützende Maßnahmen zu aktivieren. Dies vollzieht sich in professionellen Kontexten aus meiner Sicht oftmals auf Kosten betroffener Kinder und Jugendlicher und deren Familien. Denn mit diesen meist verfolgenden Erfahrungen im »Hinterkopf« scheint es umso schwieriger, an Beziehungen zu den Kindern und Jugendlichen anzuknüpfen oder gar erneut Kontakt anzubieten. Häufig erlebe ich in der Folge, dass Fachkräfte in ihrer – nachvollziehbaren – selbstschützenden Haltung bleiben, indem sie sich hinter pädagogisch oder therapeutischen Konzepten verbergen, die oft sogar innovativ scheinen. Es wirkt sehr verführerisch, sich auf vorgegebene Konzepte pädagogischen und psychotherapeutischen Handelns verlassen zu können, Konzepte, die einen mit der Macht des Wissens und nicht selten mit der Macht des Besserwissens ausstatten, die vor eigenen Gefühlen der Ohnmacht zu schützen verheißen – aber leider eben auch verhindern, sich auf den Anderen einzulassen. Vielversprechende Konzepte können für den Moment durchaus auch hilfreich sein, bergen allerdings aus meiner Sicht langfristig die Gefahr, sie anwendungsprofitabel verallgemeinern zu wollen, so dass die Individualität betroffener Kinder und Jugendlicher mit ihren pathologischen und gesunden Anteilen übersehen wird und Hilfe letztlich scheitert.

Aus meiner Sicht muss individuelle Sinngestaltung entdeckt werden, und dazu bedarf es – wie oben dargestellt – einer Beziehungsgestaltung im Hier und Jetzt, die sich offenhält und offen macht für Bindungs- und innere Objektentwicklung.

In der Tradition psychoanalytisch-pädagogischen Verstehens entwickelt Menno Baumann seine »Subjektlogische Diagnostik«, die systematisch Wege aufzeigt, provozierendem, die Fachkraft an die Grenzen bringendes Verhalten von Jugendlichen mit wertschätzendem und sinnstiftendem Verstehen zu begegnen:

»Die Annahme einer Sinnhaftigkeit auch und gerade von störendem Verhalten weist also, so meine Definition einer Subjektlogik, auf die in sich schlüssige Struktur des

Erlebens und Verhaltens des Subjektes hin, auch wenn diese innere Schlüssigkeit von außen oft nicht erkennbar ist.« (Baumann, 2009, S. 24)

Die mögliche Bedeutung eines Verstehens in pädagogischen Kontexten formuliert der psychoanalytische Pädagoge Hans-Georg Trescher, auf welchen sich Baumann bezieht: Wer verstehe könne manchmal zaubern. Das Element des Verstehens kann demzufolge Verstehende befähigen, indem es auf ungenannte pädagogische Handlungsmöglichkeiten in der Beziehungsgestaltung hinweist. So heißt es bei Baumann an anderer Stelle:

»Fallverstehen bietet die Möglichkeit, dem Jugendlichen die Macht zu nehmen, mich verwickeln oder verletzen zu können. Gleichzeitig prallt die Lebensgeschichte mit allen ihren vielfältigen Facetten nicht an mir und meiner selbst auferlegten beruflichen Distanz ab.« (Baumann, 2020, S. 182)

Er führt fort, dass diese Idee sich auf Überlegungen früher Heimerziehung gründet: So vertrat Bertha Pappenheim,[49] Sozialarbeiterin und Frauenrechtlerin, zu Beginn des 20. Jahrhunderts als Vertreterin der Fürsorgeerziehung die Auffassung, dass es bei Fallbesprechungen auch um die Erziehung der Erziehenden gehe (Baumann, 2020). Auch Baumann selbst spricht in seiner »Verstehenden Subjektlogischen Diagnostik« von einem eigenen Lernen, welches er diesen Kindern verdanke:

»Dieses Buch widme ich den zahllosen Kindern und Jugendlichen, die mich in den letzten Jahren in meiner Funktion als Förderschullehrer an ihrer Entwicklung teilhaben ließen. [...] [V]ermutlich ist es mir nicht gelungen, auch nur einem von ihnen mehr beizubringen, als ich von ihnen lernen durfte [...].« (Baumann, 2009, Widmung)

Diese – wie ich finde – berührende Widmung lässt die Frage offen, was denn nun von den betroffenen Kindern und Jugendlichen gelernt werden könne. Vielleicht, dass man ihnen durch ein Verstehen »die Macht« entziehen kann, ihr professionelles Gegenüber kränken zu können, oder es in eigene ungelöste Dynamiken zu verwickeln? Ich halte jedenfalls Baumanns verstehenden Zugang für innovativ und äußerst hilfreich im Umgang mit betroffenen Kindern

49 Bertha Pappenheim wurde auch bekannt als »Anna O.« in Freuds Studien über Hysterie.

und Jugendlichen, auch wenn ich in der systematisierten Anwendung des Verstehens die Gefahr sehe, dass der Prozess *gemeinsamer* Sinnentstehung vielleicht außen vor bleiben könnte, wenn er Verstrickungen mit den Kindern und Jugendlichen protektiv zu verhindern sucht: Ich gehe nämlich davon aus, dass es sich im Umgang mit betroffenen Kindern und Jugendlichen als schwierig – aus meiner Sicht sogar unmöglich – erweist, Verwicklungen mindestens zweier Psychodynamiken zu vermeiden. So muss es beim »Verstehen« manchmal auch darum gehen, die psychodynamischen – meist unbewusst angesiedelten – »Haken« der Verwicklung im Rahmen von Fallbesprechungen zu identifizieren, diese als eigene Anteile von den Anteilen betroffener Kinder und Jugendlicher zu differenzieren und womöglich einem Verstehensprozess zur Verfügung zu stellen. Im Selbstverständnis hermeneutischen Fallverstehens ist der Verstehende mit seiner Lebenspraxis stets Teil des Verstehensprozesses, in psychodynamischer Ausrichtung ist er es aufgrund rezeptiv-unbewusster Kommunikationsstrukturen. Und manchmal wird aus meiner Sicht der Verstehende eben selbst zum »Fall«:

*****

So erlebt eine Mitarbeitende unserer therapeutischen Wohngruppe mit Edda bei einem Spaziergang »plötzlich« unerträgliche Gefühle der Angst. Bei dem mehrstündigen Spaziergang in ansprechender Natur ist sie alleine mit ihr. Edda ist sehr guter Stimmung und weit entfernt von aggressiven Impulsdurchbrüchen, es entsteht bei der Mitarbeiterin in der Reflexion sogar der Eindruck, dass Edda diese Zweisamkeit sehr genießt. Dieses affektüberflutende Erleben – später als projektive Identifizierung verstanden – hat zur Folge, dass die Mitarbeitende unter Schlaflosigkeit leidet, sich von Fantasien grausamer Inhalte im Zusammenhang mit der Jugendlichen verfolgt fühlt, und es ihr unerträglich wird, alleine mit sich zu sein. Auch der Umgang mit Edda in der Arbeit der therapeutischen Wohngruppe ist ihr nicht mehr möglich.

Es ist davon auszugehen, dass sich Eddas pathologische Psychodynamik als auslösendes Moment für das Erleben der Mitarbeitenden im Sinne einer »projektiven Identifizierung« offenbart. In einer Fallbesprechung und Supervision wird allerdings sehr schnell deutlich, dass die Mitarbeitende zunächst keine Entlastung von ihrem Erleben durch sinnstiftende Erörterung des Geschehens vor dem Hintergrund der identifizierten pathologischen Psychodynamik Eddas erfährt. Es wirkt, als ob sie nicht mehr dazu in der Lage sei, unter diesen Rahmenbedingungen eine Distanz zur eigenen Psychodynamik herzustellen und sich aus der Verwicklung zu befreien. Es scheint, dass sie – vermutlich durch eine mentale Nähe zu Edda evoziert – mit eigenen »Abgründen« in Kontakt gekommen ist. Diese leidvolle Situation zieht umgehend mehrere strukturelle Veränderungen nach sich, mit dem Ziel der psychisch-emotionalen Versorgung einer geschätzten und wertvollen Mitarbeiterin. Sie erfährt Unterstützung durch das Team, wird durch alle anderen Mitarbeitenden »gehalten«, indem diese sie in ihrer Arbeit begleiten, so dass die Mitarbeitende für einen längeren Zeitraum keinen Dienst alleine mit Edda mehr durchleben muss. Diese Intervention kann auch als Schaffung heilsamer triangulierender Situationen im Alltag verstanden werden, die es der Mitarbeitenden erlaubt, einen Abstand herzustellen, ohne Edda und sich selbst im Stich zu lassen. Edda gegenüber wird diese Dynamik in Ansätzen vermittelt und gedeutet, so dass sich in der Folge empathisches Verständnis für ihre eigene Psychodynamik entwickeln kann. Zudem sucht die Mitarbeitende auf eigenen Wunsch eine psychotherapeutische Begleitung auf, die sie darin unterstützt, eigene unbewusste Zusammenhänge der Verwicklung bewusst zu machen.

*****

Gegenstand psychodynamischer Fallbesprechungen sind die Suche und Verortung der Gestaltungs- und Ausdrucksmöglichkeiten gesunder und pathologischer Anteile betroffener Kinder und Jugendlicher auf der Grundlage von Begegnung und Beziehung. Der Fokus ist auf die Mitarbeitenden, insbesondere deren emotional-affektive Erlebnisweise gerichtet. Psychodynamische Fallbesprechungen haben die Aufgabe, einen verstehenden Zugang zu emotionalen Erfahrungen zu schaffen und deren psychische Verarbeitung zu unterstützen, um so professionelle Beziehungsgestaltung zu fördern. Wesentlich bleiben dabei die Fähigkeiten von Selbstwahrnehmung, Selbstreflexion und Mentalisierung vor dem Hintergrund psychoanalytischer Konzepte der Übertragung und Gegenübertragung, Projektion und projektiver Identifikation sowie weitere gegenseitige Abwehrvorgänge. Oftmals reinszenieren sich Aspekte psychodynamischen Geschehens betroffener Kinder und Jugendlicher im Rahmen der Fallbesprechung. Einzelne Anteile wirken in den Mitarbeitenden präsent und erlebbar, so dass dieses Geschehen als Widerspiegelung im Sinne eines

Prozesses von Parallelisierung verstanden werden kann.[50] Diese Vorgänge sind u. a. auf der Ebene eines rezeptiv-unbewussten Geschehens zu verorten. Sie bedürfen einer Benennung des Erlebens, einer Interpretation und Einordnung, die als bedeutungsvoll und sinnstiftend verstanden und erfahren werden können. Dieser reflexive Prozess oszilliert auf unterschiedlichen Ebenen, mündet immer wieder in einer Metaebene, wodurch mitunter irritierende Inhalte des jeweiligen Erlebens als Resonanzen begriffen und womöglich einem Verstehen der Psychodynamik betroffener Kinder und Jugendlicher zugänglich gemacht werden können.

Vielleicht stellt sich bei manchen jetzt die Frage, ob alle Fachkräfte sämtliche theoretische Überlegungen und Konzepte im Detail lernen müssen? Ich denke nicht, denn zentral scheint auch in diesem Kontext ein Einlassen, ein Zuhören unterschiedlicher Sichtweisen, ein bewegter reflexiver Prozess, der letztlich im Dienst der Beziehungsgestaltung mit betroffenen Kindern und Jugendlichen steht. Das Entstehen von Sinn bedarf in diesem Zusammenhang aus meiner Sicht vielmehr einer Triangulierung, die als »Navigationshilfe« aufgefasst werden kann:

> »Professionen beziehen sich einerseits auf wissenschaftliche Disziplinen, sie bringen aber mit ihrem Bezug auf konkrete Fallsituationen, die keine direkte und lineare Ableitung (Transfer) der Problembearbeitung von allgemeinem Theoriewissen aus ermöglichen, auch andere Betrachtungsperspektiven ein. Professionelles Handeln bearbeitet daher eine Differenz zwischen den Abstraktionen wissenschaftlicher Theorien und den konkreten Merkmalen des Einzelfalls, der einmalig, komplex und nicht vollständig unter die wissenschaftliche Abstraktion zu subsumieren ist. Die lebenspraktisch anschauliche Perspektive aller am Fall Beteiligten und die fachlich-systematisierende Perspektive relevanter Fallmerkmale sind daher – neben den Theoriebezügen – wesentliche Zugänge des professionellen pädagogischen Handelns. Das damit aufgeworfene Spannungsfeld von *Abstraktion und Konkretion* macht das Relationieren unterschiedlicher (alltagspraktisch-narrativer, fachlich systematischer und abstrahierend-theoriebezogener) Reflexionsweisen erforderlich; es ist vom Absturz ins Theoretische und Ideologische ebenso bedroht wie vom Absturz in alltagspraktische Wurstelei.« (Lotz, 2008, S. 218; Hervorh. d. Lotz)

50 vgl. verstehende Zugänge in Balint-Gruppen.

Vor diesem Hintergrund bietet psychodynamische Fallbesprechung aus meiner Sicht den Rahmen, Mitarbeitende unterschiedlicher Professionen und Trägerschaften in einem gemeinsamen Fallverstehen zu integrieren. Der Verstehensprozess wird durch die jeweiligen professionellen Perspektiven und persönlichen Erfahrungen im Umgang mit betroffenen Kindern und Jugendlichen bewegt, verstanden auch als Zuwachs von Wissen über die jeweilige Pathologie. So kooperieren auf dieser Ebene unterschiedliche professionelle Helfer unterschiedlicher institutioneller Herkunft mit dem Ziel, eine »haltende« Funktion im Sinne eines Containments zu leisten, wodurch heilsame persönlichkeitsstrukturelle Entwicklung initiiert und Dynamiken von Veränderung ermöglicht werden können.

*****

Die Hilfsmaßnahmen für die 16-jährige Antonia, die hier beschrieben werden, setzten sich aus ISE-Maßnahmen[51] und kooperierender SPFH[52] unterschiedlicher Trägerschaften zusammen, als die psychodynamische Fallbesprechung installiert wurde. Die Hilfe lief bereits über mehrere Monate, einige Fachkräfte waren schon aus dem Fall ausgestiegen. Die ISE-Fachkräfte sollten die damals noch Jugendliche betreuen und die Mutter entlasten, die SPFH war schwerpunktmäßig auf die Einrichtungssuche (zur stationären Unterbringung der Klientin als Auftrag des Jugendamtes) ausgerichtet. Das Finden einer geeigneten stationären Unterbringung in einer Einrichtung scheiterte u.a. daran, dass es keine Einrichtung gab, welche die Jugendliche hätte aufnehmen wollen. Zudem wollten weder die Tochter noch die Eltern, dass Antonia untergebracht werde. Antonia hat sich mit den ihr zur Verfügung stehenden Verhaltensweisen (verbale und körperliche Gewalt) gegen eine Unterbringung gewehrt.

Vor dem Hintergrund einer als äußerst pathologisch einzustufenden innerfamiliären Dynamik wurde den Fachkräften im Laufe der Hilfe immer deutlicher, weshalb eine Unterbringung vielleicht eher als mittel-, denn als kurzfristiges Ziel sinnvoll wäre. Im Raum stand bereits zu Beginn der Hilfe ein möglicher sexueller Missbrauch der Tochter durch den Vater. Dieses

51 ISE: Intensive sozialpädagogische Einzelbetreuung nach SGB VIII, §35.

52 SPFH: Sozialpädagogische Familienhilfe nach SGB VIII, §31.

traumatisierende und missbräuchliche Geschehen wurde bereits im Kindesalter von den damaligen mit der Familie betrauten Fachkräften vermutet.

Auch die Fachkräfte der späteren ISE-Maßnahme gingen in ihrer fachlichen Einschätzung und Wahrnehmung von frühen multiplen Traumatisierungen der Jugendlichen verschiedenster Art aus (sexuell und emotional traumatisierende Entwicklungsbedingungen sowie transgenerationale Weitergabe von Traumatisierung), was vermuten ließ, dass das gesamte Familiensystem in einer traumatischen, sich wiederholenden Dynamik und gegenseitigem Agieren miteinander verbunden sei. Verbal wurde der sexuelle Missbrauch von Antonia erstmals während eines Polizeieinsatzes in der elterlichen Wohnung gegenüber den Polizisten (unter Anwesenheit einer Fachkraft) formuliert. Antonias promiskuitives Verhalten und die Tatsache, dass sie sich immer wieder in missbräuchliche und ausbeuterische Situationen begab (während diverser Aufenthalte in einer Notunterkunft für Jugendliche), können – neben weiteren Reinszenierungen des traumatischen Kontextes – als Indikatoren für diese Vermutung verstanden werden. Vor dem Hintergrund eines psychotraumatologischen Verständnisses wird deutlich, dass Antonia mit ihrem sexualisierten Verhalten (Tragen von äußerst knapper Kleidung, sexuelle Aktivität, teilweise im Freien oder in Wohnungen von Männern, die Antonia nicht vertraut waren, Zwang zu Prostitution während ihres Aufenthaltes in der Notunterkunft durch einen jungen Mann im Umfeld) unbewusst traumatische Erfahrungen des Missbrauchs reinszeniert.

Es konnte psychodynamisch erarbeitet werden, dass sich Antonia vermutlich in einem Konflikt zwischen Abhängigkeit (von den Eltern) und Autonomiebestrebungen (Selbstständigkeit und Loslösung vom Elternhaus) bewegt. Aufgrund der kognitiven Einschränkungen scheint die Jugendliche nur schwer in der Lage zu sein, diesen Konflikt adäquat mental zu bearbeiten oder zu integrieren. Vielmehr verwendet das Mädchen die mitarbeitenden Fachkräfte. Zudem sind vermutlich die Spannungen des Konflikts zwischen den beiden Polen Autonomie und Abhängigkeit für Antonia nicht aushaltbar, und veranlassen sie zu Spaltungen in ihrer Wahrnehmung und ihrem Handeln. Diese Dynamik bildet sich unter den Fachkräften im jeweilig eigenen Erleben deutlich ab. So können Antonias hoch beängstigenden psychotischen Zustände u. a. auch als Ausdruck eines unlösbar scheinenden, bedrohlichen sowie massive Spannungen hervorrufenden Konfliktes verstanden werden. Vor allem zu Beginn der Hilfsmaßnahme werden aufgrund dieser psychotischen Zustände mehrfache Aufenthalte in der Psychiatrie notwendig.

Im Kontext der familiären Dynamik scheint es so, dass Antonia vermutlich wesentliche Funktionen im Dienst familiärer Stabilisierung übernommen hat. Insbesondere der (vermutlich ebenfalls schwer traumatisierten) Mutter gegenüber übernimmt Antonia die Kontrolle, indem sie über deren soziale Kontakte, Sexualität und Essverhalten verfügt – vielleicht auch als schützende Funktion für die Mutter, aber auch gegenüber sich selbst zu verstehen. Diese Vermutung wird u. a. dadurch gestützt, dass Antonia darauf besteht, mit der Mutter in einem Bett zu schlafen, und sie es nicht zulassen kann, dass die Eltern körperlichen Kontakt zueinander haben. Antonia reagiert bei Missachtung ihrer Forderungen gegenüber den Eltern mit extremer Aggression, auch gegen sich selbst. Sie erlaubt den Fachkräften einen zunehmenden Einblick in diese Dynamik. So fällt immer wieder auf, dass die Generationenebenen innerhalb des familiären Systems nicht gewahrt werden, Grenzen von den Fachkräften als durchlässig und missbräuchlich wahrgenommen werden. Im Erleben der Mitarbeitenden machen sich oftmals Gefühle von Ekel und Angst gegenüber dem Vater breit.

Zudem wiederholen sich in der Arbeit mit der Jugendlichen Beobachtungen, dass Antonia sich einerseits mit Gewalt gegen die Mutter abzugrenzen versucht, andererseits wiederum Schuldgefühle und Ängste vor dem Verlust der Eltern erlebt und den Fachkräften gegenüber ausagiert. Und tatsächlich wurde Antonia in ihrem biografischen Aufwachsen schon mehrfach von ihren Eltern »verlassen« bzw. »alleine gelassen«, wodurch sich u. a. die massiven Verlustängste der Jugendlichen erklären lassen (sie wurde als Kind in ein anderes Land geschickt; mehrwöchige Familienurlaube wurden ohne Antonia verbracht, sie wurde in einer »Notunterkunft« zurückgelassen). Diese Erfahrungen verstärken vermutlich Antonias Ängste vor Verlust, verschärfen ihren Autonomie-Abhängigkeitskonflikt und forcieren immer wieder das Bedürfnis, sich der pathologischen familiären Dynamik zu unterwerfen. Ebenso scheint sie wiederholend ihrer Sehnsucht nach einer kontrollierenden, symbiotisch anmutenden Beziehung zur Mutter nachzugeben, unter Verzicht auf ihre autonomen Bemühungen. Insbesondere nach psychiatrischen Klinikaufenthalten mit vorangegangener Zwangseinweisung durch die Mutter aufgrund von psychotischem Erleben ist im Anschluss ein starkes Verlangen nach einer engen Beziehungsgestaltung mit der Mutter zu beobachten sowie ein regressives und überangepasstes Verhalten. Antonia lehnt in diesen Phasen die Betreuung durch die ISE-Fachkräfte über mehrere Wochen ab. Vor diesem Hintergrund wird deutlich, dass eine stationäre Unterbringung Antonias – die von staatlicher Stelle aufgrund massiver Kindswohlgefährdung gefordert war – aufgrund der innerfamiliären Dynamik (Abhängigkeit, Missbrauch, Parentifizierung) emotional für Antonia nicht zu leisten ist. Ablösung und Trennung wirken für alle Familienmitglieder höchst bedrohlich, und Antonia scheint diese Bedrohung auszuagieren. So kommt es bei Versuchen, Antonia stationär unterzubringen, immer wieder zu schweren gewalttätigen Übergriffen auf Fachkräfte, die sie zu Trägern ihrer eigenen Wünsche und Bedürfnisse macht.

Allmählich zeigen sich aber deutliche Entwicklungsfortschritte u. a. darin, dass Klinikaufenthalte nicht mehr mit einem psychotischen Erleben von Antonia verbunden sind, sondern »lediglich« aufgrund von Wut und aggressivem Verhalten zustande kommen – möglicherweise im Sinne eines Abgrenzungsverhaltens gegenüber den Eltern. Diese Entwicklung wird als Fortschritt verstanden, insbesondere hinsichtlich einer Annäherung der beiden entgegengesetzten Konfliktpole von Autonomie und Abhängigkeit. Zudem begibt sich Antonia für mehrere Wochen freiwillig in die Klinik, um eine Medikamentenumstellung vornehmen zu lassen. In dieser Zeit ist der Kontakt sowohl zum Helfer- als auch zum Familiensystem sehr gut; Antonia hat auf diese Weise vermutlich erfahren, wie eine Trennung integrativ, d. h. ohne Kontaktabbruch zu den Eltern und Katastrophe aussehen kann. Antonia ist nach den Klinikaufenthalten zunehmend in der Lage, wieder zu den Fachkräften in Beziehung zu gehen, Nähe und Distanz zu regulieren. Auch vermag sie es immer mehr, ihre Vorstellungen über eigene Selbstständigkeit und Unabhängigkeit zu verbalisieren, über Möglichkeiten einer Ablösung nachzudenken und diese mit den Fachkräften zu diskutieren.

Vor dem dargelegten Hintergrund dieser Fallvignette ist es offensichtlich, dass eine sinnvolle Begleitung Antonias nur unter Einbeziehung ihres familiären Bezugsrahmens sowie dem Auffangen und Aushalten ihrer wechselnden emotional-affektiven Befindlichkeiten und ihrer Projektionen geleistet werden konnte. Die Schwerpunkte der Arbeit waren auf die Bearbeitung der familiären traumatisch geprägten Abhängigkeits- und Missbrauchsdynamik gerichtet sowie auf die Unterstützung des Autonomieprozesses der Jugendlichen mit dem Ziel einer allmählichen Ablösung.

Diese Arbeit mit Antonia war angesichts der familiären Dynamik für die Fachkräfte enorm herausfordernd und belastend, nicht zuletzt, da die Jugendliche maßgeblich mittels projektiver Identifikationen zu kommunizieren und ihrem eigenen gewalttätigen und sexualisierten Agieren ausgeliefert schien. Ein Bedürfnis nach Austausch und Zugängen des Verstehens von Antonias Befindlichkeit und Motiven war als grundlegend für ein professionelles Handeln anzusehen, welches phasenweise überhaupt einen Kontakt zu ihr und den Eltern sicherstellen konnte. Bereits fünf Fachkräfte waren vermutlich aufgrund von emotionaler Überlastung und persönlicher Verstrickung aus dem Fall ausgestiegen. Den verbleibenden Fachkräften ist es aber – nicht zuletzt mittels psychodynamischer Fallarbeit – gelungen, eine konstante und stabile Hilfe zu gewährleisten. In einem Fall wie diesem braucht es aus meiner Sicht genügend gute Mitarbeitende, die genügend gute emotionale Unterstützung und reflexive Begleitung erfahren.

*****

Antonias pathologische Psychodynamik spiegelte sich in den emotional-affektiven Befindlichkeiten der Mitarbeitenden ab, in der Dynamik der Fachkräfte als »Helfersystem«, aber auch in der immer wieder Maßnahmen zurückweisenden Haltung staatlicher Institutionen.

Nicht zuletzt schaffte vermutlich das gemeinsame Ringen um Verstehen im Rahmen psychodynamisch begleitender Fallbesprechungen ein Containment, und damit eine Möglichkeit emotionaler Verarbeitung, deren Resultate der jungen Frau zur Verfügung gestellt werden konnten. Das Containment diente der Stabilisierung der Persönlichkeit und dem Wachstum bindungsrelevanter Fähigkeiten (vgl. Hofmann, 2002, S. 226f.).

Ein – wie ich finde – vorbildliches Beispiel emotionaler Fürsorge und Versorgung von Mitarbeitenden ist auch bei Yecheskiel Cohen zu finden, der die psychische Stabilität und das Vermögen der Mitarbeitenden, diese Prozesse reflektieren zu können, als grundlegenden Teil des Behandlungskonzeptes versteht (vgl. Cohen, 2017, S. 47; vgl. auch Kap. 4.2 in diesem Buch). So dienen die fallbesprechenden Supervisionen dazu, die eigenen Anteile des schwierigen Beziehungsgeschehens in den Blick zu nehmen und auf diese Weise als Instrument der Wahrnehmung zu nutzen. Dieser Prozess steht im unbedingten Zusammenhang damit, inneres Wachstum betroffener Kinder und Jugendlicher zu ermöglichen.

Psychodynamische Fallbesprechungen bieten den Raum zum Nachdenken und Reflektieren und eröffnen auf diese Weise die Möglichkeit,

Beziehungsgestaltungen mit betroffenen Kindern und Jugendlichen zu unterstützen, indem beispielsweise inter- und intrapsychische Spaltungsmechanismen entdeckt werden, eigenes Agieren vor dem Hintergrund eigener Motive identifiziert und letztlich emotionale Verwicklungen aufgedeckt werden. Manchmal geht es aus meiner Sicht gar um die Ermöglichung, überhaupt eine Beziehung zu knüpfen und zu halten und selbst dabei psychisch gesund zu bleiben.

# Zum Abschluss

Das vorliegende Buch ist zum einen denjenigen Kindern und Jugendlichen gewidmet, die in ihrer Persönlichkeitsentwicklung – in den frühen Phasen der Strukturierung ihres Selbsttraumatisierungen unterschiedlicher Formen ausgeliefert waren. Zum anderen soll es Psychotherapeutinnen und -therapeuten, Sozialarbeiterinnen und -arbeitern, Betreuenden und anderweitig Interessierten als jeweiliges (professionelles) Gegenüber dienen und dabei behilflich sein, sich auf eine authentische Beziehung zu diesen Kindern und Jugendlichen einzulassen, ohne dabei psychischen Schaden zu nehmen.

Zu Beginn wurde die Entwicklung von Jugendhilfe skizziert, deren vorrangige Aufgaben aus meiner Sicht in der Verantwortungsübernahme für betroffene Kinder und Jugendliche liegt und geht auf die Bedeutung und Notwendigkeit von Beziehungsgestaltung in diesem Kontext ein. Diagnostische Zugänge zu Frühstörungen bei Kindern und Jugendlichen werden thematisiert und Anzeichen struktureller Störungen in Kindheit und Jugend erläutert. Beziehungsgestaltung kann dabei als Instrument der Erkenntnis dienen, die u. a. auch eine Diagnostik struktureller Entwicklung und Verfasstheit ermöglicht. Der Zugang zum Phänomen der frühen Störung bei Kindern und Jugendlichen erfolgt auf der Grundlage der wissenschaftlichen Disziplinen von Psychoanalyse, Bindungstheorie und Psychotraumatologie. Alle drei Forschungsgebiete erlauben einen wissenschaftlich fundierten Einblick in frühes Erleben von Beziehung, der ein vertieftes und vielleicht einzigartiges Verstehen des Phänomens der frühen Störung offenbart. Diese Herangehensweisen bilden sich in Konzepten psychotherapeutischer Praxis ab sowie in der praktischen Umsetzung psychoanalytischer Konzeptionen im Rahmen der Jugendhilfe. Den vorgestellten Projekten und Konzeptionen ist gemein, frühgestörte Kinder und Jugendliche erfolgreich zu behandeln (Psychotherapie), aber auch auszuhalten und zu beherbergen (Jugendhilfe). Anhand vielzähliger Fallbeispiele wird um ein Verständnis für Beziehungsgestaltung geworben, welches die Beziehungsdynamiken in den Blick nimmt und das erwachsene Gegenüber in der Rolle eines »Verwandlungsobjektes« (Bollas) sieht, das sich für heilsame transformierende Prozesse zur Verfügung stellt. Dazu scheint es notwendig, sich von den Psychodynamiken der schwer verletzten Kinder und Jugendlichen berühren und sich auf eine implizites Beziehungsgeschehen einzulassen. Beziehung in diesem Kontext meint ein Einlassen auf den Anderen, die Wahrnehmung von eigenen Emotionen im Kontakt sowie die Wahrnehmung der Gefühle und Stimmungen betroffener Kinder und Jugendlichen, einem Identifizieren von auftauchenden Gedanken und Vorstellungen im Kontext der Beziehungen, den Versuchen, diesen eine handelnde, verbale und zunehmend auch eine biografische Bedeutung zu verleihen.

Auf diese Weise kann frühen Störungen bei Kindern und Jugendlichen hilfreich begegnet werden im Sinne eines Prozesses der Verwandlung oder Transformation. Dies meint vor dem psychoanalytischen Hintergrund einen verstehenden Zugang mittels Projektionen und Prozessen von Übertragung und Gegenübertragung herzustellen, der es letztlich vermag, betroffene Kinder und Jugendliche mit ihren eigenen Gefühlen und emotionalen Erlebensweisen in Kontakt zu bringen. Es handelt sich um Erlebensweisen, die tief vergraben und maskiert wirken, die zurückgehalten, verborgen und erst im Beziehungskontakt wahrgenommen und »gefühlt« werden können, damit sich die Chance eines Erlebens einer positiven Abhängigkeit gegenüber haltender Erwachsener und der Welt eröffnen kann. Dafür bieten sowohl Psychotherapie als auch Jugendhilfe geeignete Bezugssysteme, innerhalb derer so verstandene Beziehungsgestaltung mit betroffenen Kindern und Jugendlichen erlebt und gelebt werden kann. Die jeweiligen Bedingungen und Grenzen sind sicherlich anders auszugestalten, allerdings bleibt aus meiner Sicht die Beziehungsgestaltung selbst das wesentlich Bedeutsame.

Während mich in meiner psychotherapeutischen Arbeit oftmals das Gefühl begleitet, dass mir mehr Zeit und Raum zur Verfügung steht, über das therapeutische Beziehungsgeschehen zu reflektieren und nachzudenken, dass es mir besser gelingt, mich auf das Selbsterleben der Patientinnen und Patienten zu fokussieren, einzelne Sequenzen des Kontaktes intensiver wahrzunehmen und selbst kleine Veränderungen im Sinne von Entwicklung in der Beziehung zu entdecken, erlebe ich mich im Kontext von Jugendhilfe mehr intuitiv und spontan handelnd, den Alltag strukturierend und gestaltend. Ich erlebe intersubjektives Geschehen und Ereignisse, aber ein Nachdenken darüber muss oftmals aufgeschoben werden und »warten«, geht dabei allerdings nicht verloren. Vielmehr werden Eindrücke, Gefühle, Stimmungen, die im Kontakt auftauchen, wahrgenommen und »gehalten« – auch »ausgehalten«; vielleicht ergeben sich daraus handelnde Reaktionen oder Konfrontationen, vielleicht muss aber auch einem »Agieren« widerstanden werden, ohne sich aus dem Kontakt zum Gegenüber zu schleichen. Das oftmals – aber nicht immer – nachträgliche Nachdenken und Reflektieren über das Erlebte kann, je nach Qualität, auch die Grundlage zukünftigen Beziehungshandelns bieten. Ich sehe eine einzigartige Chance in der Beziehungsgestaltung mit betroffenen Kindern und Jugendlichen im Rahmen der Jugendhilfe, in der Ermöglichung einer Vielzahl von Gelegenheiten zur Begegnung und Kontakt – Formen, die verstehende Zugänge und beziehungsbasierte Interventionen erlauben. Zudem eröffnen die verfügbare Begleitung im Alltag und das Teilen intensiver Erfahrungen von Routine und Kontinuität im »Dasein« Möglichkeiten zur Auseinandersetzung und zur Etablierung triangulärer Konstellationen, die einem inneren Wachstum betroffener Kinder und Jugendlicher zugutekommen. Nicht zuletzt soll auch auf die nicht alltäglichen Gelegenheiten aufmerksam gemacht werden, die sich in der gemeinsamen Teilhabe an unterschiedlichen Beschäftigungen, Freizeitmaßnahmen, Spielen, Reisen und Outdooraktivitäten verwirklichen können. Vielleicht bilden diese Unternehmungen manchmal auch das belastungserprobende Wagnis eines »Beziehungsabenteuers« ab.

Trotz unterschiedlicher Rahmenbedingungen erlebe ich das Gemeinsame dieser Arbeit in meiner intuitiven Herangehensweise der Beziehungsgestaltung auf der Grundlage der immerwährenden Aufgabe, sich in der Beziehungsgestaltung zu reflektieren und Episoden der Begegnung zu mentalisieren. Professionelle Übereinstimmung der beiden Arbeitsbereiche lässt sich aus meiner Sicht auch in der manchmal leidvollen und verfolgenden Beschäftigung mit Erfahrungen im Umgang mit betroffenen Kindern und Jugendlichen – sogenannten »emotionalen Verwicklungen« – finden. Dies kann als ein Erleben verstanden werden, das einen Prozess bedeutsamer Transformation anregt, und das die Basis einer Intersubjektivität von »ungefährlichen Abhängigkeiten« bildet, von der »Freiwilligkeit«, Beziehungsversuche zu wagen und dabei sowohl eigene Grenzen als auch die Grenzen betroffener Kinder und Jugendlicher zu akzeptieren und respektieren.

Frühe Störungen laufen Gefahr, sich später in Form schwerwiegenden psychischen Leids zu manifestieren, oder gar zu chronifizieren. An dieser Stelle sei nochmals an die pädagogische und psychotherapeutische Professionalität appelliert, im Umgang mit betroffenen Kindern und Jugendlichen von einem Störungsgeschehen auszugehen, das als Teil der kindlichen oder jugendlichen

Persönlichkeit zu betrachten ist, tief verwoben in psychische Organisationsstrukturen. Beziehungsgestaltung mit Betroffenen ist meiner Erfahrung nach für beide Seiten mitunter mühsam. Das Einlassen auf ein Beziehungsgeschehen fordert dazu auf, Bereitschaften und Fähigkeiten zu entwickeln, etwas – und sich selbst – zu verändern, damit betroffene Kinder und Jugendliche sich verändern können. Daraus erwächst wiederum die Notwendigkeit, sich und den betroffenen Kindern und Jugendlichen die erforderliche Zeit sowie den inneren und äußeren Spielraum für Entwicklung zu ermöglichen. Im Zeitgeist ökonomisierter Psychotherapie und Jugendhilfe mangelt es manchmal an diesen »Größen«, wobei ich anmerken möchte, dass mir die lange Liste dessen, was es denn aus meiner Sicht bräuchte, gar nicht so kostenintensiv erscheint, sondern von der Qualität der Beziehungsgestaltung und der Qualität supervisorischer Begleitung abhängt.

# Literatur


Ader, S. & Schrapper, C. (Hrsg.) (2022): *Sozialpädagogische Diagnostik und Fallverstehen in der Jugendhilfe*. München: Reinhardt, 2. akt. Aufl..

Adler-Corman, P., Röpke, C. & Timmermann, H. (Hrsg.) (2018): Psychoanalytische Leitlinien der Kinder- und Jugendlichen-Psychotherapie. Frankfurt a. M.: Brandes & Apsel, 2. akt. u. erw. Aufl. 2023.

Ahnert, L. (2020): *Wieviel Mutter braucht ein Kind? Über Bindung, Bildung und Betreuung in den ersten Lebensjahren*. Weinheim: Beltz.

Allen, J. G. & Fonagy, P. (Hrsg.) (2006): *Mentalisierungsgestützte Therapie. Das MBT-Handbuch – Konzepte und Praxis*. Stuttgart: Klett-Cotta.

Allen, J. G., Fonagy, P. & Bateman, A. W. (2011): *Mentalisieren in der psychotherapeutischen Praxis*. Stuttgart: Klett-Cotta.

Altmeyer, M. & Thomä, H. (Hrsg.) (2010a): *Die vernetzte Seele. Die intersubjektive Wende in der Psychoanalyse*. Stuttgart: Klett-Cotta, 2. Aufl.

Altmeyer, M. & Thomä, H. (2010b): Einführung: Psychoanalyse und Intersubjektivität. In: Dies.: In: ders.: *Die vernetzte Seele. Die intersubjektive Wende in der Psychoanalyse*. Stuttgart: Klett-Cotta, 2. Aufl., S. 7–30.

Adorno, T. W. (2003): *Negative Dialektik*. Frankfurt a. M.: Suhrkamp.

Argelander, H. (2007 [1970]): *Das Erstinterview in der Psychotherapie. Ein Literaturführer*. Darmstadt: Wissenschaftliche Buchgesellschaft, 7. Aufl.

Auchter, T. & Strauss, L. V. (2003): *Kleines Wörterbuch der Psychoanalyse*. Göttingen: Vandenhoeck & Ruprecht.

Battle, C. L. et al. (2004): Childhood maltreatment associated with adult personality disorders: Findings from the Collaborative Longitudinal Personality Disorders Study. *J Pers Disord*, 18(2), 193–211.

Baumann, M. (2009): *Verstehende Subjektlogische Diagnostik bei Verhaltensstörungen. Ein Instrumentarium für Verstehensprozesse in pädagogischen Kontexten*. Hamburg: tredition.

Baumann, M. (2020): *Kinder, die Systeme sprengen. Band 1: Wenn Jugendliche und Erziehungshilfe anein ander scheitern*. Baltmannsweiler: Schneider Verlag Hohengehren.

Baumann, M. (o. J.): *Jugendliche »Systemsprenger« ... denn sie wissen, was sie tun*. Fliedner-Fachhochschule Düsseldorf. University of Applied Sciences. Online: https://www.dvjj.de/wp-content/uploads/2019/06/jugendliche_systemsprenger_-_menno_baumann.pdf [Stand 18. Juni 2024]

Beck, N. (2020): Entwicklungslinien, Bezugspunkte und Begriffsbestimmung Therapeutischer Heimerziehung. In: Ders. (Hrsg.): *Therapeutische Heimerziehung: Grundlagen, Rahmenbedingungen, Methoden*. Beiträge zur Erziehungshilfe. Band 47, Freiburg: Lambertus, S. 13–37.

Becker, E.C., v. Maltzahn, G. & Lutz, C. (2019): *Symbolik in der psychodynamischen Therapie von Kindern und Jugendlichen.* Stuttgart: Kohlhammer.

Beebe, B., Cohen, P. & Lachmann, F. (2019): *Bindung im Werden. Mikroanalyse der Mutter-Kind-Interaktion - ein Bilderbuch.* Gießen: Psychosozial.

Beebe, B. & Lachmann, F. (2004): *Säuglingsforschung und die Psychotherapie Erwachsener. Wie interaktive Prozesse entstehen und zu Veränderungen führen.* Stuttgart: Klett-Cotta.

Benjamin, J. (2010): Tue ich oder wird mir angetan? Ein intersubjektives Triangulierungskonzept. In: Altmeyer, M. & Thomä, H. (Hrsg.): *Die vernetzte Seele. Die intersubjektive Wende in der Psychoanalyse.* Stuttgart: Klett-Cotta, 2. Aufl., S. 65–107.

Bion, W.R. (1997): *Transformationen.* Frankfurt a. M. : Suhrkamp.

Bion, W.R. (2012): Eine Theorie des Denkens. In: Spillius, E.B. (Hrsg.): *Melanie Klein Heute. Entwicklungen in Theorie und Praxis. Band 1.* Stuttgart: Klett-Cotta, 4. Aufl., S. 225–235.

Bion, W.R. (2020): *Lernen durch Erfahrung.* Frankfurt a. M.: Suhrkamp, 9. Aufl.

Birkhölzer, M., Schlüter-Müller, S. & Schmeck, K. (2020): Persönlichkeitsstörungen im Kindes- und Jugendalter. *Swiss Archives of Neurology, Psychiatry and Psychotherapy*, 171, w03105.

Blaze, J., Asok, A. & Roth, T. L. (2015): The long-term impact of adverse caregiving environments on epigenetic modifications and telomeres. *Front Behav Neurosci*, 9, 79.

Bohleber, W. (2012): *Was Psychoanalyse heute leistet. Identität und Intersubjektivität, Trauma und Therapie, Gewalt und Gesellschaft.* Stuttgart: Klett-Cotta.

Bollas, C. (2020): *Der Schatten des Objekts. Das ungedacht Bekannte. Zur Psychoanalyse der frühen Entwicklung.* Stuttgart: Klett-Cotta, 5. Aufl.

Bollas, C. (2023): *Die unendliche Frage. Zur Bedeutung des freien Assoziierens.* Frankfurt a. M.: Brandes & Apsel, 2. Aufl.

Borowski, D., Hopf, H., Hüller, T., v.d. Marwitz, T. & Schäberle, H. (2018): Psychoanalytische Grundbegriffe. In: Adler-Corman, P., Röpke, C. & Timmermann, H. (Hrsg.): *Psychoanalytische Leitlinien der Kinder- und Jugendlichen-Psychotherapie.* Frankfurt a. M.: Brandes & Apsel, S. 11–52.

Brisch, K.H. (2020): *Bindungsstörungen. Von der Bindungstheorie zur Therapie.* Stuttgart: Klett-Cotta, 17. Aufl.

Brisch, K.H. (Hrsg.) (2022a): *Trauma und Bindung zwischen den Generationen. Vererbte Wunden und Resilienz in Therapie, Beratung und Prävention.* Stuttgart: Klett-Cotta.

Brisch, K.H. (2022b): *Bindungsstörungen. Grundlagen, Diagnostik und Therapie vom Säuglingsalter bis zum alten Menschen.* Stuttgart: Klett-Cotta, 2. vollst. überarb. und erw. Aufl.

Brisch, K.H. & Hellbrügge, Th. (Hrsg.) (2019): *Bindung und Trauma. Risiken und Schutzfaktoren für die Entwicklung von Kindern.* Stuttgart: Klett-Cotta, 6. Aufl.

Brockmann, J., Kirsch, H. & Taubner, S. (2022): *Mentalisieren in der psychodynamischen und psychoanalytischen Psychotherapie. Grundlagen, Anwendungen, Fallbeispiele.* Stuttgart: Klett-Cotta.

Brückl, T.M. & Binder, E.B. (2017): Folgen früher Traumatisierung aus neurobiologischer Sicht. *Forens Psychiatr Psychol Kriminol*, 11, 118–132.

Buchheim, A. (2008): Borderline-Persönlichkeitsstörung und Bindung – eine Übersicht. In: Strauß, B. (Hrsg.): *Bindung und Psychopathologie*. Stuttgart: Klett-Cotta, S. 253–281.

Buchheim, A. (2017): Antisoziale Persönlichkeitsstörung und Bindungserfahrungen. In: Dulz, B., Briken, P., Kernberg, O. F. & Rauchfleisch, U. (Hrsg.): *Handbuch der Antisozialen Persönlichkeitsstörungen*. Stuttgart: Schattauer, S. 96–104.

Bürgin, D., Staehle, A., Westhoff, K. & Wyler v. Ballmoos, A. (2020): *Psychoanalytische Grundannahmen. Vom analytischen Hören im klinischen Dialog*. Frankfurt a. M.: Brandes & Apsel.

Burchartz, A. (2015): *Psychodynamische Psychotherapie bei Kindern und Jugendlichen. Das tiefenpsychologisch fundierte Verfahren: Basiswissen und Praxis*. Stuttgart: Kohlhammer, 2. aktual. Aufl.

Burchartz, A. (2019): *Traumatisierung bei Kindern und Jugendlichen. Psychodynamisch verstehen und behandeln*. Stuttgart: Kohlhammer.

Burchartz, A. (2023): *Psychodynamische Psychotherapie bei Kindern und Jugendlichen. Das tiefenpsychologisch fundierte Verfahren. Basiswissen und Praxis*. Stuttgart: Kohlhammer, 3. erw. und aktual. Aufl.

Carlson, E. A., Egeland, B. & Sroufe, L. A. (2009): A prospective investigation of the development of borderline personality symptoms. *Dev Psychopathol*, 21(4), 1311–1334.

Coates, S. (2018): Können Babys Traumata im Gedächtnis behalten? Symbolische Formen der Repräsentation bei frühkindlicher Traumatisierung. *Psyche – Z Psychoanal*, 72(12), 993–1021.

Coe, C. L. & Lubach, G. R. (2003): Critical periods of special health relevance for psychoneuroimmunology. *Brain, Behavior, and Immunity*, 17(1), 3–12.

Cohen, Y. (2017): *Das traumatisierte Kind. Psychoanalytische Therapie im Kinderheim. Mit dem Film »Die zweite Geburt« (DVD)*. Frankfurt a. M. : Brandes & Apsel, 2. Aufl.

Crawford, T. N., Cohen, P. R., Chen, H., Anglin, D. M. & Ehrensaft, M. (2009). Early maternal separation and the trajectory of borderline personality disorder symptoms. *Dev Psychopathol*, 21(3), 1013-1030.

Crawford, T. N., Cohen, P. & Johnson, J. G., Kasen, S., First, M. B., Gordon, K. & Brook, J. S. (2005): Selfreported personality disorder in the children in the community sample: convergent and prospective validity in late adolescence and adulthood. *Pers Disord*, 19, 30–52.

Dammann, G. & Yeomans, F. E. (2017): Antisoziale Persönlichkeitsstörung und Übertragungsfokussierte Psychotherapie. In: Dulz, B., Briken, P., Kernberg, O. F. & Rauchfleisch, U. (Hrsg.): *Handbuch der Antisozialen Persönlichkeitsstörungen*. Stuttgart: Schattauer, S. 399–417.

Dammasch, F., Katzenbach, D. & Ruth, J. (Hrsg.) (2008): *Triangulierung. Lernen, Denken und Handeln aus psychoanalytischer Sicht*. Frankfurt a. M.: Brandes & Apsel.

Danese, A. & McEwen, B. S. (2012): Adverse childhood experiences, allostasis, allostatic load, and age-related disease. *Physiol Behav*, 106(1), 29–39.

De Masi, F. (2022): *Die Arbeit mit schwierigen Patientinnen und Patienten. Die Behandlung von schweren Neurosen, Traumata und Perversionen, von Borderline- und psychotischen Zuständen*. Frankfurt a. M.: Brandes & Apsel.

Derbyshire, E. & Obeid, R. (2020): Choline, Neurological Development and Brain Function: A Systematic Review Focusing on the First 1000 Days. *Nutrients*, 12(6), 1731.

Deutscher Bundestag (Hrsg.) (2019): *Heim- und Pflegekinder: Fachliche Empfehlungen zur Heimerziehung sowie Beiträge zur Heimerziehung und zum Leben in Pflegefamilien* (WD9 - 3000 - 063/19). Berlin.

Diepold, B. (1996): Diese Wut hört niemals auf. Zum Einfluss realer Traumatisierungen auf die Entwicklung von Kindern. *Analytische Kinder und Jugendlichen-Psychotherapie*, 89(1), 73–86.

Dornes, M. (2014): *Die emotionale Welt des Kindes*. Frankfurt a. M. : Fischer, 6. Aufl.

Dulz, B., Briken, P., Kernberg, O. F. & Rauchfleisch, U. (Hrsg.) (2017): Handbuch der Antisozialen Persönlichkeitsstörung. , Stuttgart: Schattauer, 2. Aufl.

Dulz, B., Herpertz, S. C., Kernberg, O. F. & Sachsse, U. (Hrsg.) (2011): *Handbuch der Borderline-Störungen*. Stuttgart: Schattauer, 2. Aufl.

Dulz, B. & Ramb, C. (2017): Angst und Antisoziale Persönlichkeitsstörung. In: Dulz, B., Briken, P., Kernberg, O. F. & Rauchfleisch, U. (Hrsg.): *Handbuch der Antisozialen Persönlichkeitsstörungen*. Stuttgart: Schattauer, S. 301–310.

Eckert, J. (2008): Bindung von Psychotherapeuten. In: Strauß, B. (Hrsg.): *Bindung und Psychopathologie*. Stuttgart (2008): Klett-Cotta, S. 332–349.

Entringer, S., Buss, C. & Helm, C. (2022): Frühe Stresserfahrungen und Programmierung von Gesundheit und Krankheit. In: Brisch, K. H. (Hrsg.): *Trauma und Bindung zwischen den Generationen. Vererbte Wunden und Resilienz in Therapie, Beratung und Prävention*. Stuttgart: Klett-Cotta, S. 106–120.

Feige, J. (2021): Zwangsmaßnahmen in der Kinder- und Jugendhilfe. Eine kinderrechtliche Perspektive. *Information / Deutsches Institut für Menschenrechte*, 34. Online: https://www.institut-fuer-menschenrechte.de/publikationen/detail/zwangsmassnahmen-in-der-kinder-und-jugendhilfe [Stand: 11. Mai 2022].

Fischer, J. & Lutz, R. (2015): Jugend: Blicke und Entwürfe der Gesellschaft. In: Fischer, J. & Lutz, R. (Hrsg.): *Jugend im Blick. Gesellschaftliche Konstruktionen und pädagogische Zugänge*. Weinheim/Basel: Beltz Juventa, S. 7–11.

Flosdorf, P. (1975): Heimerziehung und Elternarbeit. *Pädagogischer Rundbrief*, 1–9.

Flosdorf, P. (2003): *Heilpädagogische Beziehungsgestaltung. Grundlagen und Konzepte für den Einzel- und Gruppenbezug*. Freiburg: Lambertus, 2. Aufl.

Fonagy, P. (2009): Soziale Entwicklung unter dem Blickwinkel der Mentalisierung. In: Allen, J. G. & Fonagy, P. (Hrsg.): *Mentalisierungsgestützte Therapie. Das MBT-Handbuch – Konzepte und Praxis*. Stuttgart: Klett-Cotta, S. 89–152.

Fonagy, P., Gergely, E., Jurist, E. L. & Target, M. (2008): *Affektregulierung, Mentalisierung und die Entwicklung des Selbst*. Stuttgart: Klett-Cotta, 3. Aufl.

Fonagy, P. & Target, M. (2007): *Psychoanalyse und die Psychopathologie der Entwicklung*. Stuttgart: Klett-Cotta, 2. Aufl.

Fraiberg, S. (Hrsg.) (2011): *Seelische Gesundheit in den ersten Lebensjahren. Studien aus einer psychoanalytischen Klinik für Babys und ihre Eltern.* Gießen: Psychosozial.

Fraiberg, S., Adelson, E. & Shapiro, V. (2011): Gespenster im Kinderzimmer: Probleme gestörter Mutter-Säugling-Beziehungen aus psychoanalytischer Sicht. In: Fraiberg, S. (Hrsg.): *Seelische Gesundheit in den ersten Lebensjahren. Studien aus einer psychoanalytischen Klinik für Babys und ihre Eltern.* Gießen: Psychosozial, S. 227–272.

Freud, S. (1912–13a): *Totem und Tabu.* GW IX.

Freud, S. (1912e): *Ratschläge für den Arzt bei der psychoanalytischen Behandlung.* GW VIII. Frankfurt a. M. : Fischer, S. 376–387.

Freud, S. (1917a 1916): *Eine Schwierigkeit der Psychoanalyse.* GW XII, 3–12.

Freud, S. (1923a): *Libidotheorie. Psychoanalyse.* GW XIII, 211–233.

Freud, S. (1933a): XXXIV. Vorlesung, Aufklärungen, Anwendungen, Orientierungen. In: *Neue Folge der Vorlesung zur Einführung in die Psychoanalyse.* GW XV, 146–169.

Garbe, E. (2015): *Das kindliche Entwicklungstrauma. Verstehen und Bewältigen. Verstehen und bewältigen.* Stuttgart: Klett-Cotta.

Gast, U. & Wabnitz, P. (2017): *Dissoziative Störungen erkennen und behandeln.* Stuttgart: Kohlhammer, 2. akt. Aufl.

Goodwin, R. D. & Stein, M. B. (2004): Association between childhood trauma and physical disorders among adults in the United States. *Psychological Medicine*, 34(3), 509–520.

Green, A. (2018): *Die tote Mutter. Psychoanalytische Studien zu Lebensnarzissmus und Todesnarzissmus.* Gießen: Psychosozial, 3. Aufl.

Groysbeck, W. (2022): Wie kommt das Böse in das Kind? In: Schlüter, S. & Blüml, V. (Hrsg.): *Fuck you – Zur Psychoanalyse von Aggression, Destruktivität und Gewalt.* Frankfurt a. M.: Brandes & Apsel, S. 15–26.

Günder, R. (2015): *Praxis und Methoden der Heimerziehung. Entwicklungen, Veränderungen und Perspektiven der stationären Erziehungshilfe.* Freiburg: Lambertus, 5. Aufl.

Häuser, W., Schmutzer, G., Brähler, E. & Glaesmer H. (2011): Maltreatment in childhood and adolescence: results from a survey of a representative sample of the German population. *Dt. Ärzteblatt Int*, 108(17), 287–294.

Heim, C. & Binder, E. B. (2012): Current research trends in early life stress and depression: Review of human studies on sensitive periods, gene-environment interactions, and epigenetics. *Experimental Neurology*, 233(1), 102–111.

Hensel, Th. (2017): *Stressorbasierte Psychotherapie. Belastungssymptome wirksam transformieren – ein integrativer Ansatz.* Stuttgart: Kohlhammer.

Hermann, J. (2006): *Narben der Gewalt. Traumatische Erfahrungen verstehen und überwinden.* Paderborn: Junfermann.

Herpertz-Dahlmann, B. & Simons, M. (2011): Entwicklungsaspekte und differenzialdiagnostische Überlegungen bei Borderline-Symptomen im Kindes- und Jugendalter. In: Dulz, B.,

Herpertz, S.C., Kernberg, O.F. & Sachsse, U. (Hrsg.): *Handbuch der Borderline-Störungen.* Stuttgart: Schattauer, 2. Aufl., S. 168–177.

Hirsch, M. (1996): Zwei Arten der Identifikation mit dem Aggressor nach Ferenczi und Anna Freud. *Praxis der Kinderpsychologie und Kinderpsychiatrie*, 45(6), 198–205.

Hofmann, R. (2002): *Bindungsgestörte Kinder und Jugendliche mit einer Borderline-Störung. Ein Praxisbuch für Therapie, Betreuung und Beratung.* Stuttgart: Klett-Cotta.

Holmes, J. (2006): *John Bowlby und die Bindungstheorie.* München: Reinhardt, 2. Aufl.

Holmes, J. (2009): Mentalisieren in psychoanalytischer Sicht: Was ist neu? In: Allen, J.G. & Fonagy, P. (Hrsg.): *Mentalisierungsgestützte Therapie. Das MBT-Handbuch – Konzepte und Praxis.* Stuttgart: Klett-Cotta, S. 62–86.

Holmes, J. (2012): *Sichere Bindung und Psychodynamische Therapie.* Stuttgart: Klett-Cotta.

Hopf, H. (2007): *Träume von Kindern und Jugendlichen. Diagnostik und Psychotherapie.* Stuttgart: Kohlhammer.

Hopf, H. (2015): *Die Psychoanalyse des Jungen.* Stuttgart: Klett-Cotta, 2. Aufl.

Hopf, H. (2020): *Abgründe. Spektakuläre Fälle aus dem Leben eines Psychotherapeuten.* Stuttgart: Klett-Cotta.

Hopf, H. & Winter-Heider, C. (2019): *Sprache und Traum in der psychodynamischen Therapie von Kindern und Jugendlichen.* Stuttgart: Kohlhammer.

Huber, M. (2003): *Trauma und die Folgen. Trauma und Traumbehandlung. Teil 1.* Paderborn: Junfermann.

Huber, M. (2013): *Der Feind im Innern: Psychotherapie mit Täterintrojekten. Wie finden wir den Weg aus Ohnmacht und Gewalt.* Paderborn: Junfermann.

Hüther, G. (2019): Die Auswirkungen traumatischer Erfahrungen im Kindesalter auf die Hirnentwicklung. In: Brisch, K.H. & Hellbrügge, Th. (Hrsg.): *Bindung und Trauma.* Stuttgart: Klett-Cotta, 6. Aufl., S. 94–104.

Hurry, A. (Hrsg) (2015a): *Psychoanalyse und Entwicklungsförderung von Kindern.* Frankfurt a. M.: Brandes & Apsel, 3. Aufl.

Hurry, A. (2015b): Psychoanalyse und Entwicklungstherapie. In: Dies.: Psychoanalyse und Entwicklungsförderung von Kindern. Frankfurt a. M.: Brandes & Apsel, 3. Aufl, S. 43–88.

James, S. (2020): Implementierung evidenzbasierte therapeutischer Ansätze in der Heimerziehung. In: Beck, N. (Hrsg.): *Therapeutische Heimerziehung: Grundlagen, Rahmenbedingungen, Methoden.* Beiträge zur Erziehungshilfe. Band 47, Freiburg: Lambertus., S. 38–49.

Jenkel, N., Güne, S.C. & Schmid, M. (2020): *Die Corona-Krise aus der Perspektive von jungen Menschen in der stationären Kinder- und Jugendhilfe (CorSJH). Erste Ergebnisse.* Basel/Zürich: UPKKJ/EQUALS/Integras Fachverband Sozial- und Sonderpädagogik.

Kehr, G. & Köpp, W. (2021): *Übertragungsfokussierte Psychotherapie mit schwer gestörten Jugendlichen. Therapiebegleitende Arbeit mit Eltern und Betreuungseinrichtungen.* Gießen: Psychosozial.

Kernberg, O. F. (2019a): *Schwere Persönlichkeitsstörungen. Theorie, Diagnose, Behandlungsstrategien.* Stuttgart: Klett-Cotta, 10. Aufl.

Kernberg, O. F. (2019b): *Borderline-Störungen und pathologischer Narzißmus.* Frankfurt a. M.: Suhrkamp, 19. Aufl.

Kernberg, O. F. & Levy, K. N. (2011): Borderline-Persönlichkeitsstörung und Borderline-Persönlichkeitsorganisation – Psychopathologie und Diagnose. In: Dulz, B., Herpertz, S. C., Kernberg, O. F. & Sachsse, U. (Hrsg.): *Handbuch der Borderline-Störungen.* Stuttgart: Schattauer, 2. Aufl., S. 286–300.

Kernberg, P. F., Weiner, A. & Bardenstein, K. (2001): *Persönlichkeitsstörungen bei Kindern und Jugendlichen.* Stuttgart: Klett-Cotta, 2. Aufl.

Kessler, R. C. et al. (2010): Childhood adversities and adult psychopathology in the WHO World Mental Health Surveys. *Br J Psychiatry,* 197(5), 378–385.

Khan, M. M. R. (1977): *Selbsterfahrung in der Therapie. Theorie und Praxis.* München: Kindler.

von Klitzing, K. (2022): *Vernachlässigung. Betreuung und Therapie von emotional vernachlässigten und misshandelten Kindern.* Stuttgart: Klett-Cotta.

Klöpper, M. (2014): *Reifung und Konflikt. Säuglingsforschung, Bindungstheorie und Mentalisierungskonzept in der tiefenpsychologischen Psychotherapie.* Stuttgart: Klett-Cotta, 2. Aufl.

Knuth, N. (2020): *Dokumentation und Auswertung der Beteiligungswerkstatt mit Eltern und Fachkräften – im Rahmen der Initiative »Zukunftsforum Heimerziehung«.* Wissenschaftliche Dokumentation. Frankfurt a. M. : IGfH.

Kohut, H. (1971): *The analysis of the self. A systematic approach to the psychoanalytic treatment of narcissistic personality disorders.* University of Chicago Press.

Kohut, H. (1979): *Die Heilung des Selbst.* Frankfurt a. M.: Suhrkamp.

Kraushuber, T. (2022): »Und bist du nicht willig ...!« Zum psychoanalytischen Verständnis von Gewalt gegen Schutzbefohlene in sozialen Institutionen. In: Schlüter, S. & Blüml, V. (Hrsg.): *Fuck you – Zur Psychoanalyse von Aggression, Destruktivität und Gewalt.* Frankfurt a. M.: Brandes & Apsel, S. 27–36.

Kreft, I., Drust, M., Huber-Horstmann, B. & Held, U. (2020): *Die Übertragungsfokussierte Psychotherapie für Kinder mit Borderline-Persönlichkeitsorganisation.* Göttingen (2020): Vandenhoeck & Ruprecht.

Lamott, F. & Pfäfflin, F. (2008): Bindung, Psychopathologie und Delinquenz. In: Strauß, B. (Hrsg.): *Bindung und Psychopathologie.* Stuttgart: Klett-Cotta, S. 305–331.

Lichtenberg, J. D. (1991): Motivational-funktionale Systeme als psychische Strukturen. *Forum der Psychoanalyse,* 7, 85–97.

Liotti, G. (2008): Bindungsprozesse bei dissoziativen Störungen. In: Strauß, B. (Hrsg.): *Bindung und Psychopathologie.* Stuttgart: Klett-Cotta, S. 106–143.

Lotz, W. (2008): Entwicklung pädagogischer Handlungskompetenz und die Struktur der Triangularität. In: Dammasch, F., Katzenbach, D. & Ruth, J. (Hrsg.) (2008): *Triangulierung. Lernen, Denken und Handeln aus psychoanalytischer Sicht.* Frankfurt a. M.: Brandes & Apsel, S. 217–232.

Meinhof, R. (2020, 17. Juli): »Es werden unglaublich viele Kinder misshandelt«. Familie und Gewalt. *Süddeutsche Zeitung Online*: https://www.sueddeutsche.de/panorama/kindesmissbrauch-luegde-muenster-1.4959921?reduced=true

Mentzos, S. (2010). Lehrbuch der Psychodynamik – Die Funktion der Dysfunktionalität psychischer Störungen. 7. Aufl., Göttingen: Vandenhoeck & Ruprecht.

Meyer, B. & Pilkonis, P.A. (2008): Bindungstheorie und Persönlichkeitsstörungen: konzeptuelle Zusammenhänge, empirische Ergebnisse und Behandlungsimplikationen. In: Strauß, B. (Hrsg.): *Bindung und Psychopathologie*. Stuttgart: Klett-Cotta, S. 212–252.

Minnis, H., Everett, K., Pelosi, A.J., Dunn, J. & Knapp, M. (2006): Children in foster care: Mental health, service use and costs. *Eur Child Adolesc Psychiatry*, 15(2), 63–70.

Moser, T. (1979): *Grammatik der Gefühle. Mutmaßungen über die ersten Lebensjahre*. Frankfurt a. M.: Suhrkamp.

Moser, T. (2018): *Verbal – Präverbal – Averbal. Psychotherapie an der Sprachgrenze*. Frankfurt a. M. (2018): Brandes & Apsel.

Müller-Pozzi, H. (2002): *Psychoanalytisches Denken. Eine Einführung*. Bern: Huber, 3. erw. Aufl.

Nettelbladt, F. (2019): Antisoziale Persönlichkeitsstörung. *Psychotherapeut*, 64(3), 241–258.

Ngigi, T.W. (2022): Entwicklungstraumata und das Durchbrechen des Zyklus. In: Brisch, K.H. (Hrsg.): *Trauma und Bindung zwischen den Generationen. Vererbte Wunden und Resilienz in Therapie, Beratung und Prävention*. Stuttgart: Klett-Cotta, S. 121–139.

Nguyen, T., Schleihauf, H., Kayhan, E., Matthes, D., Vrtička, P., & Hoehl, S. (2021). Neural synchrony in mother-child conversation. Exploring the role of conversation patterns. *Social Cognitive and Affective Neuroscience*, 16(1-2), 93-102

Ogden, T. (2010): Das analytische Dritte, das intersubjektive Subjekt der Analyse und das Konzept der projektiven Identifizierung. In: Altmeyer, M. & Thomä, H. (Hrsg.): *Die vernetzte Seele. Die intersubjektive Wende in der Psychoanalyse*. Stuttgart: Klett-Cotta, 2. Aufl., S. 35–64.

Orange, D., Stolorow, R. & Atwood, G. (2010): Zugehörigkeit, Verbundenheit, Betroffenheit. Ein intersubjektiver Zugang zur traumatischen Erfahrung. In: Altmeyer, M. & Thomä, H. (Hrsg.): *Die vernetzte Seele. Die intersubjektive Wende in der Psychoanalyse*. Stuttgart: Klett-Cotta, 2. Aufl., S. 160–177.

Osofsky, J.D. (2011): Aspekte der frühen Entwicklung als Verständnisgrundlage der Borderline-Persönlichkeitsorganisation. In: Dulz, B., Herpertz, S.C., Kernberg, O.F. & Sachsse, U. (Hrsg.): *Handbuch der Borderline-Störungen*. Stuttgart: Schattauer, 2. Aufl., S. 148–157.

Plänkers, T. (2008): Dimensionen des psychischen Raums. Zur Struktur psychischer Triangulierung. In: Dammasch, F., Katzenbach, D. & Ruth, J. (Hrsg.) (2008): *Triangulierung. Lernen, Denken und Handeln aus psychoanalytischer Sicht*. Frankfurt a. M.: Brandes & Apsel, S. 41–57.

Quindoz, J.M. (2017): *Die gezähmte Einsamkeit. Trennungsangst in der Psychoanalyse*. Frankfurt a. M.: Brandes & Apsel, 4. unveränd. Aufl.

Rauchfleisch, U. (1981): *Dissozial. Entwicklung, Struktur und Psychodynamik dissozialer Persönlichkeiten*. Göttingen: Vandenhoeck & Ruprecht.

Rauchfleisch, U. (2017): Psychodynamische Behandlungsansätze. In: Dulz, B., Briken, P., Kernberg, O.F. & Rauchfleisch, U. (Hrsg.): *Handbuch der Antisozialen Persönlichkeitsstörungen.* Stuttgart: Schattauer, S. 393–398.

Rauchfleisch, U. (2020): *Psychodynamik und Psychotherapie dissozialer Störungen.* Göttingen: Vandenhoeck & Ruprecht.

Reddemann, L., Hofmann, A. & Gast, U. (Hrsg.) (2006): *Psychotherapie der dissoziativen Störungen. Krankheitsmodelle und Therapiepraxis – störungsspezifisch und schulenübergreifend.* Stuttgart: Thieme.

Rosenberg, F. (2022): *Introjekt und Trauma. Einführung in eine integrative psychoanalytische Traumabehandlung.* Frankfurt a. M.: Brandes & Apsel, 2. Aufl.

Rudolf, G. (2006): *Strukturbezogene Psychotherapie. Leitfaden zur psychodynamischen Therapie struktureller Störungen.* Stuttgart: Schattauer, 2. bearb. u. erw. Aufl.

Schleiffer, R. (2007): *Der heimliche Wunsch nach Nähe. Bindungstheorie und Heimerziehung.* Weinheim: Beltz Juventa, 3. Aufl.

Schleiffer, R. (2009): *Der heimliche Wunsch nach Nähe. Bindungstheorie und Heimerziehung.* Weinheim: Beltz Juventa, 4. Aufl.

Schlüter, S. & Blüml, V. (Hrsg.) (2022): *Fuck you – Zur Psychoanalyse von Aggression, Destruktivität und Gewalt.* Frankfurt a. M.: Brandes & Apsel.

Schrapper, C. (2011): Hilfen zur Erziehung, Kinderschutz und Schule – Abgrenzungen und Zugänge. In: Fischer, J., Buchholz, T. & Merten, R. (Hrsg.): *Kinderschutz in gemeinsamer Verantwortung von Jugendhilfe und Schule.* Wiesbaden: Springer, S. 169–182.

Segal, H. (2012): Bemerkungen zur Symbolbildung. In: Spillius, E.B. (Hrsg.): *Melanie Klein Heute. Entwicklungen in Theorie und Praxis. Band 1.* Stuttgart: Klett-Cotta, 4. Aufl., S. 202–224.

Sevecke, K. & Krischer, M. (2016): *Jugendliche Persönlichkeitsstörungen im psychodynamischen Diskurs.* Göttingen: Vandenhoeck & Ruprecht.

Sevecke, K. & Krischer, M. (2017): Emotionale Auffälligkeiten bei antisozialem Verhalten im Kindes- und Jugendalter. In: Dulz, B., Briken, P., Kernberg, O.F. & Rauchfleisch, U. (Hrsg.): *Handbuch der Antisozialen Persönlichkeitsstörungen.* Stuttgart: Schattauer, S. 105–114.

Spillius, E.B. (Hrsg.) (2012): *Melanie Klein Heute. Entwicklungen in Theorie und Praxis. Band 1.* Stuttgart: Klett-Cotta, 4. Aufl.

Stangl, W. (2023): Synchronizität. In: *Online Lexikon für Psychologie & Pädagogik. Online-Enzyklopädie aus den Wissenschaften Pscyhologie und Pädagogik.* Online: https://lexikon.stangl.eu/1101/synchronizitaet [Stand: 17. April 2023].

Steele, K., Boon, S. & van der Hart, O. (2021): *Die Behandlung traumabasierter Dissoziation. Eine praxisorientierte, integrative Vorgehensweise.* Lichtenau: Probst, 2. Aufl.

Steiner, J. (2019): *Orte des seelischen Rückzugs. Pathologische Organisationen bei psychotischen, neurotischen und Borderline-Patienten.* Stuttgart: Klett-Cotta, 6. Aufl.

Stern, D.N. (2018): *Der Gegenwartsmoment. Veränderungsprozesse in Psychoanalyse, Psychotherapie und Alltag.* Frankfurt a. M. (2018): Brandes & Apsel, 6. Aufl. 2023.

Stone, M.H. (2017): Beziehungsgestaltung – von Narzissmus zu Psychopathie. In: Dulz, B., Briken, P., Kernberg, O.F. & Rauchfleisch, U. (Hrsg.): *Handbuch der Antisozialen Persönlichkeitsstörungen.* Stuttgart: Schattauer, S. 356–368.

Strauß, B. (Hrsg.) (2008): *Bindung und Psychopathologie.* Stuttgart: Klett-Cotta.

Tabel, A. (2020): *Empirische Standortbestimmung der Heimerziehung. Fachwissenschaftliche Analyse von Daten der amtlichen Kinder- und Jugendhilfestatistik.* Frankfurt a. M.: IGfH.

Taubner, S. & Volkert, J. (2017): *Mentalisierungsbasierte Therapie für Adoleszente (MBT-A).* Göttingen: Vandenhoeck & Ruprecht.

Teicher, M.H., Samson, J.A., Anderson, C.M. & Ohashi, K. (2016): The effects of childhood maltreatment on brain structure, function and connectivity. *Nat Rev. Neurosci,* 17(10), 652–666.

Tömmel, S.E. (2015): Wer hat Angst vor Sigmund Freud. Wie und warum die Psychoanalyse heilt. Frankfurt a. M.: Brandes & Apsel, 2. korr. Aufl.

Traxl, B. (2016): Der Schrecken im Auge der Mutter. Zur transgenerationalen Transmission von Traumata. *Kinderanalyse,* 24(2), 144–169.

Tyson, P. & Tyson, R. (2009): *Lehrbuch der psychoanalytischen Entwicklungspsychologie.* Stuttgart: Kohlhammer, 3. Aufl.

Vogel, M. (2019): *Schwere Traumata in der Säuglingszeit prägen ein Leben lang.* Online: https://www.psychologie.ch/psychoscope-blog-schwere-traumata-der-saeuglingszeit-praegen-ein-leben-lang [Stand: 15. Juni 2022].

Watkins, J.G. & Watkins, H.H. (2003): *Ego-States – Theorie und Therapie. Ein Handbuch.* Heidelberg: Carl-Auer.

Weaver, I.C. et. al. (2005): Reversal of maternal programming of stress responses in adult offspring through methyl supplementation: altering epigenetic marking later in life. *J Neurosci,* 25(47), 11045–11054.

Weinberg, D. (2012): *Psychotherapie mit komplex traumatisierten Kindern. Behandlung von Bindungs- und Gewalttraumata der frühen Kindheit.* Stuttgart: Klett-Cotta.

Weinhold, B.K. & Weinhold, J.B. (2015): *Developmental Trauma: The game changer in the mental health profession.* Colorado: CICRCL Press.

Werner, E.E. & Smith, R.S. (1982): *Vulnerable but invincible: A longitudinal study of resilient children and youth.* New York: McGraw.

Wilson, S. et al. (2000): Randomised controlled trials in primary care: case study. *BMJ,* 321(7252), 24–27.

Winnicott, D.W. (1994): *Die menschliche Natur.* Stuttgart: Klett-Cotta.

Winnicott, D.W. (2006): *Reifungsprozesse und fördernde Umwelt.* Gießen: Psychosozial, unveränd. Aufl. der dt. Ausg. v. 1974.

Winnicott, D.W. (2015): *Vom Spiel zur Kreativität.* Stuttgart: Klett-Cotta, 14. Aufl.

Winnicott, D.W. (2020): *Von der Kinderheilkunde zur Psychoanalyse.* Gießen: Psychosozial.

Wöller, W. (2013): *Trauma und Persönlichkeitsstörungen. Ressourcenbasierte Psychodynamische Therapie (RPT) traumabedingter Persönlichkeitsstörungen.* Stuttgart: Schattauer, 2. Aufl.

Yeomans, F. E., Clarkin, J. F. & Kernberg, O. F. (2017): *Übertragungsfokussierte Psychotherapie für Borderline-Patienten. Das TFP-Praxismanual.* Stuttgart: Schattauer.

Zanarini, M. C. et al. (2011): Prevalence of DSM-IV borderline personality disorder in two community samples: 6,330 English 11-year-olds and 34,653 American adults. *J Pers Disord*, 25(5), 607–619.

# Dank

Mein Dank gilt in erster Linie Frau Fatma Gezerler, die das erste Kapitel verfasst und Teile des zweiten Kapitels mitverfasst hat. Herrn Professor Holger Elischberger würdige ich für die große Geduld, mit der er das Buch in eine Form brachte, die es einem breiteren Publikum zugänglich macht. Meinem Sohn Vinzent Scharrer danke ich für seine Sorgfalt bei der Erstellung des Literaturverzeichnisses und meinem Kollegen Florian Müller für seine Bereitschaft, die Inhalte psychoanalytisch mit mir zu diskutieren. Besondere Dankbarkeit empfinde ich den Kindern und Jugendlichen gegenüber, die sich auf Beziehungsgestaltungen mit mir einließen.